MONOGRAPHIEN AUS DEM GESAMTGEBIETE DER PSYCHIATRIE

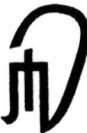

Monographien aus dem Gesamtgebiete der Psychiatrie

Herausgegeben von
H. Hippius, München · H. Saß, Aachen · H. Sauer, Jena

Band 84	**Psychische Störungen bei Krankenhauspatienten** Eine epidemiologische Untersuchung zu Diagnostik, Prävalenz und Behandlungsbedarf psychiatrischer Morbidität bei internistischen und chirurgischen Patienten Von V. Arolt (ISBN 3-540-63142-9)
Band 85	**Subsyndrome der chronischen Schizophrenie** Untersuchungen mit bildgebenden Verfahren zur Heterogenität schizophrener Psychosen Von J. Schröder (ISBN 3-540-63830-X)
Band 86	**Kosten und Kostenwirksamkeit der gemeindepsychiatrischen Versorgung von Patienten mit Schizophrenie** Von H.J. Salize und W. Rössler (ISBN 3-540-64540-3)
Band 87	**Psychosen des schizophrenen Spektrums bei Zwillingen** Ein Beitrag zur Frage von Umwelt und Anlage in der Ätiologie „endogener" Psychosen Von E. Franzek und H. Beckmann (ISBN 3-540-64786-4)
Band 88	**Arbeitsrehabilitation in der Psychiatrie** Prospektive Untersuchungen zu Indikationen, Verläufen und zur Effizienz arbeitsrehabilitativer Maßnahmen Von T. Reker (ISBN 3-7985-1141-1)
Band 89	**Borna Disease Virus** Mögliche Ursache neurologischer und psychiatrischer Störungen des Menschen Von K. Bechter (ISBN 3-7985-1140-3)
Band 90	**Psychiatrische Komorbidität bei Alkoholismus und Verlauf der Abhängigkeit** Von M. Driessen (ISBN 3-7985-1169-1)
Band 91	**Psychopathologische und SPECT-Befunde bei der produktiven Schizophrenie** Von R.D. Erkwoh (ISBN 3-7985-1187-X)
Band 92	**Soziokulturelle Faktoren und die Psychopathologie der Depression** Empirische Untersuchungen zum pathoplastischen Einfluß soziokultureller Lebensformen bei der Melancholie Von D. Ebert (ISBN 3-7985-1185-3)
Band 93	**Selbstbild und Objektbeziehungen bei Depressionen** Untersuchungen mit der Repertory Grid-Technik und dem Gießen-Test an 139 PatientInnen mit depressiven Erkrankungen Von H. Böker (ISBN 3-7985-1202-7)
Band 94	**Elektrokrampftherapie** Untersuchungen zum Monitoring, zur Effektivität und zum pathischen Aspekt Von H.W. Folkerts (ISBN 3-7985-1204-3)
Band 95	**Der Nerve Growth Factor bei neuropsychiatrischen Erkrankungen** Ein pleiotroper Modulator mit peripherer und zentralnervöser Wirkung Von R. Hellweg (ISBN 3-7985-1205-1)
Band 96	**Aufklärung und Einwilligung in der Psychiatrie** Ein Beitrag zur Ethik in der Medizin Von J. Vollmann (ISBN 3-7985-1206-X)
Band 97	**Tabakabhängigkeit** Biologische und psychosoziale Entstehungsbedingungen und Therapiemöglichkeiten Von A. Batra (ISBN 3-7985-1212-4)

Anil Batra

Tabakabhängigkeit

Biologische und psychosoziale
Entstehungsbedingungen
und Therapiemöglichkeiten

PD Dr. Anil Batra
Universitätsklinikum Tübingen
Allgemeine Psychiatrie und
Psychotherapie mit Poliklinik
Osianderstraße 24
72076 Tübingen
e-mail: albatra@med.uni-tuebingen.de

Die Deutsche Bibliothek – CIP-Einheitsaufnahme
Batra, Anil: Tabakabhängigkeit: biologische und psychosoziale Entstehungsbedingungen und Therapiemöglichkeiten / Anil Batra. – Darmstadt: Steinkopff, 2000
  (Monographien aus dem Gesamtgebiete der Psychiatrie; Bd. 97)
  ISBN-13: 978-3-642-64133-6   e-ISBN-13: 978-3-642-59807-4
  DOI: 10.1007/978-3-642-59807-4

Dieses Werk ist urheberrechtlich geschützt. Die dadurch begründeten Rechte, insbesondere die der Übersetzung, des Nachdrucks, des Vortrags, der Entnahme von Abbildungen und Tabellen, der Funksendung, der Mikroverfilmung oder der Vervielfältigung auf anderen Wegen und der Speicherung in Datenverarbeitungsanlagen, bleiben, auch bei nur auszugsweiser Verwertung, vorbehalten. Eine Vervielfältigung dieses Werkes oder von Teilen dieses Werkes ist auch im Einzelfall nur in den Grenzen der gesetzlichen Bestimmungen des Urheberrechtsgesetzes der Bundesrepublik Deutschland vom 9. September 1965 in der Fassung vom 24. Juni 1985 zulässig. Sie ist grundsätzlich vergütungspflichtig. Zuwiderhandlungen unterliegen den Strafbestimmungen des Urheberrechtsgesetzes.

© 2000 by Dr. Dietrich Steinkopff Verlag, GmbH & Co. KG Darmstadt
Softcover reprint of the hardcover 1st edition
Verlagsredaktion: Sabine Ibkendanz – Herstellung: Renate Münzenmayer
Umschlaggestaltung: Erich Kirchner, Heidelberg

Die Wiedergabe von Gebrauchsnamen, Handelsnamen, Warenbezeichnungen usw. in dieser Veröffentlichung berechtigt auch ohne besondere Kennzeichnung nicht zu der Annahme, daß solche Namen im Sinne der Warenzeichen- und Markenschutz-Gesetzgebung als frei zu betrachten wären und daher von jedermann benutzt werden dürften.

SPIN 10755128   85/7231-5 4 3 2 1 0 – Gedruckt auf säurefreiem Papier

Danksagung

Eine umfassende wissenschaftliche Arbeit ist nicht möglich ohne die Hilfe und Unterstützung vieler Personen, denen an dieser Stelle mein Dank gilt.

Herrn Prof. Dr. G. Buchkremer danke ich sehr für die jahrelange Unterstützung, Förderung und wissenschaftliche Anleitung. Ihm verdanke ich Anregungen, Beratung, aber auch Freiheit in der Gestaltung der wissenschaftlichen Projekte.

Mein besonderer Dank gilt meiner Frau Dr. Marion Strayle-Batra, meinen Eltern, Dr. Wilhelm Dengler und Prof. Dr. Mathias Bartels.
Nennen möchte ich auch die vielen Freunde und Kollegen, die mir zur Seite standen, insbesondere Frau R. und Herrn Dr. G. Strayle, Herrn PD Dr. L. Schöls, Frau Dipl. Psych. A. Brömer-Breitenbücher, Herrn Prof. Dr. K. Dietz, Herrn Dipl. Chem. G. Farger, Herrn Dr. G. Gelfort, Frau E. Gütlein, Frau A. Haegele, Frau I. Hehl, Frau M. Kaiser, Herrn Dipl. Psych. O. Rayki, Herrn Prof. Dr. O. Ries, Herrn PD Dr. K. Schott, Herrn Dipl. Psych. P. E. Schupp, Frau Dr. H. Smoltczyk, Frau M. Straub und Frau C. Weimer.

Tübingen, im März 2000
Anil Batra

Inhaltsverzeichnis

1 Einleitung und Fragestellung	1
1.1 Geschichte des Rauchens	2
1.2 Epidemiologie des Rauchens	2
1.2.1 Vorbemerkungen	2
1.2.2 Weltweite Raucherprävalenz	3
1.2.3 Umfang des Zigarettenkonsums	3
1.2.4 Wirtschaftliche Bedeutung	6
1.3 Tabakassoziierte Gesundheitsschäden	7
1.4 Pharmakologische Eigenschaften und Entzugssymptome von Nikotin	10
1.4.1 Pharmakologische Eigenschaften	10
1.4.2 Funktionale Grundlagen der cerebralen Nikotinwirkung	11
1.4.3 Entzugssymptome	12
1.4.4 Therapeutische Optionen von Nikotin	13
1.5 Psychologische Erklärungen zur Entwicklung des Rauchverhaltens	14
1.6 Bedingungsfaktoren des Rauchens bei psychisch gesunden Rauchern	15
1.7 Definition der Abhängigkeit	18
1.8 Das dimensionale Konzept der Abhängigkeit	20
1.9 Zusammenfassung und Diskussion	23
1.10 Fragestellungen dieser Arbeit	26
2 Raucherentwöhnung	28
2.1 Stand der Forschung	28
2.1.1 Nicht-medikamentöse Entwöhnungsprogramme	29
2.1.2 Medikamentöse Entwöhnungsprogramme	32
2.1.3 Der Stellenwert der Nikotinsubstitution	34
2.1.4 Der Standard in der Raucherentwöhnungstherapie	38
2.1.5 Bisheriger Konsens in der Raucherentwöhnungstherapie	41
2.1.6 Risikogruppenspezifische Raucherentwöhnungstherapien	43
2.1.7 Prädiktoren der Abstinenz	47
2.1.8 Zusammenfassung	53

2.2 Eigene Forschungsergebnisse	55
2.2.1 Erfolgsaussichten von Standardbehandlungen	55
2.2.1.1 Fragestellungen und Hypothesen	57
2.2.1.2 Methode	59
2.2.1.3 Ergebnisse	70
2.2.1.4 Zusammenfassung	96
2.2.2 Erfolgsaussichten von risikogruppenspezifischen Behandlungen	99
2.2.2.1 Fragestellungen und Hypothesen	100
2.2.2.2 Methode	102
2.2.2.3 Ergebnisse	109
2.2.2.4 Zusammenfassung	117
2.3 Diskussion	119
3 Biologische Grundlagen der Tabakabhängigkeit	137
3.1 Stand der Forschung	137
3.1.1 Transmittersysteme	137
3.1.2 Genetische Befunde	140
3.1.3 Zusammenfassung	149
3.2 Eigene Forschungsergebnisse	151
3.2.1 Ziel der Untersuchung	151
3.2.2 Hypothesen	152
3.2.3 Methode	153
3.2.4 Ergebnisse	156
3.2.5 Zusammenfassung	164
3.3 Diskussion	165
4 Tabakabhängigkeit bei psychiatrischen Patienten	170
4.1 Stand der Forschung	170
4.1.1 Schizophrene Psychosen	172
4.1.2 Depressive Erkrankungen	177
4.1.3 Rauchen und andere Abhängigkeitserkrankungen	179
4.1.4 M. Alzheimer und M. Parkinson	181
4.1.5 Rauchen und Psychopharmaka	182
4.1.6 Zusammenfassung	185

4.2 Eigene Forschungsergebnisse	186
4.2.1 Epidemiologie des Rauchen bei psychiatrischen Patienten	186
4.2.1.1 Ziel der Untersuchung	186
4.2.1.2 Hypothesen	187
4.2.1.3 Methode	188
4.2.1.4 Ergebnisse	191
4.2.2 Rauchen und Psychopharmaka	202
4.2.2.1 Ziel der Untersuchung	202
4.2.2.2 Hypothesen	203
4.2.2.3 Methode	204
4.2.2.4 Ergebnisse	206
4.2.3 Zusammenfassung	210
4.3 Diskussion	212
5 Diskussion	226
5.1 Rückfallmodelle	227
5.2 Prädiktoren des Rückfalls - Bedingungen der Abhängigkeit	232
5.3 Ein biologisch determiniertes Rückfallmodell	236
5.4 Die differentielle prätherapeutische Diagnostik	239
5.5 Raucherentwöhnung bei psychiatrischen Patienten	241
5.6 "Harm reduction" - die Alternative zur Entwöhnung?	250
5.7 Künftige Forschungsperspektiven	251
6 Zusammenfassung	252
7 Literatur	254
Anhang	
Abbildungsverzeichnis	
Tabellenverzeichnis	
Abkürzungsverzeichnis	

1 Einleitung und Fragestellung

Mehr als 17 Millionen Bundesbürger und mehr als 30% der Weltbevölkerung im Alter über 15 Jahren konsumieren Tabakprodukte. Obwohl seit einigen Jahrzehnten in vielen Ländern erhebliche Anstrengungen unternommen werden, die Prävalenz des Rauchens im Hinblick auf die erwarteten gesundheitlichen Schäden zu reduzieren, sind diese Bemühungen bislang nur von einem begrenzten Erfolg gekrönt.
Im folgenden sollen einführend Informationen zu den Dimensionen, der Tragweite und den Bedingungen des Rauchens sowie den Merkmalen der Tabakabhängigkeit gegeben werden.

1.1 Geschichte des Rauchens

Tabak (Nicotiana tabacum L.), in Form von Pfeifentabak ein Utensil religiöser und ritueller Handlungen der Indianer, wurde durch die spanischen Eroberer im 16. Jahrhundert nach Europa eingeführt. Zu Ehren von Jean Nicot, einem französischen Gesandten in Portugal, der die Tabakpflanze nach Frankreich einführte, benannte Catharine de Medici, französische Königin im 16. Jahrhundert, die Pflanze Tabacum nicotiana. Die erste deutschsprachige Erwähnung findet die Tabakpflanze in Schriften über den Tabakanbau (Estienne 1579, zitiert nach Immensack 1996). Rauchen, zunächst in Ermangelung eines geeigneten Wortes als „Sauferei des Nebels" und „Trinken und Einschlürfen von Tabak" bezeichnet (Schivelbusch 1990), erfolgte zunächst aufwendig mit Pfeifen, ehe mit der Einführung der Zigarre und schließlich durch die Massenfertigung der Zigaretten in der Mitte des 19. Jahrhunderts eine wesentlich Vereinfachung erreicht und das Rauchen jederzeit verfügbar wurde. Bereits im 18. Jahrhundert hatte der Tabakkonsum durch die zunehmende Verbreitung wirtschaftliche Bedeutung erlangt. Den größten Aufschwung erlebte das Rauchen allerdings erst im 20. Jahrhundert.

1.2 Epidemiologie des Rauchens

1.2.1 Vorbemerkungen

Die Weltgesundheitsorganisation (World Health Organization 1997) stellt gesammelte Daten zur Raucherprävalenz, zum Umfang des Tabakkonsums, gesundheitspolitische Daten und Angaben über gesetzliche Regelungen der Tabakwerbung und des Nichtraucherschutzes aus fast allen Mitgliedsländern der WHO zur Verfügung.

Einschränkend muß allerdings vorausgeschickt werden, daß Angaben zur Prävalenz des Rauchens nicht zwangsläufig auch ein Abbild der tatsächlichen Konsumgewohnheiten einer Population widerspiegeln. Das Antwortverhalten der Bevölkerung wird durchaus auch von der sich derzeit verändernden sozialen Akzeptanz des Rauchens beeinflußt. Auch die scheinbar objektiven wirtschaftlichen Daten (Verkaufswerte, Steuereinnahmen) unterliegen einem Bias: Schätzungen der Zigarettenindustrie bzw. des Zollkriminalamtes gehen von jährlich 3,5 bis 7 Milliarden Zigaretten aus, die allein in Deutschland auf dem Schwarzmarkt vertrieben werden (zitiert nach Junge 1995). Der Zigarettenschmuggel wird durch die unterschiedlichen Besteuerungen und Verkaufspreise (zwischen 1,5 Ecu in Portugal und 3,7 Ecu in Dänemark für die Marke Marlboro) in den Ländern der Europäischen Gemeinschaft gefördert und stellt vor allem in ost- und südeuropäischen Ländern ein Problem dar. Die weltweite Einbuße an Steuern durch Schmuggelimporte (berechnet durch die Differenz der Importe und Exporte) wird auf immerhin 16,2 Milliarden Dollar geschätzt (Joossens 1995).

Auch die Todesfallschätzungen sind naturgemäß mit immensen Schwierigkeiten verbunden, da keine monokausalen Beziehungen zum Tabakkonsum bestehen: sowohl für Lungenkarzinome und andere Lungenkrankheiten, als auch für Herz-Kreislauf-Erkrankungen, Herzinfarkte wie Schlaganfälle, sind in jedem individuellen Fall auch andere Ursachen zu diskutieren. Reliable Schätzungen werden erschwert, da oftmals Angaben zum Tabakkonsum Verstorbener nicht erhoben werden (Peto und Doll 1992).

Da Tabak zu 90% in Form von Zigaretten in den Handel gerät, sollen die folgenden epidemiologischen Angaben auf den Zigarettenkonsum beschränkt werden.

1.2.2 Weltweite Raucherprävalenz

Insgesamt rauchen mehr als 30% (1,1 Milliarden Menschen) der Weltbevölkerung im Alter über 15 Jahren. Geschlechtsspezifische Unterschiede (47% der Männer; 12% der Frauen in allen erfaßten Ländern) gleichen sich in den letzten Jahren in den Industriestaaten (Männer 42%; Frauen 24%) durch einen erheblichen Anstieg des Anteils rauchender Frauen z.B. in Frankreich, den Niederlanden und Schweden (Peto et al 1996) zunehmend aus. In den Entwicklungsländern ist der Unterschied noch deutlich ausgeprägt (Männer 48%; Frauen 7%): China, das bevölkerungsreichste Land der Erde, zählt unter etwa 300 Millionen Rauchern 90% Männer. Überregionale Unterschiede zwischen den Raucherprävalenzen der afrikanischen Bevölkerung (insgesamt 16%; Männer 29%, Frauen 4%), der europäischen Länder (insgesamt 36%; Männer 46%, Frauen 26%) und der Einwohner westpazifischer Länder (insgesamt 34%; Männer 60%, Frauen 8%) werden sich in den nächsten Jahrzehnten im Rahmen der durch soziokulturelle Besonderheiten (Religion, Stellung der Frau in der Gesellschaft, wirtschaftliche Situation) vorgegebenen Rahmenbedingungen weitgehend egalisieren.

1.2.3 Umfang des Zigarettenkonsums

Weltweit werden pro Jahr etwa 6 Billionen (6×10^{12}) Zigaretten konsumiert, dies sind jährlich etwa 1.650 Zigaretten pro Person über dem 15. Lebensjahr. Während die Raucher in den Industrieländern täglich im Schnitt etwa 22 Zigaretten konsumieren, sind es in den Entwicklungsländern nur etwa 14 Stück.
Um die Hypothese zu prüfen, niedrige Raucherquoten entsprächen einer geringen Popularität des Rauchens in der Bevölkerung und seien daher auch mit einem geringen Pro-Kopf-Konsum (Zigaretten / Raucher) verbunden, wurden alle verfügbaren Daten zu den Raucherprävalenzen und

Verkaufszahlen der Tabakprodukte aus 64 Mitgliedsstaaten der WHO (World Health Organization 1997) auf einen Zusammenhang untersucht. Abbildung 1-1 zeigt, daß sich keine signifikante Beziehung zwischen der Prävalenz des Rauchens und dem Pro-Kopf-Konsum nachweisen läßt (N=64; r=-0,07; n.s.). Die Aussagekraft dieser Berechnung ist allerdings gering, da geschlechts- und kulturspezifische Unterschiede nicht berücksichtigt wurden. In den Industrieländern wird die Entwicklung der Zahlen durch Präventionsmaßnahmen beeinflußt, in den Entwicklungsländern dagegen erfahren die Zahlen durch die zunehmende Popularität des Rauchens und Verfügbarkeit der Zigaretten eine entgegengesetzte Entwicklung. Aus diesem Grund wurde die Auswertung in einem zweiten Ansatz auf die Daten aller Länder beschränkt, die über ein gut organisiertes Gesundheitswesen verfügen und zum Teil auf jahrzehntelange Aufklärungs- und Präventionsbemühungen mit dem Ziel, die Raucherprävalenzen zu senken, zurückblicken. Dazu gehören die Industriestaaten Europas, die USA und Australien. Ausgeschlossen wurde Schweden, da durch den dort weitverbreiteten Konsum von „Snüss", einem rauchlosen Tabak, die Raucherprävalenz des Landes im internationalen Vergleich durch den dort weitverbreiteten Konsum von „Snüss" wenig aussagekräftig ist. Die Raucherprävalenzen korrelieren in dieser Auswertung signifikant mit dem durchschnittlichen jährlichen Zigarettenverbrauch eines Raucher (N=16; r=-0,84; p<0,0001). Mit sinkender Prävalenz des Rauchens steigt die Zahl der jährlich pro Raucher konsumierten Zigaretten (Abb.1-2)!

Dies spricht dafür, daß die Erhebungen in den Industrieländern mit einer hohen Raucherprävalenz viele Gelegenheits- und leichte Raucher einschlossen, während in Ländern mit einer gesunkenen Prävalenz vermehrt starke Raucher erfaßt werden und damit auch die Zahl der durchschnittlich gerauchten Zigaretten relativ hoch bleibt. Diese Zahlen geben Anlaß, den Erfolg der bisherigen Primär- und Sekundärpräventionsstrategien in Frage zu stellen: wenn die gesundheitlich besonders gefährdeten starken Raucher nicht erreicht werden können, sind langfristig keine deutlichen Verbesserungen der gesundheitlichen Situation zu erwarten.

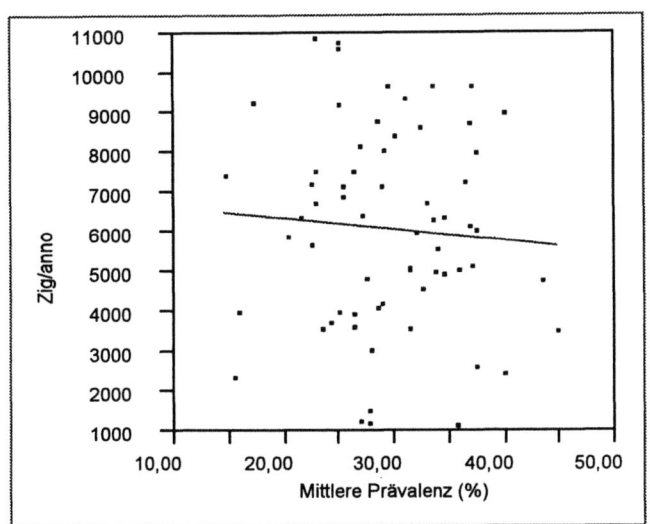

Abb.1-1: Jährlicher Zigarettenkonsum pro Raucher (Zig/anno) in Abhängigkeit von der mittleren Raucherprävalenz der Gesamtbevölkerung (r=-0,07; n.s.).

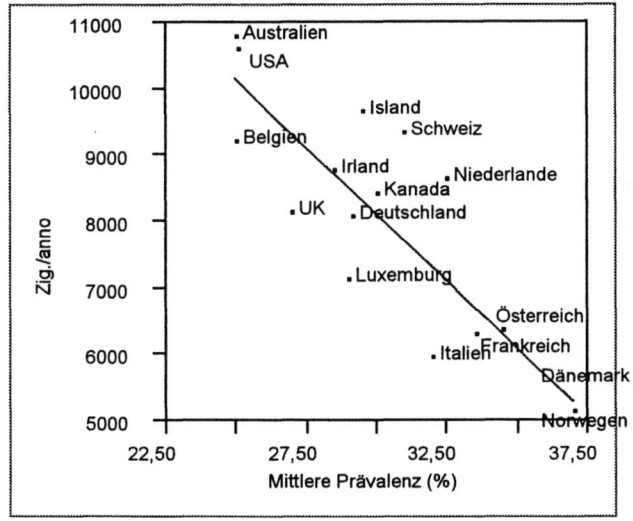

Abb.1-2: Jährlicher Zigarettenkonsum pro Raucher in Abhängigkeit von der Raucherprävalenz in den Industriestaaten (r=-0,84; p<0,0001).

Da diese Effekte durchaus auch durch lokale Preisbestimmung und Besteuerung verursacht werden können, wurden für die genannten Länder (Abb.1-2) die Verkaufspreise in US $ sowie die relative Arbeitszeit, die ein Einwohner für ein Päckchen Zigaretten aufbringen mußte, in Beziehung zur Zahl der Zigaretten pro Raucher gesetzt. Hier zeigte sich kein Zusammenhang zwischen dem Preis und der Arbeitszeit pro Päckchen Zigaretten (Tab.1-1). Somit ist fraglich, ob in den Industrieländern Preiserhöhungen oder die relativen Kosten für die Zigaretten einen relevanten Einfluß auf das Rauchverhalten in der Bevölkerung haben.

Korrelierte Variablen		Korrelationskoeffizient (r)	N	Signifikanzniveau
Mittlere Prävalenz	Preis	0,28	15	n.s.
Mittlere Prävalenz	Arbeitszeit	0,11	15	n.s.
Preis	Zig./anno	-0,30	15	n.s.
Arbeitszeit	Zig./anno	-0,29	15	n.s.
Mittlere Prävalenz	Zig./anno	**-0,84**	16	**p<0,0001**

Tab.1-1: Korrelationen (Spearman) der Raucherprävalenz, des durchschnittlichen Zigarettenkonsums und der Aufwendungen für Tabak in den Industrieländern

1.2.4 Wirtschaftliche Bedeutung

Der weltweite Tabakanbau erfolgt zu 90% in nur 25 Staaten. Dabei nimmt China die führende Rolle ein und stellt mit 2.088.000 Tonnen Tabak 36,3% des Weltbedarfes her. Es folgen die USA mit 11,2% des gesamten Anbauvolumens. Unter den tabakimportierenden Ländern stehen die USA mit 15,0% und Deutschland (10,4%) an der Spitze, gefolgt von Rußland mit 8,1%. 53,1% der jährlichen Zigarettenproduktion finden in China (31%, dies entspricht 1700 Milliarden Zigaretten pro Jahr), den USA (13,2%), Japan (4,9%) und Deutschland (4,0%) statt. Unter den exportierenden Nationen stehen wiederum die USA mit 23,5% (220 Milliarden Zigaretten) an der Spitze, gefolgt von Großbritannien, Hongkong und Deutschland (8,7%). Den größten Profit durch den

Tabakexport verzeichnen die USA, Hongkong, die Niederlande und Deutschland. Die Exporteinnahmen Deutschlands lagen 1993 bei 1,04 Milliarden US $.

1.3 Tabakassoziierte Gesundheitsschäden

Tabak verursachte 1995 den frühzeitigen Tod von etwa 2 Millionen Menschen in den Industrie- und 1,2 Millionen Menschen in den Entwicklungsländern. Vor allem die Europäische Gemeinschaft, die USA und das Gebiet der ehemaligen UdSSR sind mit jeweils 25% der Todesfälle besonders betroffen. Die Mortalitätsziffern steigen in den Entwicklungsländern rascher an als in den Industriestaaten (Abb.1-3). Im Jahr 2025 werden weltweit 10 Millionen Menschen, 70% davon in den Entwicklungsstaaten, an den Folgen des Tabakkonsums sterben (Peto et al 1996).

Mehr als 1/3 aller Todesfälle im Alter zwischen 35 und 69 Jahren in den Industrieländern sind durch das Rauchen verursacht. Jeder Raucher verliert im Schnitt 8 Jahre seines Lebens (Peto et al 1996). Die Hälfte aller tabakassoziierten Todesfälle erfolgt in einem mittleren Alter zwischen 35 und 69 Jahren (Peto et al 1992).

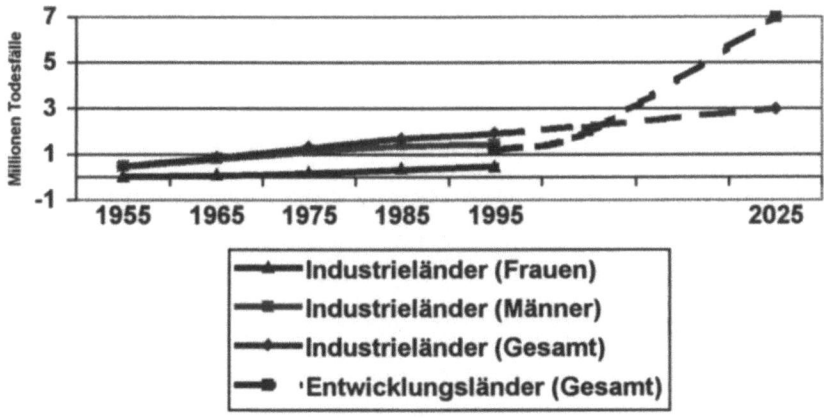

Abb.1-3: Tabakassoziierte Todesfälle in den Industriestaaten und Entwicklungsländern 1955-2025 (Peto et al 1994).

Vor allem die starken Raucher tragen ein hohes Risiko, an den Folgen des Tabakkonsums zu versterben (Ben-Shlomo et al 1994). 75% aller chronisch-obstruktiven Lungenerkrankungen, 35% aller kardiovaskulären Todesfälle, aber auch 40-45% aller Krebstodesfälle (Tab.1-2) und 90-95% aller Lungenkarzinome im Alter zwischen 35 und 69 Jahren werden durch das Rauchen verursacht. Rauchen begünstigt die Thromboseneigung, die Vasokonstriktion der Koronargefäße und die Schädigung der Gefäßendothelien. Das relative Risiko für einen Herzinfarkt steigt auf das drei- bis vierfache des Nichtrauchers. Verantwortlich hierfür werden in erster Linie weniger das Nikotin als andere Inhaltsstoffe des Tabakrauchs gemacht.

Zu den fast 4.000 Inhaltsstoffen im Tabak und Tabakrauch gehören etliche karzinogene, teratogene und gefäßaktive Substanzen. Exemplarisch seien genannt: Cyanwasserstoff, Benzol, Acrolein, Formaldehyd, Crotonaldehyd, N-Nitrosamine (N'-Nitrosonornicotin, 4-(Methylnitrosamino)-1-(3-pyridyl)-1-butanon), Hydrazin, Vinylchlorid, polycyclische aromatische Kohlenwasserstoffe (Benz[a]anthracen, Benzo[a]pyren), Aza-arene (Dibenz[a,j]acridin), Arylamine (2-Naphthylamin, 4-Aminobiphenyl), Freie Radikale, Cadmium, Blei, Nickel, Chrom, Aluminium, Polonium-210 (Chiba und Masironi 1992, Miller und Cocores 1993).

Unmittelbare gesundheitliche Auswirkungen hat Kohlenmonoxid (CO). Es führt aufgrund seiner hohen Bindungskapazität an das Hämoglobin direkt nach der Inhalation zu einer relativen Hypoxämie und langfristig zu einer kompensatorischen Erythrozytose. CO erhöht das Risiko einer koronaren Minderperfusion und verschlechtert sowohl die periphere als auch cerebrale Durchblutung u.a. mit der Folge kognitiver Leistungseinbußen.

Myokardinfarkte oder thrombembolische Ereignisse werden auch durch eine spezifische Nikotinwirkung begünstigt: Rauchen führt ebenso wie reines Nikotin, das via Nikotinkaugummi verabreicht wird, zu einem Anstieg des 5-

Hydroxytryptamins (5-HT) in den Thrombozyten. Thrombozyten, die nicht in der Lage sind, selbständig 5-HT zu produzieren, beziehen dies aus dem Plasma. Möglicherweise stimuliert Nikotin die Freisetzung von 5-HT aus den enterochromaffinen Zellen. Als Folge der vermehrten 5-HT-Freisetzung kann es zu einer Vasokonstriktion oder zur Aktivierung der Gerinnungskaskade (Thromboxane A2) kommen (Racke et al 1992).

Lokalisation	Männer	Frauen
Lunge	90%	79%
Kehlkopf	81%	87%
Mundhöhle	92%	61%
Speiseröhre	78%	75%
Pankreas	29%	34%
Harnblase	47%	37%
Niere	48%	12%
Magen	17%	25%
Leukämie	20%	20%
Cervix	---	31%

Tab.1-2: Anteil des Rauchens an der Mortalität (Newcomb und Carbone 1992)

Die Diskussion zur Gefährdung der Passivraucher (Nichtraucher, die den kälteren, schadstoffreicheren „Nebenstromrauch" einatmen) wird zwar kontrovers geführt, doch überwiegen die Studien, die dem Passivrauchen eine Bedeutung bei der Entstehung von Herzkrankheiten (Glantz und Parmley 1995) oder Bronchialkarzinomen beimessen (Junge 1997). Kinder aus Haushalten, in denen regelmäßig geraucht wird, leiden häufiger unter Atemwegserkrankungen. Neugeborene rauchender Mütter weisen ein geringeres Körpergewicht und eine reduzierte Körpergröße auf (Conter et al 1995) und tragen ein erhöhtes Risiko für Atemwegserkrankungen oder den plötzlichen Kindstod (Cnattingius et al 1988, DiFranza und Lew 1995).

1.4 Pharmakologische Eigenschaften und Entzugssymptome von Nikotin

Maßgeblich für die Entwicklung der körperlichen Abhängigkeit ist das Nikotin, ein psychotrop aktives Molekül, das ein sogenanntes bivalentes Wirkspektrum (entspannend oder anregend) zeigt. Durch die rasche arterielle Aufsättigung ist Zigarettenrauch die effektivste Darreichungsform von Nikotin und in seiner Suchtpotenz den pharmazeutischen Produkten zur Nikotinersatztherapie (Kaugummi, Pflaster, Nasenspray und Inhaler) weit überlegen (Pomerleau 1992). Die unmittelbar einsetzende Wirkung von Nikotin, das wenige Sekunden nach der Inhalation am Wirkort angenehme psychotrope Effekte entfaltet, erklärt die hohe Suchtgefahr.

1.4.1 Pharmakologische Eigenschaften

Nikotin ((S)-3-(1-Methyl-2-pyrrolidinyl)pyridin) ist ein toxisches Alkaloid, das sich sowohl in Wasser, organischen Lösungsmitteln und fetten Ölen löst. Beim Rauchen werden etwa 30 Prozent des in der Zigarette enthaltenen Nikotins freigesetzt, bis zu 95 Prozent werden beim intensiven Inhalieren resorbiert. Beim Zigarettenrauchen erreichen 25% des inhalierten Nikotins innerhalb von 7 bis 8 Sekunden das Gehirn. Das Maximum der Serumkonzentration ist nach Beendigung des Rauchvorgangs erreicht. Bei stündlichem Rauchen einer Zigarette erreicht der Blutnikotinspiegel nach der 4. bis 5. Zigarette ein Plateau. Ein regelmäßiger Raucher nimmt in den üblichen Tagesdosen (20 mg, maximal auch 40 bis 60 mg; Fagerström et al 1990) keine toxischen Effekte, wie z.B. Schwindelgefühl, Übelkeit, Erbrechen, Kopfschmerzen, Tachykardien, Hypotonie und -thermie, Antidiurese, Diarrhöe, Tremor, Bewußtseinsstörungen und komatöse Zustände, wahr. Nikotin hat eine geringe pharmakologische Breite. Liegt keine Gewöhnung vor, besteht bei Aufnahme von ca. 1 mg/kg Körpergewicht Lebensgefahr.

Der hepatische Abbau erfolgt zu 80-90% durch Oxidation zu Cotinin, trans-3'-Hydroxycotinin und Nikotin-1'N-oxid, etwa 10% werden unmetabolisiert ausgeschieden. Die Elimination erfolgt über die Niere. Eine Ansäuerung des Nikotins beschleunigt die Nikotinausscheidung (Benowitz und Jacob 1985). Die

Bestimmung des Serum-Cotininspiegels erbringt ausreichend valide Ergebnisse (Hurt et al 1995a, Suter et al 1995) bezüglich der Menge des Zigarettenkonsums. Da das Verhältnis von Nikotin zu Cotinin intraindividuell ausreichend stabil ist, kann auf Nikotin als objektives Maß des Rauchkonsums verzichtet werden, wenn Cotinin bestimmt werden kann.

Die mittlere Halbwertszeit von Nikotin beträgt beim Nichtraucher etwa 120 Minuten. Ein regelmäßiger Nikotinkonsum führt zu einer Reduktion der biologischen Halbswertszeit auf bis zu 30 Minuten. Die zerebrale Halbwertszeit beträgt ca. 15 Minuten (Feyerabend et al 1985). Die Toleranzentwicklung ist mit einer partiellen Gewöhnung an die kardiovaskulären Wirkungen des Nikotins verbunden (Keeley et al 1996). Nach Erreichen einer individuellen Tagesdosis setzt keine weitere Dosissteigerung mehr ein - die psychotropen Effekte bleiben trotz der Adaptation an die peripheren Nikotinwirkungen erhalten (Perkins et al 1994). Raucher erlangen rasch eine Toleranz gegenüber den aversiven Effekten des Nikotins und gewinnen an Sensitivität bezüglich der stimulierenden Effekte.

1.4.2 Funktionale Grundlagen der cerebralen Nikotinwirkung

Nikotin aktiviert innerhalb von wenigen Sekunden nach der Inhalation die nikotinergen Acetylcholinrezeptoren und führt sowohl zu peripheren (Vasokonstriktion, Zunahme der Herzfrequenz, Blutdruckanstieg, Abnahme des Hautwiderstandes, Absinken der Hauttemperatur) als auch zentralen Effekten (Steigerung der psychomotorischen Leistungsfähigkeit, Aufmerksamkeits- und Gedächtnisleistungen). Die Nikotinaufnahme führt zu einer dosisabhängigen Zunahme der cerebralen Glukoseassimilation und zeigt Wirkungen auf Neurotransmitter und Hormone: Es kommt zu einem Anstieg der Katecholamine (Dopamin, Noradrenalin, Adrenalin), von Serotonin, Vasopressin, ß-Endorphin, ACTH, Cortisol, Prolactin und Wachstumshormon (Balfour und Fagerström 1996). Während Dopamin, Noradrenalin und ß-Endorphin für die Verstärkerfunktion verantwortlich gemacht werden, wird den Wirkungen auf das cholinerge System und Noradrenalin eine Steigerung der Leistungsfähigkeit und der Gedächtnisfunktionen zugesprochen. Eine negative Verstärkung ergibt sich durch die Reduktion von Angst und Anspannung (ß-Endorphin), die Gewichtskontrolle (durch den Anstieg von Dopamin und Noradrenalin) und das Nachlassen der Entzugssymptome (zitiert nach einer Übersichtsarbeit von Pomerleau 1992). Ein starker Nikotinkonsum korreliert im EEG mit hochfrequenten Betawellen (Neuwirth et al 1995). Einzelne Fallberichte referieren optische Halluzinationen, die dem Nikotingebrauch zugeschrieben werden (Foulds und Toone 1995).

Abhängig von der psychischen Situation des Rauchers kommt es in der Regel bei niedrigen Dosen durch eine cholinerg-katecholaminerge Aktivierung zu einer anregenden Wirkung, bei höheren Dosierungen durch die cholinerge Blockade und eine ß-Endorphin-Freisetzung zu einer Sedierung. Erfahrene Raucher können dieses sogenannte „bivalente Wirkspektrum" beeinflussen.

1.4.3 Entzugssymptome

Tabakabstinenz kann bei Abhängigen bereits nach einer mehrstündigen Karenz zu körperlichen Entzugserscheinungen führen. Manche dieser Entzugssymptome wie zum Beispiel Schlafstörungen, Depressivität, Unruhe oder Angst ähneln den Abstinenzerscheinungen, die auch bei anderen Drogen (Opiaten oder Cocain) oder Alkohol beobachtet werden (Hughes et al 1994). Sie halten in der Regel maximal ein bis vier Wochen, nur in Ausnahmefällen über Monate an. Es besteht Konsens darüber, daß der Tabakentzug klinisch relevant sein kann (AHCPR 1996).

In _experimentellen_ Untersuchungen wurden die wesentlichen Entzugssymptome als verminderte Herzfrequenz, Senkung des diastolischen Blutdrucks, orthostatische Probleme, Hungergefühle mit einer erhöhten Kalorienaufnahme, Gewichtszunahme, zunehmendes Rauchverlangen, Ungeduld, Unruhe, Ängstlichkeit, Konzentrationsstörungen, Depressivität, Durchschlafstörungen, somatische Beschwerden und psychische Störbarkeit beschrieben (Hatsukami et al 1984, Hughes und Hatsukami 1986, Tsuda et al 1996, Tate et al 1996). Die Körpertemperatur oder die Atemfrequenz, das Volumen der

Flüssigkeitsaufnahme, die Reaktionszeit oder psychomotorische Aktivität unterscheiden sich zwischen Kontrollen und deprivierten Rauchern nicht. Die Schlafdauer oder die subjektive Qualität des Schlafes sind nicht immer verändert (Hatsukami et al 1984). Das Ausmaß der Entzugssymptome korreliert mit der Nikotintoleranz.

Als diagnostische Kriterien für ein Nikotinentzugssyndrom werden im „Diagnostic and Statistical Manual of Diseases", dem DSM IV (Saß et al 1996), folgende Symptome genannt, die innerhalb von 24 Stunden nach Beginn der Abstinenz auftreten können: vermehrte Irritierbarkeit, verminderte Frustrationstoleranz, dysphorische oder depressive Stimmung, Ärger, Aggressivität, Angst, Konzentrationsstörungen, Unruhe, eine relative Bradykardie, Schlafstörungen, gesteigerter Appetit und Rauchverlangen (Craving).

1.4.4 Therapeutische Optionen von Nikotin

Nikotin steht seit 1983 als Medikament in der Raucherentwöhnung zur Verfügung. Das Prinzip der Raucherentwöhnung mit Nikotin besteht in einer passageren Nikotinsubstitution zur Milderung der initialen Entzugssymptome, um die Rückfallgefahr zu reduzieren und im Rahmen einer Raucherentwöhnungstherapie den psychologischen Entwöhnungsprozeß zu erleichtern. Alle verfügbaren Darreichungsformen (Pflaster, Kaugummi, Nasenspray oder Inhaler) erwiesen sich der Placebobehandlung überlegen (American Psychiatric Association 1996, Batra und Buchkremer 1995, Silagy et al 1994). Doch nicht nur im Rahmen der Raucherentwöhnung, sondern auch bei der Behandlung von verschiedenen psychiatrischen und internistischen Störungen zeigt Nikotin positive Wirkungen:

Bei Patienten mit einem Gilles-de-la-Tourette-Syndrom beispielsweise kann die Häufigkeit und Schwere der Tics positiv beeinflußt werden. Die Kombination von Nikotin mit Haloperidol (McConville et al 1992, Sanberg et al 1988, Silver und Sanberg 1993) oder Sulpirid (Dursun und Reveley 1996) zeigt eine längerfristige Wirksamkeit. In der Kombinationsbehandlung wirkt Nikotin als

Agonist auf die nikotinergen cholinergen Rezeptoren, während das Neuroleptikum durch den gleichzeitigen antagonistischen Effekt auf das dopaminerge D2-Rezeptorsystem die Aktivität der cholinergen Neuronen im Striatum steigert. Nikotin kann als Kaugummi, aber auch als Pflaster appliziert werden.
Das relative Risiko für Colitis ulcerosa ist bei Rauchern signifikant erniedrigt. Mehrere kontrollierte Therapiestudien erbrachten eine deutliche Symptomreduktion durch die Gabe von Nikotinpflastern (Rhodes et al 1997).

1.5 Psychologische Erklärungen zur Entwicklung des Rauchverhaltens

Anerkannte psychologische Theorien zur Entwicklung des Rauchens und des süchtigen Rauchens stammen aus der Psychoanalyse und der Lerntheorie. Aus analytischer Sicht stellt Rauchen eine neurotische Fehlhaltung in Form einer Regression in eine orale Triebbefriedigung zur Konfliktlösung dar, mit einer Unfähigkeit, Triebbedürfnisse aufzuschieben. Darüber hinaus wird süchtiges Verhalten als Regulativ innerpsychischer Defizite oder als unbewußtes selbstdestruktives, autoaggressives Verhalten interpretiert, das in selbstbestrafender Weise eingesetzt wird.

Die lerntheoretische Sichtweise geht davon aus, daß die Auftretenswahrscheinlichkeit eines Verhaltens zum einen von seinen Konsequenzen bestimmt und zum anderen durch klassische Konditionierungsprozesse verankert wird (Bandura 1979). Positive (Belohnung oder Wegfall aversiver Stimuli) und negative Verstärkermechanismen (Entzug positiver Verstärker und Bestrafung) erhöhen die Auftretenswahrscheinlichkeit, wenn sie kontingent erfolgen. Die Bindung an vormals neutrale Stimuli automatisiert das Verhalten.

Aber auch Modelle (soziales Lernen) und kognitive Prozesse (intrinsische Attributionen, Effekterwartungen) bestimmen die Entwicklung und Aufrechterhaltung des Verhaltens. Erwachsene, Idole und Freunde stehen als reale oder imaginäre Modelle zur Verfügung. Klassische Konditionierungsprozesse ergeben sich im Verlauf des Konsums, wenn angenehme psychotrope Effekte des Rauchen an bestimmte Tätigkeiten, Situationen oder Schlüsselreize (interne, z.B. abfallender Nikotinspiegel, Rauchverlangen, und externe Cues, z.B. Zigarettenschachtel, Feuerzeug) gekoppelt werden (Bühringer 1998). Auf der Ebene der operanten Verstärker sind psychotrope Effekte, Spannungsreduktion, Selbstsicherheit, Stimmungsverbesserung, Gefühl der Zugehörigkeit, Konzentrationssteigerung, Entfall der Entzugssymptomatik, Entlastungen durch Pausen, aber auch negative Verstärker wie die Vermeidung von Entzugssymptomen oder ungeliebten Tätigkeiten u.a. wirksam. Positive Eigenattributionen und Erwartungen an die Wirkung des Tabaks erhöhen das Rauchverlangen und führen zur Beschaffung und zum Konsum von Zigaretten.

Nikotin selbst ist einerseits durch die psychotrope Wirkung ein direkter Verstärker, fungiert aber auch als negativer Verstärker, da auftretende Entzugserscheinungen durch eine erneute Nikotinaufnahme unterdrückt werden können (Joseph et al 1996). Die individuelle Nikotinempfindlichkeit bestimmt die Verstärkerwirkung des Nikotins und beeinflußt damit die Wahrscheinlichkeit einer Abhängigkeitsentwicklung.

1.6 Bedingungsfaktoren des Rauchens bei psychisch gesunden Rauchern

Die Motivation, mit dem Rauchen zu beginnen und trotz erster aversiver Erfahrungen (Schwindel, Übelkeit) weiterzurauchen, entsteht in den meisten Fällen in der Jugend und Adoleszenz: Verführungen zum Rauchen werden vermittelt durch die Werbung, durch soziale Modelle (Idole, Vorbilder, peer groups), das positiv attribuierte Image, das der Tabakraucher genießt (erwachsen, reif, attraktiv, spontan, frei, extrovertiert, weltoffen, sozial kompetent,...), die Funktion, die das Rauchen als nonverbales Kommunikationsmittel (Kontaktaufnahme; Flirt; Symbol der Geselligkeit, Gesprächsbereitschaft, Spannungsabbau, aber auch von Überlastung und der Notwendigkeit einer Streßreduktion) in der Gesellschaft gewonnen hat und die damit verbundene soziale Verstärkung (Aufnahme in die Gruppe, Anerkennung, Bewunderung).

Eine intakte Familie, eine behütende Familienatmosphäre und klare Einstellungen der Eltern gegen einen Drogen- oder Tabakkonsum gehen mit einer geringeren Wahrscheinlichkeit für einen Zigarettenkonsum der Kinder einher. Die Entwicklung Jugendlicher zu Rauchern ist allerdings nicht allein von der elterlichen Erziehung und der Haltung der Eltern zum Rauchen abhängig (Bailey et al 1993). Jugendliche beginnen vor allem dann zu rauchen, wenn ihre peer-groups (gleichaltrige, ebenbürtige Freunde) Tabak konsumieren (Foshee und Baumann 1992). Rauchen geht bei Kindern mit einer niedrigeren Bildung, häufigeren schulischen Problemen und Verhaltensauffälligkeiten wie Weglaufen von zu Hause oder Aggressivität einher. Selbst unter Berücksichtigung von Faktoren wie Alter, Geschlecht, Rasse, Zahl der biologischen Eltern im Haushalt sowie der Schulbildung der Eltern zeigt sich, daß der Zigarettenkonsum bei jugendlichen Rauchern mit einem erhöhten Risiko für eine Drogenabhängigkeit sowie Verhaltensstörungen in der Adoleszenz einhergeht (Breslau 1995, Brown et al 1996a).

Nach der Initiation des Rauchens spielen soziale, rauchanamnestische, psychische und biologische Bedingungen eine entscheidende Rolle bei der Entwicklung eines regelmäßigen Rauchverhaltens oder einer Tabakabhängigkeit.

Der frühe Beginn des Rauchens zwischen dem 14. und 16. Lebensjahr führt zu einem deutlich erhöhten Risiko, innerhalb kürzester Zeit regelmäßig zu rauchen und zum abhängigen Raucher zu werden (Breslau et al 1993a). Nikotinabhängige Raucher konsumieren ihre erste Zigarette im Mittel etwa ein Jahr früher als nicht-abhängige Raucher und beginnen auch ein Jahr früher, regelmäßig zu rauchen. Abhängige jugendliche Raucher entwickeln später häufiger eine Abhängigkeit von Cannabis oder Cocain als nicht-abhängige Raucher oder Nichtraucher (Breslau 1995). In US-amerikanischen Populationen erweisen sich außerdem die Rassenzugehörigkeit, der Ehestand, eine geringe religiöse Orientierung und ein niedriger Bildungsgrad als prädiktive Variablen für ein abhängiges Rauchen (Anda et al 1990, Heath et al 1995).

Auch bei psychisch gesunden Rauchern wurden Zusammenhänge zwischen psychischen Variablen, dem Rauchverhalten und einer Nikotinabhängigkeit gefunden: „Extraversion" (gemessen mit Eysenck's Personality Questionnaire) geht mit einem nicht-abhängigen Rauchen einher (Breslau et al 1994). Vielfach wurde der Zusammenhang zwischen einem abhängigen Rauchen und den psychologischen Konstrukten „Neurotizismus" und „sensation seeking" (Stanaway und Watson 1981) nachgewiesen. Bei Frauen sind die Faktoren „novelty seeking" und „Extraversion" sowie „soziale Konformität" und „sozialer Konservatismus" stärker als bei Männern mit dem Rauchen verbunden. Männer zeigen dagegen erhöhte Werte für den Faktor „Neurotizismus" (Breslau et al 1993c).

Ein negativer Affekt, gemessen mit dem Positiv- und Negativ- Affekt Schedule (PNAS), das Ausmaß einer erlebten Hoffnungslosigkeit und emotionaler Streß sind mit dem Grad der Abhängigkeit korreliert (Breslau et al 1993c, Lumley et al 1994). Da depressive Störungen mit einer erhöhten Raucherquote und einer geringeren Abstinenzwahrscheinlichkeit verbunden sind, und ein Nikotinentzug zu einer depressiven Affektlage führen kann, wurde vermutet, daß Nikotin eine wesentliche Rolle bei der Affektmodulation zukommt. Anders als Störungen wie ein Alkoholismus oder eine Opiatabhängigkeit, die häufig mit einer Alexithymie, gekennzeichnet durch eine mangelhafte Wahrnehmung, Identifizierung, Differenzierung und Mitteilung von Emotionen, gepaart sind, lassen sich das Rauchverhalten und die Fähigkeit zur Tabakabstinenz nicht mit einer Alexithymie (gemessen mit der Toronto Alexithymia Scale (TAS)) in Verbindung bringen (Lumley et al 1994).

Die Nikotinwirkung selbst ist angesichts der initial damit verbundenen aversiven Wirkungen nicht für die Entstehung des Rauchens verantwortlich. Die besten Erklärungsmodelle beziehen sich auf soziodemographische und Persönlichkeitsvariablen. Biologische Faktoren wie die individuelle Verträglichkeit des Tabakkonsums wurden bislang zu wenig untersucht, als daß ihre Rolle bei der Entstehung des Rauchens präzise definiert werden könnte. Genetische Faktoren (siehe Kapitel 3) und psychiatrische Erkrankungen (siehe Kapitel 4) hingegen bedingen und erhöhen nachgewiesenermaßen die Wahrscheinlichkeit für ein abhängiges Rauchen.

1.7 Definition der Abhängigkeit

Die meisten Raucher konsumieren zwischen 10 und 30 Zigaretten am Tag. Die Prävalenz der starken Raucher (definiert durch einen täglichen Konsum von mehr als 20 bzw. 25 Zigaretten) wird mit 14,3% (Statistisches Bundesamt 1996) bzw. 26,7% (Wilson et al 1992) angegeben. Viele starke Raucher bezeichnen sich selbst als abhängige Raucher. Ein starkes Rauchen ist häufig - wenn auch nicht zwangsläufig - mit einer Abhängigkeit gleichzusetzen.

Meist wird in der Praxis neben der Höhe des Zigarettenkonsums die Unfähigkeit zur Abstinenz als relevantes diagnostisches Kriterium für die Abhängigkeitsdiagnose gewählt. Aus einer Analyse der in der internationalen Literatur gängigen Kriterien für eine Abhängigkeitsentwicklung (Oxley 1997) geht hervor, daß die Zahl der täglich gerauchten Zigaretten (mindestens 25 Zigaretten täglich), die Entzugssymptomatik (s.o.) und die Zahl der bisherigen erfolglosen Entwöhnungsversuche bei einem Abstinenzwunsch (mindestens zwei) sowie das regelmäßige morgendliche Rauchen innerhalb der ersten Stunde nach dem Erwachen üblicherweise als entscheidende Kriterien für die Annahme einer Abhängigkeit angesehen werden.

Die beiden relevanten diagnostischen Klassifikationssysteme ICD 10 (Dilling et al 1991) und DSM IV (Saß et al 1996) nennen differenzierte Kriterien für eine Abhängigkeitsdiagnose (Tab.1-3), die auf eine Unfähigkeit zur Abstinenz (Kriterium 1,2,6) und den Kontrollverlust (Kriterium 1,2), eine Toleranzsteigerung (Kriterium 4), Entzugssymptome (Kriterium 3) und ein geändertes Verhalten (Kriterium 5,7) zielen. Während die Internationale Klassifikation psychischer Störungen das Syndrom als „Tabakabhängigkeit" beschreibt, wählten die Autoren des DSM den Begriff „Nikotinabhängigkeit".

Nr.	ICD 10 - Tabakabhängigkeit F 17.2x	DSM IV - Nikotinabhängigkeit 305.10
	Definition: Der Konsum einer Substanz hat Vorrang gegenüber anderen Verhaltensweisen, die früher höher bewertet wurden. Ein entscheidendes Kriterium ist der oft starke und übermächtige Wunsch, Tabak zu konsumieren. Während des vergangenen Jahres sollen drei oder mehr der folgenden Kriterien erfüllt gewesen sein:	Definition: fehlangepaßter Konsum mit nachfolgenden klinisch relevanten Beeinträchtigungen. Drei oder mehr der folgenden Kriterien müssen zu irgendeiner Zeit über die Dauer von 12 Monaten aufgetreten sein:
1.	Ein starker Wunsch oder eine Art Zwang, Tabak zu konsumieren	Nikotin wird häufig in größeren Mengen und länger als beabsichtigt eingenommen.
2.	Verminderte Kontrollfähigkeit bzgl. des Beginns, der Beendigung und der Menge des Tabakkonsums	Erfolglose Versuche oder der permanente Wunsch, den Nikotingebrauch zu reduzieren oder zu kontrollieren.
3.	Ein körperliches Entzugssyndrom bei Absetzen oder Reduktion des Tabakkonsums oder Tabakgenuß mit dem Ziel, Entzugssymptome zu mildern	Entzug: a) nikotincharakteristisches Entzugssyndrom (s. 2.4.3) oder b) Einnahme von Nikotin, um Entzugssymptome zu lindern oder zu vermeiden.
4.	Nachweis einer Toleranz. Um die ursprünglich durch niedrigere Dosen erreichten Wirkungen zu erzielen sind zunehmend höhere Dosen erforderlich.	Toleranz: a) Verlangen nach ausgeprägter Dosissteigerung, um den erwünschten Effekt oder Intoxikation herbeizuführen oder b) deutlich verminderte Wirkung bei fortgesetzter Einnahme derselben Dosis (z.B. bleiben Unruhe oder Schwindel nach Konsum aus).
5.	Fortschreitende Vernachlässigung anderer Vergnügungen oder Interessen zugunsten des Tabakkonsums	Wichtige berufliche, soziale oder Freizeitaktivitäten werden wegen des Nikotinkonsums aufgegeben oder eingeschränkt.
6.	Anhaltender Tabakkonsum trotz des Nachweises eindeutiger schädlicher Folgen	Fortgesetzter Nikotinkonsum trotz Kenntnis eines anhaltenden oder wiederkehrenden körperlichen oder psychischen Problems, das wahrscheinlich durch Nikotin verursacht oder verstärkt wurde.
7.		Viel Zeit, um Nikotin zu konsumieren oder sich von den Wirkungen zu erholen.

Tab.1-3: Synopse der diagnostischen Kriterien für eine Tabakabhängigkeit von ICD 10 (Dilling et al 1991) und DSM IV (Saß et al 1996)

1.8 Das dimensionale Konzept der Abhängigkeit

Während die beiden geläufigen Diagnosesysteme (ICD 10 und DSM IV) eine kategoriale Einteilung in abhängige und nicht abhängige Raucher wählen, versuchen verschiedene psychometrische Instrumente die Abhängigkeit als eine dimensionale Größe zu erfassen:

Der Fagerström Tolerance Questionnaire (FTQ, Fagerström 1978), der Fagerström Test for Nicotine Dependence (FTND, Heatherton et al 1991) oder die Westmead Tolerance Scale (WTS, DiGusto et al 1988) erfragen neben dem Umfang des Zigarettenkonsums auch andere Variablen des Rauchverhaltens, die mit der körperlichen (z.B. morgendliches Rauchen wegen der Entzugserscheinungen) und psychischen Abhängigkeit (z.B Rauchverzicht in bestimmten Situationen) verbunden sind.

Der FTQ wurde als Maß für die Stärke der körperlichen Abhängigkeit konzipiert. Er korreliert gut mit dem CO-Gehalt der Ausatemluft, den Nikotin- und Cotininspiegeln im Plasma und physiologischen Maßen wie der Herzfrequenz und der Körper- bzw. Hauttemperatur. Das Ausmaß der Entzugssymptome steht mit den FTQ-Werten in einem schwachen, aber signifikanten Zusammenhang. Am bedeutsamsten stellt sich allerdings der Zusammenhang zwischen dem FTQ-Wert und der Wahrscheinlichkeit, im Rahmen einer Raucherentwöhnung abstinent zu werden, dar.

Zur Optimierung der Testvalidität wurden einzelne Items genauer spezifiziert und weniger prädiktive Fragen ausgeschlossen. Die modifizierte und teststatistisch validierte revidierte Fassung wurde 1991 als „Fagerström Test for Nicotine Dependence" (FTND) veröffentlicht (Heatherton et al 1991).

Der Fragebogen konzentriert sich vor allem auf die Erfassung des morgendlichen Cravings (Rauchkonsum innerhalb von 5, 30 oder 60 Minuten nach dem Aufstehen) und der Zahl der Zigaretten pro Tag (>10, >20, >30). Diese beiden Items gelten als stabilste Prädiktoren der Stärke der Abhängigkeit. Insgesamt können in den 6 Items (Anlage Tab.A-1) zwischen 0 und 10 Punkten erreicht werden. Die Stärke der Abhängigkeit wird als „sehr gering", „gering", „mittel",

„stark" und „äußerst stark" (bei Vorliegen von 0-2, 3-4, 5, 7-8, 9-10 Punkten) bewertet.

Beim Vergleich der beiden Instrumente erwiesen sich beide Fragebögen als reliable Instrumente. Die interne Konsistenz und die Test-Retest-Reliabilität des FTND sind allerdings der des FTQ überlegen (Pomerleau et al 1994). Obwohl auch heute noch der FTQ in zahlreichen Untersuchungen eingesetzt wird, sollte der FTND als das validere und aussagekräftigere Instrument bevorzugt werden.

Im FTND erzielen Männer höhere Werte als Frauen. Exraucher geben selbst bei retrospektiven Befragungen niedrigere Werte an als Raucher, was auf eine höhere Fähigkeit zur Abstinenz rückschließen läßt. Raucher, die sich zur Teilnahme an einer Raucherentwöhnungsbehandlung entschließen, haben deutlich höhere mittlere FTND-Werte als der durchschnittliche Konsument. Bei entwöhnungswilligen Rauchern lagen die Werte in verschiedenen Untersuchungen zwischen 5,2 und 6,6, die rauchende Allgemeinbevölkerung erzielt zwischen 3,1 und 4,3 Punkten (Fagerström et al 1996).

Beim internationalen Vergleich von Ländern mit hohen und niedrigen Raucherprävalenzen zeigt sich eine signifikante Beziehung der Raucherprävalenz zur Stärke der Abhängigkeit:
In einigen Ländern wurde in epidemiologischen Untersuchungen auch der Fagerström-Score erhoben. Fagerström et al (1996) stellen in einer Übersichtsarbeit die Ergebnisse aus sechs Ländern (Österreich, Dänemark, Finnland (Männer), Frankreich, USA, Polen) vor: Der durchschnittliche FTND-Wert liegt zwischen 3,1 und 4,3. Bevölkerungen mit hohen Raucherprävalenzen haben durchschnittlich niedrigere FTND-Scores als Länder mit niedrigen Raucherprävalenzen (Abb.1-4). Dies bestätigt die bereits geschilderten Zusammenhänge zwischen der Prävalenz des Rauchens und der durchschnittlichen Zahl der Zigaretten pro Raucher (Abb.1-2).

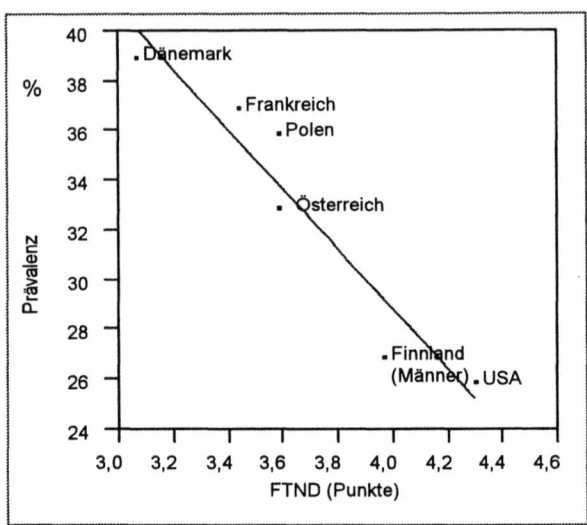

Abb.1-4: Zusammenhang zwischen Raucherprävalenz und Stärke der Abhängigkeit (r=-0,986, p=0,0003; aus: Fagerström et al 1996)

Die FTND-Scores korrelieren nicht nur gut mit den körperlichen Entzugssymptomen nach Beginn einer Abstinenz, oder biologischen Maßen wie der Kohlenmonoxidkonzentration der Ausatemluft und dem Nikotin- bzw. Cotininspiegel in Plasma bzw. Serum, sondern erlauben darüber hinaus eine Prognose zu den Abstinenzmöglichkeiten eines entwöhnungswilligen Rauchers im Rahmen einer nikotingestützten und verhaltenstherapeutisch orientierten Entwöhnungstherapie (Batra und Fagerström 1997, Fagerström et al 1990, Fagerström und Säwe 1996, Oxley 1997).

Der Anteil der abhängigen Raucher wird unterschiedlich hoch angegeben: Während Stumpfe (1987) bei Anwendung der Kriterien des ICD (Dilling et al 1991) bei 25% aller Raucher die Kriterien für die Diagnose einer Abhängigkeit erfüllt sieht, schätzen andere Autoren bei Zugrundelegung eines nicht dichotomen, sondern dimensionalen Konzeptes der Abhängigkeit den Anteil der abhängigen Raucher auf bis zu 80% (Fagerström et al 1996).

1.9 Zusammenfassung und Diskussion

Mehr als 30% der Weltbevölkerung im Alter von über 15 Jahren rauchen über 6 Billionen Zigaretten pro Jahr. In den meisten Ländern sind die Männer unter den Rauchern deutlich stärker repräsentiert als die Frauen. Der Anstieg der Raucherprävalenzen der letzten Jahrzehnte stagniert in den Industrieländern und unter den Männern, setzt sich aber in den Entwicklungsländern und bei den Frauen fort.

Die Industrieländer profitieren von den Erfolgen der langjährigen Raucherprävention und Raucherentwöhnung und weisen zum Teil deutlich geringere Raucherprävalenzen auf als noch vor einigen Jahrzehnten. Als relevanteste Konsequenz ist die weniger stark beschleunigte Aufwärtsentwicklung von Todesfällen an tabakassoziierten Erkrankungen in den Industrienationen zu nennen, während die Entwicklungsländern bei weiter ansteigenden Prävalenzen erst in den nächsten Jahrzehnten das vollständige Ausmaß der Belastungen für das Gesundheitswesen erfahren werden.

Die aktuellen epidemiologischen Untersuchungen machen deutlich, daß die Zahl der zu erwartenden Todesfälle aufgrund des steigenden Tabakkonsums weltweit auch in den nächsten Jahrzehnten noch anwachsen wird. Bis zum Jahre 2025 wird die Mortalität an tabakassoziierten Erkrankungen von derzeit etwa 3 Millionen jährlich auf 10 Millionen ansteigen. Jeder Raucher verliert im Schnitt etwa 8 Jahre seines Lebens.

Die aufgrund eigener Berechnungen dargestellte Beziehung zwischen der Prävalenz des Rauchens und dem durchschnittlichen Tageszigarettenkonsum sowie der mittleren Stärke der Abhängigkeit in den Industrienationen führt zu zwei Hypothesen:

1. Die signifikanten Korrelationen zwischen der Prävalenz des Rauchens und der Zahl der jährlich von den Rauchern konsumierten Zigaretten sowie der Stärke der Abhängigkeit sind durch methodische Unterschiede in den Befragungen zu erklären. Die epidemiologischen Studien erfassen in einem Teil der Länder auch viele Leicht- oder Gelegenheitsraucher und erzielen auf diese Weise hohe Prävalenzen bei einem niedrigen durchschnittlichen Zigarettenkonsum.
2. Wenn dagegen keine relevanten methodischen Unterschiede vorliegen, die Ergebnisse der Befragungen also vergleichbar und repräsentativ sind, zeigen sie, daß vor allem die stark abhängigen Raucher durch die bisherigen Maßnahmen zur Raucherprävention und Raucherentwöhnung nur unzureichend angesprochen werden konnten, während Leicht- und Gelegenheitsraucher das Rauchen aufgegeben haben.

Bei beiden Hypothesen muß gefolgert werden, daß die Prävalenz der stark abhängigen Raucher, die durch ihren starken Zigarettenkonsum in besonderem Maße durch eine hohe Mortalität betroffen sind, keine wesentliche Änderung erfahren haben kann. Als unmittelbare Konsequenz dieser Ergebnisse müssen bisherige Strategien zur Raucherentwöhnung und Prävention auf ihre Effektivität hin überprüft und möglicherweise adaptiert werden. Dabei muß berücksichtigt werden, daß die Prävalenz des Rauchens zumindest in den Industrieländern offensichtlich nicht allein durch steuerliche oder preisliche Reglementierungen beeinflußt werden kann.

Die wirtschaftlichen Zahlen machen die paradoxe Situation deutlich, daß Industriestaaten, die über ein ausgebautes und funktionsfähiges Gesundheitswesen verfügen und auf der einen Seite Gesetze schaffen und Präventionsmaßnahmen initiieren, um den Tabakkonsum einzudämmen, gleichzeitig zu den führenden Exportnationen für Tabakwaren gehören. Da im Vergleich mit anderen Nationen (Entwicklungsländer wie z.B. Malawi oder Simbabwe sind vom Zigarettenexport abhängig - Malawi bezieht 64,1%, Simbabwe 23,5% aller

Exporteinnahmen aus dem Verkauf von Rohtabak und Tabakprodukten) der prozentuale Anteil der Tabakeinnahmen an den gesamten Exporteinnahmen der Industrienationen relativ gering ist, sollte ein Verzicht auf die Tabakverarbeitung erwogen werden. Die wirtschaftlichen Profite der Industrieländer am Tabakanbau und Verkauf lassen ansonsten die Bemühungen um eine Senkung der Raucherprävalenzen unglaubwürdig erscheinen.

Wie die Zahlen zeigen, ist Rauchen ein ubiquitär vorhandenes, sozial anerkanntes und wirtschaftlich bedeutsames Phänomen, für das es verschiedene Erklärungen gibt. Für die Entwicklung einer Tabakabhängigkeit sind neben den sozialkommunikativen Aspekten sowohl psychische als auch körperliche Faktoren verantwortlich zu machen. Die psychische Komponente der Abhängigkeit kann über lerntheoretische Modelle am besten als ein gelerntes Verhalten erklärt werden, das sowohl intrinsische (kognitive) als auch extrinsische (soziale) positive und negative Verstärker erfährt. Die biologische Abhängigkeit wird in erster Linie durch spezifische Nikotinwirkungen determiniert.

Die psychosozialen und pharmakologischen Verstärkermechanismen sind komplex und ihre Interaktion unbekannt. Demzufolge sind bei der Definition einer Tabak- oder Nikotinabhängigkeit - stärker noch als bei der Abhängigkeit von Opiaten oder Alkohol, wo körperliche Phänomene sehr viel mehr im Vordergrund stehen - sowohl biologische als auch psychologische Komponenten zu berücksichtigen. Die Bezeichnung „Nikotinabhängigkeit", die vom DSM IV als diagnostische Kategorie vorgegeben wird, erscheint somit als eine ungerechtfertigte Einengung des Abhängigkeitsbegriffes auf eine von mehr als 4.000 Substanzen, die zwar psychotrope und abhängigkeitsfördernde Wirkungen hat, für sich alleine aber nicht alle Phänomene des abhängigen Rauchens erklären kann.

Die Erfassung der Tabakabhängigkeit über dimensionale Modelle ist der dichotomen Klassifikation in „abhängig oder nicht-abhängig" hinsichtlich ihrer prädiktiven Funktion bezüglich einer langfristigen Abstinenz überlegen. Unter den diagnostischen Instrumenten zur Bestimmung der Stärke der Abhängigkeit hat vor allem der FTND internationale Bedeutung erlangt. Während die ursprüngliche Konzeption (FTQ) auf die Messung der Abhängigkeit zielte, gilt der FTND heute als valides Maß für die Wahrscheinlichkeit, mit der im Rahmen einer Raucherentwöhnungsbehandlung eine langfristige Abstinenz erzielt werden kann. Damit ist der FTND ein hilfreiches Instrument für die Entwicklung und Anwendung von differenzierten, risikogruppenspezifischen und individuell wirksamen Therapiemethoden. Mit seiner Hilfe können selektiv stark nikotinabhängige Raucher einer Therapie, die den Schwerpunkt auf die Unterbindung der akuten Entzugserscheinungen und damit auf die Nikotinsubstitution legt, zugeführt werden.

1.10 Fragestellungen dieser Arbeit

Der Beginn des Tabakkonsums wird bei vielen Rauchern durch soziale Verstärker bestimmt. Für die Aufrechterhaltung des Tabakkonsums sind weitere Gründe verantwortlich: nicht alleine gesellschaftliche Faktoren fördern das Rauchen, sondern auch die unmittelbaren biologischen und psychologischen Verstärkerwirkungen des Tabakkonsums begünstigen die Beibehaltung des Rauchverhaltens. Viele Raucher entwickeln eine biologische oder psychologische Abhängigkeit und nehmen sogar erhebliche gesundheitliche Risikofaktoren, die mit einer signifikanten Reduktion der Lebenserwartung verbunden sind, in Kauf, um weiterrauchen zu können. Selbst durch professionell geleitete Entwöhnungsbehandlungen können nur geringe Erfolge bei der Senkung der Raucherquoten erzielt werden.

Die Ursachen und Bedingungen des abhängigen Rauchens sollen Gegenstand dieser Arbeit sein. Im einzelnen werden folgende Aspekte untersucht:

- Die <u>Erfolgsaussichten verhaltenstherapeutischer Entwöhnungsstrategien</u> werden an entwöhnungswilligen Rauchern mit und ohne speziellen Risikofaktoren untersucht.

- Die Therapieergebnisse werden genutzt, um psychologische und körperliche Bedingungsfaktoren des abhängigen Rauchens, die <u>Prädiktoren der Abstinenzunfähigkeit</u>, zu untersuchen. Am Beispiel der Depressivität, der Selbstkommunikation und der Motivation werden psychische Bedingungen, am Beispiel der Stärke der Nikotinabhängigkeit und der Entzugsphänomene biologische Faktoren des Rückfalls überprüft.

- In einer genetischen Untersuchung wird der Frage nachgegangen, ob Variabilitäten in Rezeptorsystemen für die Entwicklung einer starken Nikotinabhängigkeit ätiologisch bedeutsam sein können.

- Die Erkenntnisse zu den biologischen Bedingungsfaktoren des Rauchens werden abschließend genutzt, um am Modell der psychiatrischen Patienten, die in Verbindung mit ihrer Grunderkrankung außerordentlich hohe Raucherprävalenzen und einen überdurchschnittlich starken Zigarettenkonsum aufweisen, Hypothesen zur Ursache der Comorbidität des Rauchens bei psychiatrischen Störungsbildern zu formulieren.

- Die abschließende Diskussion versucht, die Befunde zu den psychologischen und biologischen Komponenten der Tabakabhängigkeit für die Entwicklung eines Rückfallmodells zu nutzen und Konsequenzen für die Entwicklung neuer Entwöhnungsstrategien im Sinne sogenannter „risikogruppenspezifischer Raucherentwöhnungsprogramme" aufzuzeigen.

2 Raucherentwöhnung

2.1 Stand der Forschung

Die erheblichen Gesundheitsrisiken, die mit einem regelmäßigen Tabakkonsum verbunden sind, ein Verantwortungsbewußtsein gegenüber Kindern und Jugendlichen, das Gefühl der Abhängigkeit, eine Schwangerschaft (Brenner und Mielck 1993), aber auch finanzielle Aspekte sind häufige Gründe für Raucher, den langjährigen Tabakkonsum aufzugeben (Tölle und Buchkremer 1989).

Die Zahl der entwöhnungswilligen Raucher wird auf 20-30% geschätzt. Weitere 25-40% sind ambivalent bezüglich des Abstinenzwunsches, wollen das Rauchen einschränken oder irgendwann zu einem späteren Zeitpunkt aufgeben (Velicer et al 1995, Kommission der Europäischen Gemeinschaften 1988).

Allerdings gelingt nicht allen schon beim ersten Versuch die Verwirklichung der Tabakabstinenz (Stumpfe 1988). Oftmals sind auch mehrere Abstinenzversuche vergeblich, so daß den Rauchern empfohlen werden muß, eine professionelle Raucherentwöhnungsbehandlung in Anspruch zu nehmen (AHCPR 1996). Für diese „dissonanten" Raucher wurde eine Reihe von Raucherentwöhnungshilfen und -therapien, die allerdings nur zum Teil ausreichend wirksam und wissenschaftlich fundiert sind, entwickelt und angeboten (Stumpfe 1995).

Voraussetzung für die reliable Beurteilung der Qualität einzelner Raucherentwöhnungsbehandlungen ist die Definition von Standards. Folgende Kriterien werden in der Fachliteratur als Voraussetzung für die Durchführung von Studien zur Effektivitätsprüfung und für eine Anerkennung einer Behandlung als effektives Verfahren genannt: Das theoretische Konzept der Raucherentwöhnungsbehandlung muß wissenschaftlich fundiert sein. Da von den Teilnehmern nicht selten falsche Angaben gemacht werden, müssen die Angaben über die Abstinenzerfolge durch biochemische Maße (Kohlenmonoxid in der Ausatemluft, Cotininspiegel im Serum oder Urin) validiert werden. Als Erfolgsmaß gilt die absolute Abstinenz (der Konsum von weniger als einer

Zigarette pro Woche) und nicht eine (mehr oder weniger umfangreiche) Reduktion des täglichen Zigarettenkonsums. Da die Rückfallquoten innerhalb der ersten 12 Monate noch erheblich sind, sollte der Katamnesezeitpunkt auf ein Jahr festgelegt werden. Die Berechnung der Abstinenzquoten sollte sich stets auf die Raucher beziehen, die in die Behandlung aufgenommen wurden („intention to treat") und sich nicht auf die Probanden beschränken, die eine Behandlung abgeschlossen haben. Der Erfolg sollte an der <u>kontinuierlichen</u> Abstinenz bis zum Katamnesezeitpunkt gemessen werden: Allerdings wird in den meisten Studien die Punktprävalenz zum Katamnesezeitpunkt als Vergleichsmaß gewählt. Letztlich sollte die Anwendung der Raucherentwöhnungsbehandlung wirtschaftlich und praktikabel sein. (Brengelmann 1976, Hajek 1994)

Im folgenden werden die wichtigsten Ansätze in der Raucherentwöhnungsbehandlung vorgestellt und kurz charakterisiert. Die Einteilung erfolgt gemäß den üblichen Darstellungen in der Fachliteratur in nicht-medikamentöse Verfahren und medikamentöse Behandlungsmethoden.

2.1.1 Nicht-medikamentöse Entwöhnungsprogramme

Nicht-medikamentöse Methoden werden häufig mit psychologischen Methoden gleichgesetzt. Im weitesten Sinne schließen psychologische Verfahren sowohl Methoden mit spezifischen Vorgehensweisen (verhaltenstherapeutische Selbstkontrollmethoden, Entspannungsverfahren) als auch Programme ohne spezifische Techniken, die auf der Basis von Gruppen- und Therapeuteneffekten oder der besonderen Motivationslage wirksam sind, mit ein. Während eine Reihe von unspezifischen und gelegentlich auch unseriösen Therapiemethoden in der wissenschaftlichen Literatur nicht ernsthaft diskutiert wird (Stumpfe 1995), gelten Akupunktur und Hypnose neben den psychologischen Methoden im engeren Sinne als wirksame und diskussionswürdige Therapien bzw. Therapiebausteine (Hajek 1994, AHCPR 1996, American Psychiatric Association 1996). Zu letzteren gehören die verhaltenstherapeutischen Aversionstechniken, die Reduktionsmethode, Rückfallverhütungsstrategien und Gruppenbehandlungen.

Die Akupunktur (Ter Riet et al 1990, Aiping und Meng 1994) und die Hypnose (Law und Tang 1995) wurden in verschiedenen Arbeiten als Therapieformen mit einem langfristigen Erfolg von etwa 25% (Akupunktur) und 23% (Hypnose) beschrieben. Allerdings sind die Studien nicht durch biochemische Kontrollmaße abgesichert. Zudem ist die Datenbasis insbesondere im Hinblick auf die langfristige Effektivität zu gering, als daß eine sichere Beurteilung möglich wäre. Die Akupunktur und suggestive Verfahren wie die Hypnose zielen auf die Überwindung der kurzfristig auftretenden Entzugserscheinungen und eine Entaktualisierung von Hinweisreizen auf das Rauchen, vermitteln aber keine Möglichkeiten zur Rückfallprophylaxe oder Bewältigung von Versuchungssituationen.

Die Aversionstechniken bedienen sich direkter Bestrafungen des Rauchens, wie der Applikation von Elektroschocks oder anderen schmerzhaften Ereignissen. In anderen Verfahren wird der Raucher angewiesen, entweder für mehrere Tage das doppelte oder dreifache des normalen Tageskonsums (Sättigungsrauchen) oder an einem Tag eine maximale Anzahl von Zigaretten in kürzester Zeit zu rauchen (rapid smoking) (Best et al 1978). Die Anwendung dieser zum Teil recht erfolgreichen Verfahren wurde in neuerer Zeit aufgrund der nicht unerheblichen potentiellen kardialen Risiken aufgegeben (Tölle und Buchkremer 1989).

Verhaltenstherapeutische Behandlungen gelten als die erfolgreichsten Therapien zur Raucherentwöhnung (AHCPR 1996). Das Konzept dieser Therapien geht von der Grundannahme aus, Rauchen sei ein erlerntes Verhalten, das durch klassische und operante Konditionierungsprozesse gefestigt wurde. Mit Hilfe der gleichen Techniken soll Rauchen wieder „verlernt" werden. Multimodale Therapiekonzepte vereinigen mehrere verhaltenstherapeutische Techniken und ergänzen sie um eine medikamentöse Unterstützung zur Unterdrückung der initialen Entzugserscheinungen. Sie beinhalten folgende Elemente:

- Die initiale Motivationsförderung erfolgt durch gezielte Informationen über die Vorteile des Nichtrauchens.
- Die Selbstbeobachtungsphase dient der Protokollierung des Tageszigarettenkonsums und der Rauchsituationen, um die Funktionen des Rauchverhaltens im Alltag sichtbar zu machen.
- In den Therapiesitzungen werden Verfahren zur Stimuluskontrolle durch Stimuluseingrenzung, Stimulusbeseitigung, Verhaltensisolierung und Verhaltenserschwerung vermittelt und eintrainiert.
- Durch eine operante Verstärkung des Verzichtes auf die Zigarette wird die Attraktivität der Abstinenz erhöht und ein Alternativverhalten zum Rauchen aufgebaut.
- Rollenspiele dienen zur Vorbereitung auf Versuchungs- und rückfallkritische Situationen.
- Die Entscheidung für eine der beiden therapeutischen Strategien „Punkt-Schluß-Methode" (sofortiger Rauchstop) oder „Reduktionsmethode" (allmähliches Ausschleichen) bestimmt die Auswahl der medikamentösen Unterstützung (Nikotinersatzpräparate dürfen nicht eingesetzt werden, solange noch geraucht wird).
- In der Regel wird eine transdermale Nikotinsubstitution oder die Anwendung von Nikotinkaugummis, seltener auch Nikotinnasenspray empfohlen.
- Das oft integrierte Angebot, ein Entspannungstraining (Autogenes Training oder Muskelentspannungstraining nach Jacobson) zu erlernen, soll vermitteln, daß Anspannung auch ohne den Griff zur Zigarette abgebaut werden kann.
- Die Informationen und Anleitungen zur Ernährungsumstellung, Gewichtskontrolle und körperlichen Bewegung geben Hilfestellung bei dem Versuch, den Umfang der Gewichtszunahme (einen häufigen Rückfallgrund) zu minimieren.

Verhaltenstherapeutische Raucherentwöhnungstherapien werden in Einzel- oder in Gruppenbehandlungen angeboten, sehen in der Regel einen Behandlungstermin pro Woche vor und sind nach fünf bis 10 Wochen abgeschlossen. Durch die Zusammenfassung der Raucher in Gruppen kann die Motivation zusätzlich gefördert werden. Nach Hajek (1989) sind optimale Bedingungen für eine verhaltenstherapeutische Behandlung durch den Zusammenschluß der entwöhnungswilligen Raucher in Gruppen von 12 bis 15 Teilnehmern und einer Behandlung, die wenigstens 4 Wochen nach Beginn der Abstinenzphase andauern sollte, erfüllt. Das Hauptproblem der sehr viel kürzeren, populären sogenannten 5-Tages-Therapie (Stumpfe 1990) sei darin zu sehen, daß die Raucher mit dem Einsetzen der Entzugserscheinungen alleine gelassen würden.

Aus Gründen der Ergonomie wurden alternativ zu den zeit- und kostenintensiven Gruppenbehandlungen weniger aufwendige Selbsthilfemanuale entwickelt, die dem entwöhnungswilligen Raucher in schriftlichen Anweisungen alle erforderlichen Techniken zur Entwöhnungsbehandlung vermitteln sollen (Glynn et al 1990a). Selbsthilfemanuale, auch als „Bibliotherapie" bezeichnet, zeigen zwar - auch in Kombination mit therapeutischen Kurzkontakten - geringere Erfolgsraten (um 15%) als gruppentherapeutische Programme (Brown und Owen 1992), die relative Effektivität der Behandlung (Zahl der entwöhnten Raucher in Relation zum zeitlichen Aufwand des Therapeuten) ist aber deutlich höher als die der Gruppentherapien (Hajek 1994).

2.1.2 Medikamentöse Entwöhnungsprogramme

So klar die Befunde dafür sprechen, daß Entzugssymptome als Folge der körperlichen Abhängigkeit von Nikotin entstehen, zeigen dennoch einzelne Arbeiten, daß auch eine nikotinfreie Zigarette in der Lage ist, Entzugsphänomene wirksam zu unterdrücken (Butschky et al 1995). Gleiches gilt für nikotinhaltige Zigaretten, die mit Capsaicin versetzt sind: das Rauchverlangen wird durch den zusätzlichen sensorischen Stimulus wirksam gemildert. Allerdings rauchen die Probanden zwar weniger und überschätzen dabei die Nikotinaufnahme, entwickeln aber keine Vorliebe für die Capsaicin-Zigaretten, da Befriedigung und Geschmack bei unverfälschten Zigaretten höher eingeschätzt werden. Durch die damit verbundene Löschung von nikotinvermittelten Lerneffekten könnten diese Produkte in der Raucherentwöhnung wirksam sein (Behm und Rose 1994). Der Einsatz einer nikotinfreien oder mit Capsaicin versetzten Zigarette im Rahmen einer Entzugsbehandlung scheint allerdings nur sinnvoll, wenn dadurch langfristig höhere Abstinenzquoten als in den anderen Raucherentwöhnungstherapien erreicht werden können. Andernfalls ist der Einsatz eines Produktes, das dem Entwöhnungswilligen bis auf eine reduzierte Dosis von Nikotin alle anderen Schadstoffe des Zigarettenrauchs unverändert (oder vielleicht bedingt durch eine kompensatorisch intensivere Inhalation sogar vermehrt) präsentiert, nicht gerechtfertigt.

Die medikamentösen Behandlungsprogramme zielen mehrheitlich auf eine Unterdrückung der Entzugssymptome, inklusive des Rauchverlangens und der Depressivität, die durch den Verzicht auf die Zigarette entstehen können. Einzelne andere Präparate versuchen, die psychotropen Effekte von Nikotin aufzuheben oder den Tabakkonsum mit einem aversiven Stimulus zu verbinden.
In einzelnen Untersuchungen wurden - zum Teil allerdings umstrittene - Wirknachweise für folgende Substanzen gesucht und zum Teil gefunden: das geschmacksvergällende Silberacetat (Hymowitz et al 1993, Jensen et al 1991, Morrow et al 1993), Medikamente zur Unterdrückung der Entzugssymptome oder der Depressivität wie z.B. Clonidin (Glassman et al 1993, Gourlay et al 1994a, Gourlay und Benowitz 1995), ß-Blocker (Hughes 1994), Antidepressiva wie Doxepin (Edwards et al 1989, Murphy et al 1990), Nortriptylin (Hughes 1994) und der reversible MAO-A Hemmer Moclobemid (Berlin et al 1995a), d-Fenfluramin (Spring et al 1991) und Buspiron (Cinciripini et al 1995, Hilleman et al 1992, West und Grunberg 1991) sowie die Nikotinantagonisten Mecamylamin (in Verbindung mit Nikotin; Rose et al 1994, 1996) und Naltrexon bzw. Naloxon (Sutherland et al 1995, Gorelick et al 1988).
Das Aminoketon Bupropion wurde 1997 in den USA auf der Basis zweier placebokontrollierter Studien als erstes Antidepressivum für die Raucherentwöhnungsbehandlung zugelassen (Ferry et al 1992, Ferry und

Burchette 1994). Die Effizienz der Behandlung mit Bupropion muß allerdings erst durch weitere klinische Studien belegt werden, ehe eine abschließende Beurteilung erfolgen kann. Bislang bestätigt zudem ein einzelner Fallbericht die Effektivität des Medikaments bei einer depressiven Raucherin; die Wirksamkeit wird allerdings durch die positive Beeinflussung der Gewichtsentwicklung erklärt (Lief 1996).

Unter allen vorgestellten medikamentösen Therapieansätzen wird derzeit der Nikotinsubstitution die höchste Wirksamkeit zugesprochen (AHCPR 1996).

2.1.3 Der Stellenwert der Nikotinsubstitution

Eine vorübergehende, ausreichend hoch dosierte Nikotinsubstitution vermag kurzfristige Entzugssymptome, das Rauchverlangen und zumindest bei Frauen (Leischow et al 1992) auch die Gewichtszunahme nach Beginn einer Raucherentwöhnung wirksam zu unterdrücken (Übersicht in Batra und Buchkremer 1995, Batra und Fagerström 1997).

Nikotin ist seit 1983 als Medikament zugelassen. Eine Nikotinsubstitution ist in Deutschland mit Nikotinpflaster, -kaugummi und -nasenspray möglich. Alle drei Anwendungssysteme verfolgen das Ziel, die Entzugssymptome durch die vorübergehende Nikotinzufuhr zu mildern, bedienen sich dabei aber unterschiedlicher Strategien: Während Nikotinkaugummi und Nikotin-nasenspray eine Nikotinsubstitution beim Auftreten von Entzugssymptomen ermöglichen sollen und in rückfallkritischen Situationen eingesetzt werden können, die Nikotinzufuhr aber nicht von dem Suchtverhalten entkoppeln, zielt die Behandlung mit dem Nikotinpflaster darauf, durch einen gleichmäßigen Nikotinspiegel Entzugssymptome und insbesondere ein Rauchverlangen gar nicht erst aufkommen zu lassen und so die Substanzwirkungen von dem vertrauten Zufuhrverhalten zu trennen.

Nikotinkaugummi stand als erstes Nikotinersatzpräparat zur Verfügung. Es hat sich in zahlreichen placebokontrollierten Studien als effektiv erwiesen (Killen et al 1990, Law und Tang 1995, Silagy et al 1994). Nebenwirkungen treten nur als gastrointestinale Reizungen bei relativen Überdosierungen auf. Nikotin-kaugummi steht in zwei Dosierungen zur Verfügung: 2mg und 4mg. Der maximale Nikotinspiegel wird bei dieser Form der Applikation nach 30 min erreicht. Der Therapieerfolg ist dosisabhängig: schwer abhängige Raucher profitieren von einer Behandlung mit 4mg Nikotinkaugummi, zeigen jedoch keinen Unterschied zwischen der Wirksamkeit des 2mg Kaugummis und des Placebos (Glover et al 1996, Leishow et al 1995). Der Einsatz von Nikotinkaugummi wird leicht- und mittelschwer abhängigen Rauchern empfohlen (American Psychiatric Association 1996). In sehr seltenen Fällen kann es zu einer Abhängigkeitsentwicklung von Nikotinkaugummi kommen (Hurt et al 1995).

Die Pflasterbehandlung ist in Deutschland seit 1990 zugelassen. Die Hautverträglichkeit des Nikotinpflasters ist gut (Eichelberg et al 1989) und scheint dem Nikotinkaugummi in seiner langfristigen Effizienz überlegen (Silagy et al 1994, Abb. 2-1). In Verbindung mit einer verhaltenstherapeutischen Raucherentwöhnung schneidet die transdermale Nikotinsubstitution signifikant besser ab als die Kombination mit einem Placebo oder die Verhaltenstherapie ohne zusätzliche Pflasteranwendung (Buchkremer et al 1989). In einer Metaanalyse zur Effektivität der Nikotinersatztherapie via Nikotinpflaster wurden Abstinenzraten von 25% für das Verum und 13% für das Placebo am Ende der Therapie sowie 22% bzw. 9% nach 6 Monaten berechnet (Fiore et al 1994a). Eine transdermale Nikotinsubstitution kann damit die langfristigen Abstinenzquoten im Vergleich mit einer Behandlung ohne medikamentöse Unterstützung verdoppeln (Fiore et al 1994b).

Derzeit sind zwei verschiedene Pflastersysteme mit unterschiedlicher Applikationsdauer im Handel; Unterschiede in der Wirksamkeit konnten bislang nicht nachgewiesen werden. Das 16-Stunden-Pflaster wird im Vergleich mit dem 24-Stunden-Pflaster hinsichtlich der Unterdrückung morgendlicher Entzugssymptome als weniger effektiv eingeschätzt. Die Anwendung des 16-Stunden-Pflasters nimmt zwar in Kauf, daß der morgendliche Nikotinabfall zu einem erneuten Rauchverlangen führt, imitiert dafür aber die gewohnheitsmäßige Nikotinzufuhr (Fiore et al 1994a).

Als Voraussetzungen für eine erfolgreiche Pflasterbehandlung werden neben einer guten Eingangsmotivation der Teilnehmer eine ausreichende Dosierung der Nikotinersatztherapie und eine ausreichende Behandlungslänge über wenigstens drei Monate genannt (Glover 1993). Die Behandlung ist wirksamer, wenn begleitend verhaltenstherapeutische Beratungen oder Unterstützungen gegeben werden. Andernfalls werden im klinischen Alltag bedeutend niedrigere Erfolgsraten (um 5%) erreicht, als in den wissenschaftlichen Studien berichtet wurden (Ringbeck 1994).

Bei der Anwendung des Nikotininhalers (in Deutschland nicht im Handel) wird Nikotin über ein Mundstück eingeatmet. Dadurch können allerdings nur geringe Mengen von Nikotin aufgenommen werden. Die langfristige Effizienz lag in den ersten placebokontrollierten Studien (Tønnesen et al 1993, Schneider et al 1996) mit 13-15% bedeutend niedriger als der durchschnittliche Erfolg der anderen Nikotinersatztherapien (Silagy et al 1994). Spätere Studien konnten höhere langfristige Abstinenzraten erzielen (Hjalmarson et al 1997). Von dieser Form der Substitutionsbehandlung profitieren in erster Linie leicht und mittelschwer abhängige Raucher (Hjalmarson et al 1997).

Nikotinnasenspray ist in Deutschland seit Ende 1997 im Handel erhältlich. Vor allem schwer abhängige Raucher scheinen von der nasalen Nikotinsubstitution besser zu profitieren als von Nikotinpflaster oder -kaugummi. Diese Applikationsform, die gegenüber dem Kaugummi den Vorteil der noch rascheren (maximale Nikotinspiegel nach ca. 10 min) und effektiveren Substitution (zwischen 30 und 66% der base-line Nikotinspiegel werden ersetzt; Sutherland et al 1992, Schneider et al 1995) mit sich bringt, hat sich in mehreren Studien mit langfristigen Erfolgsquoten von 18% - 27% als erfolgreiche Behandlung einsetzen lassen (Hjalmarson et al 1994, Schneider et al 1995, Sutherland et al 1992) und gilt als effektivste Form der Nikotinsubstitution. Die Erfolgsaussichten einer Raucherentwöhnungsbehandlung erfahren in der Gruppe der schwer abhängigen Raucher durch die Gabe von Nikotinnasenspray eine deutlichere Verbesserung, leichte Raucher profitieren von dieser Behandlung jedoch nicht mehr als von der Placebogabe (Sutherland und Stapleton 1994). Ergänzende Studien zur Verträglichkeit des Nikotinnasensprays bei Risikopatienten, zum Beispiel mit einer chronisch obstruktiven Lungenerkrankung oder einer chronischen Bronchitis, erzielten vergleichbar gute Erfolge; die 3-Monats-Abstinenz lag hier bei 31,3% (Glover et al 1997).

Nikotinnasenspray sollte zwar in erster Linie stark abhängigen Rauchern angeboten werden (Sutherland et al 1992), die gute Verträglichkeit (Irritationen der Schleimhäute treten nur in den ersten Tagen auf und werden bereits nach einer Woche gut toleriert) macht einen Einsatz aber auch bei allen anderen Rauchern mit Unverträglichkeiten gegenüber Nikotinkaugummi oder -pflaster möglich (Glover et al 1997).

Das Abhängigkeitspotential von Nikotinnasenspray ist durch die Freigabe von relativ hohen Nikotinmengen und die rasch ansteigenden Nikotinspiegel im Blut höher als das von Nikotinkaugummi oder -pflaster. In den ersten Studien wendeten mehr als 40% der erfolgreichen Teilnehmer das Nikotinnasenspray über die Dauer der gesamten Beobachtungszeit von 12 Monaten an (Sutherland et al 1992). Einen weiteren Hinweis auf die potentielle Suchtgefahr von Nikotinnasenspray gibt eine Untersuchung an Rauchern, die ohne Kenntnis der Dosis unter verschiedenen dargebotenen Konzentrationen von Nikotinnasenspray wählen konnten. Es gelang, eine Untergruppe von Rauchern zu identifizieren, die sich bei der überwiegenden Mehrzahl der Versuche die höchste verfügbare Dosis applizierten. Da diese Probanden keine Entzugssymptome berichtet hatten, sprechen die häufigen Applikationen dafür, daß vor allem die positiven Verstärkerwirkungen des Nikotins gesucht wurden (Perkins et al 1997). In Laboruntersuchungen zeigte die Nikotinzufuhr über das Nasenspray oder den Inhaler ein geringeres Abhängigkeitspotential als die Zigarette selbst. Dies ist unter anderem auch auf aversive Effekte, die bei der ersten Applikationen von Nasenspray oder Nikotininhaler auftreten, zurückzuführen (Schuh et al 1997). Allerdings muß kritisch angemerkt werden, daß diese Laboruntersuchungen nur unzureichend berücksichtigen, daß diese aversiven Effekte nach einer längerdauernder Substitution mit Nasenspray weniger ausgeprägt sind.

Nikotinpräparate haben einen wichtigen, unverzichtbaren Stellenwert innerhalb der Raucherentwöhnungstherapie (Fagerström 1991). In einer

Standardbehandlung können Nikotinpflaster (21mg/die) bei regelmäßigen, starken Rauchern Cotininspiegel erzeugen, die etwa halb so hoch sind wie die während des Zigarettenkonsums (Gupta et al 1995). Neue Applikationsformen (Nasenspray, Inhaler) und Kombinationstherapien aus Nikotinpflaster und Nikotinkaugummi (Kornitzer et al 1995) oder Nasenspray werden die Möglichkeiten zur Nikotinsubstitution optimieren und die Zahl der zur Verfügung stehenden therapeutischen Möglichkeiten erhöhen. Die Vielfalt der Anwendungsschemata kann für eine differentielle Indikation in Abhängigkeit von der individuellen Situation des Rauchers genutzt werden. Dennoch ist nicht davon auszugehen, daß Nikotinersatztherapien den Einsatz anderer Techniken verzichtbar machen werden (Glover 1994).

2.1.4 Der Standard in der Raucherentwöhnungstherapie

Erste Raucherentwöhnungsstudien der 70er Jahre berichteten langfristige Abstinenzquoten von 32% bei Einsatz von verhaltenstherapeutischen Behandlungsprogrammen auf der Basis von Selbstkontrollmethoden. Die Kombination von verhaltenstherapeutischen Selbstkontrollbehandlungen mit aversiven Verfahren erbrachte immerhin eine Abstinenzrate von 47% nach sechs Monaten (Best et al 1978).

Bei Berücksichtigung der oben genannten strengen Qualitätskriterien erzielen allerdings die wenigsten Raucherentwöhnungsmethoden Abstinenzquoten von mehr als 20 bis 25 % nach 12 Monaten. Zu den erfolgreichsten Raucherentwöhnungsprogrammen gehören auch heute noch die verhaltenstherapeutischen Gruppenprogramme. Ihre Effizienz wurde in einer Vielzahl von Studien überprüft. Die Erfolge liegen ein Jahr nach Ende der Behandlung zwischen 20 und 30% (Kamarck und Lichtenstein 1985). Die ausschließliche Vergabe von Selbsthilfemanualen führt zu Abstinenzraten um 15% (Brown und Owen 1992). Metaanalysen der bisherigen Studien über Nikotinersatztherapien, die zum Teil auf Daten von mehr als 18.000 Probanden zurückgreifen (Law und Tang 1995, Silagy et al 1994, Tang et al 1994), belegen die Wirksamkeit aller Behandlungsformen gegenüber einer Placebobehandlung. Die langfristigen Erfolgsraten für Nikotinsubstitutionsbehandlungen können aufgrund der kontrollierten Studien auf durchschnittlich etwa 15-20% geschätzt werden (Abb. 2-1). Die Kombination zweier Substitutionsmethoden (Nikotinpflaster und Nikotinkaugummi; Fagerström et al 1993) ist der Gabe der Einzelpräparate in einzelnen Studien (Übersicht bei Fagerström 1994) überlegen. Durch die Kombination von verhaltenstherapeutischen Entwöhnungsstrategien mit einer passageren transdermalen Nikotinsubstitution kann die Abstinenzquote in Ausnahmefällen auf bis zu 35-50% angehoben werden (Buchkremer et al 1991, Zimmer et al 1993a).

Im Vergleich hierzu existieren wenige Zahlen über die Abstinenzerwartung entwöhnungswilliger Raucher ohne Inanspruchnahme einer Therapie. Baillie et al (1995) berechnen in einer Metaanalyse die langfristige Abstinenzwahrscheinlichkeit auf 6,4%. Die Abstinenzraten schwanken in den analysierten Studien allerdings von 0% bis 11,0%. Einschränkend muß bemerkt werden, daß nicht die kontinuierliche Abstinenz während des Beobachtungszeitraumes sondern die Abstinenz zum Katamnesezeitpunkt in die Berechnung aufgenommen wurde.

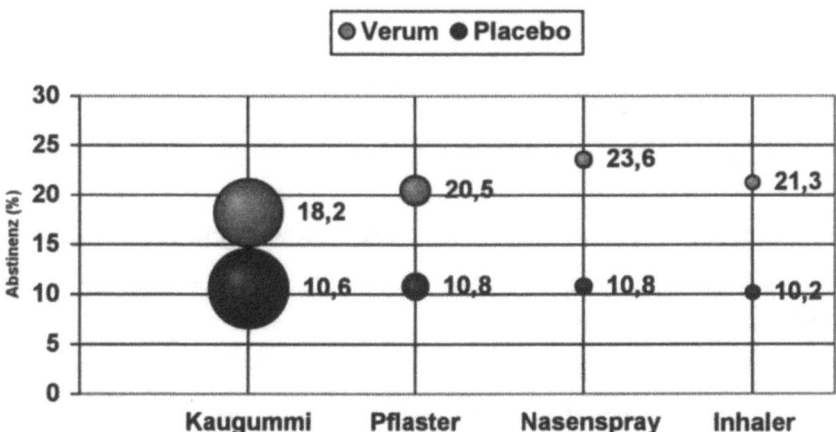

Abb.2-1: Effizienz (in % Abstinenzerfolg) der verschiedenen Nikotinersatztherapien auf der Basis von 42 placebokontrollierten Studien zum Nikotinkaugummi, 9 Studien zum Nikotinpflaster, 3 Studien zum Nikotinnasenspray und 3 Studien zum Inhaler (nach Silagy et al 1994, ergänzt um die Studien von Hjalmarson et al 1994, 1997, Schneider et al 1995, 1996). Die Größe der Kreise gibt den relativen gesamten Stichprobenumfang wider.

Selbst minimale therapeutische Kontakte, bestehend aus kurzen Informations- und Motivationsgesprächen, führen zu nachweisbaren und signifikanten Erfolgen (Glasgow 1978, Law und Tang 1995). Die Einbeziehung von Arztpraxen und niedergelassenen Ärzten in die Raucherentwöhnung wird im amerikanischen Sprachraum seit mehreren Jahren systematisch und erfolgreich vorangetrieben (Cohen und Lichtenstein 1990, Glynn et al 1990b). Das gewählte Vorgehen besteht in einer Weiterbildung der Ärzte und des Praxispersonals in der Raucherentwöhnung (Cummings et al 1989, Slama et al 1990), in einer Strukturierung des Praxisablaufs, um eine systematische Erfassung von Rauchern zu erleichtern, der Information über die Risiken des Rauchens, der Begleitung entwöhnungswilliger Raucher durch den Arzt (Nett 1990), dem Einsatz von Nikotinsubstitutionspräparaten und der Vergabe von Selbsthilfemanualen (Kottke et al 1988). Die Erfolge eines solchen systematischen Vorgehens konnten in mehreren Studien nachgewiesen werden (Cummings et al 1989, Glynn et al 1990b).

Trotzdem werden die meisten Raucher bereits innerhalb einer kurzen Zeit nach Beendigung der Therapiemaßnahme rückfällig. Eine Stabilisierung tritt erst nach einem halben Jahr ein (Brandon et al 1990). Auch in professionell geleiteten Raucherentwöhnungsbehandlungen entsprechen die langfristigen Rückfallquoten (nach 12 Monaten) im günstigsten Fall den Mißerfolgsraten der Therapien von Alkohol- und Drogenabhängigen (Kozlowski et al 1989).
Das bisherige Vorgehen im Bereich der Rückfallprophylaxe hatte zwei Zielrichtungen. Zum einen wurden Strategien zur Rückfallprophylaxe in bestehende verhaltenstherapeutische Gruppenprogramme eingebunden. Von zentraler Bedeutung war dabei der Aufbau von Bewältigungsstrategien in Versuchungssituationen (Davis und Glaros 1986). Die zweite Zielrichtung bestand in der Einführung von Stützsitzungen nach Abschluß der Behandlung (Kamarck und Lichtenstein 1985). Die Rückfallquote konnte mit diesen Vorgehensweisen jedoch nicht entscheidend reduziert werden (Brandon et al 1987, Brownell et al 1986). Auch Unland et al (1991) beschrieben keine Steigerung der Effektivität durch die Aufnahme von Präventionsmaßnahmen

(Bewältigungsstrategien sowie Stützsitzungen) in bestehende Programme. Sie erklärten dies mit der damit verbundenen Einschränkung bei der Anwendung operanter Strategien. Dies führte zu der Empfehlung, Strategien zur Rückfallprophylaxe nicht auf Kosten des Standardprogramms, sondern erst nach dem Erreichen der Abstinenz einzuführen.

Stationäre Raucherentwöhnungsbehandlungen sind nicht signifikant wirkungsvoller als die ambulanten Therapien - die vergleichsweise hohen stationären Behandlungskosten sind somit nicht zu rechtfertigen (Hurt et al 1992).
Bei gleicher Effektivität der Behandlungsmethoden darf bei einer Raucherentwöhnung der Kostenaspekt nicht außer Acht gelassen werden: Aufwendige verhaltenstherapeutische Gruppentherapien beanspruchen wesentlich mehr Zeit als Kurzinterventionen oder Informationsveranstaltungen, die bedeutend mehr Raucher erreichen können. Letztlich werden - gemessen am zeitlichen Aufwand des Therapeuten - in der kürzesten Variante, der Kurzinformation der Raucher über die Notwendigkeit einer Raucherentwöhnung in Verbindung mit der Vergabe von Materialien oder Nikotinproduktion, mehr Raucher entwöhnt als durch eine intensive Gruppenbehandlung mit einer durchschnittlichen Erfolgsrate von 25% nach einem Jahr (Hajek 1994).

2.1.5 Bisheriger Konsensus in der Raucherentwöhnungstherapie

Bereits 1992 hielt ein erstes, deutschsprachiges Konsensuspapier zur Raucherentwöhnung (Kunze et al 1992) fest, daß die Raucherberatung und Raucherentwöhnungstherapie zu den Aufgaben eines jeden Arztes gehören. In Anbetracht der begrenzten zeitlichen Reserven im Praxisalltag wurden Minimalinterventionen empfohlen: die Frage nach dem Rauchverhalten des Patienten, die mit einer Entwöhnungsberatung gepaarte Empfehlung, das Rauchen aufzugeben, sowie der Einsatz der Nikotinsubstitution wurden als ausreichende Maßnahmen empfohlen.

In den aktuellsten Konsensuspapieren, die 1996 in den USA veröffentlicht wurden (AHCPR 1996, American Psychiatric Association 1996), werden folgende Empfehlungen an Ärzte und Raucherentwöhnungstherapeuten gerichtet:

- Jeder Erstkontakt sollte die Exploration des Raucherstatus des Patienten und gegebenenfalls die Motivation zur Raucherentwöhnung beinhalten.
- Wenn möglich, sind längerdauernde Interventionstechniken den Minimalinterventionen vorzuziehen; ist dies nicht möglich, sind auch Kurzinterventionen ausreichend.
- Multikomponententherapien gelten als die erfolgreichsten nicht-medikamentösen Therapien. Alternativ sollten Raucherentwöhnungstherapien wenigstens die Einübung von Selbstkontrollmethoden und, nach einer erfolgreichen Entwöhnung, Techniken zur Rückfallprophylaxe beinhalten. Aversionstechniken (rapid smoking) und der Einsatz von Selbsthilfematerialien sind ebenfalls bedingt empfehlenswert.
- Als effektivste medikamentöse Therapiemethoden wurden die Nikotinersatztherapien (Nikotinkaugummi und -pflaster) eingestuft. Dem Nikotinpflaster sollte der Vorzug vor Nikotinkaugummi gegeben werden. Allerdings seien die individuellen Vorlieben des Patienten stärker zu gewichten als diese Empfehlung. Desweiteren werden Clonidin und - trotz der noch geringen Datenbasis - auch Nikotinnasenspray als wirksame Therapeutika eingestuft.
- Nicht zuletzt wird gefordert, die Aktivitäten des Raucherentwöhnungstherapeuten sollten angemessen entschädigt werden.

Besonderes Augenmerk wird in den Therapieempfehlungen auf folgende Risikofaktoren gelegt:
- Eine hohe Stärke der Abhängigkeit, psychiatrische Erkrankungen und eine geringe intrinsische Motivation bedürfen einer intensiveren Betreuung.
- Während einer Schwangerschaft ist eine Abstinenz aufgrund der Gefährdung des ungeborenen Kindes unverzichtbar. Erforderlichenfalls solle bei einer Unfähigkeit zur Abstinenz auch der Einsatz einer

Nikotinsubstitution erwogen werden - die Gefahren für das Kind seien hierbei immer noch geringer als bei einem anhaltenden Zigarettenkonsum.
- Bei der Gefahr einer übermäßig starken Gewichtszunahme kann die Entwicklung des Körpergewichts durch die längerfristige Nikotinsubstitution mit Nikotinkaugummi kontrolliert werden.

2.1.6 Risikogruppenspezifische Raucherentwöhnungstherapien

<u>Risikogruppen unter den Rauchern</u>
Innerhalb der Gruppe der Raucher erfahren einzelne Risikogruppen durch das Rauchen eine zusätzliche Gefährdung, aber auch eine verringerte Abstinenzwahrscheinlichkeit. Dazu zählen Patienten mit einer koronaren Herzerkrankung (Basler et al 1992, Hall et al 1983), Typ-I-Diabetiker, die durch den Tabakkonsum eine Verschlechterung der diabetischen Nephropathie erfahren (Malarcher et al 1995, Sawicki et al 1994), Patienten mit chronischen Lungenerkrankungen (Glover et al 1997, Tønnesen et al 1988), aber auch Raucher mit Depressionen in der Anamnese, die durch eine Tabakabstinenz ein Rezidiv erleiden (Glassman et al 1990).
Frauenspezifische Gefährdungen durch das Rauchen ergeben sich im Hinblick auf die besondere hormonelle Situation: bei der Einnahme von Kontrazeptiva ist das Risiko für Thrombosen, Herzinfarkte und cerebrale Blutungen erhöht (Behavioral Risk Factor Surveillance System 1989, Drife 1990), die Konzeptionsfähigkeit ist auch nach Absetzen der Antikonzeptiva vermindert (Basu et al 1992, Bermna und Gritz 1991). Klimakterische Beschwerden und die Entwicklung der Osteoporose setzen früher und intensiver ein. Das Rauchen begünstigt eine Infertilität durch eine Senkung der Östrogen- und Progesteronkonzentrationen im Serum (Laurent et al 1992, Suonio et al 1990). Zudem ist das Risiko für ein Zervix-Karzinom bei Raucherinnen um den Faktor 2,1 erhöht, der Anteil des Rauchens an der Mortalität wird mit 31% berechnet (Gretzmacher 1984, Newcomb und Carbone 1992, Wenderlein 1995).
Die negativen Auswirkungen des Rauchens auf die Schwangerschaftsbeschwerden (Gulick et al 1991) und das Wachstum des Kindes sind vielfach

untersucht und belegt worden. Sie sind in der Bevölkerung hinlänglich bekannt (Batra et al 1998, Cnattingius et al 1992, Fabricius et al 1993), werden allerdings nicht immer in der Tragweite ihrer gesundheitlichen Bedrohung erfaßt (Stacy et al 1994). Viele Frauen nehmen die erste Schwangerschaft zum Anlaß, das Rauchen aufzugeben (Brenner und Mielck 1993). Nach weitgehend übereinstimmenden Untersuchungen und Schätzungen aus verschiedenen Ländern (Großbritannien, Italien, Norwegen, Österreich, Schweden, USA) rauchen immerhin 15-49% aller Frauen nach Feststellung einer Schwangerschaft unverändert weiter, 23-33% reduzieren den Zigarettenkonsum und nur 29-50% werden abstinent (Clarke und Maclaine 1992, Cnattingius et al 1992, Fingerhut et al 1990, Kjell et al 1992, Kunze et al 1992, Parazzini et al 1991, Windsor und Orleans 1986). Analoge Veränderungen sind auch bezüglich des Alkohol- und Medikamentenkonsums während der Schwangerschaft festzustellen (Ihlen et al 1990). Vor allem jüngere Mütter mit einer höheren Bildung, einer kürzeren Raucheranamnese und einem geringeren täglichen Zigarettenkonsum haben gute Abstinenzaussichten (Severson et al 1995). Doch selbst nach einer erfolgreichen Tabakabstinenz während der Schwangerschaft kommt es in den meisten Fällen innerhalb der ersten sechs bis zwölf Monate nach der Entbindung zu einem Rückfall (Fingerhut et al 1990). Der Rückfall wird maßgeblich durch das Rauchverhalten des Partners bestimmt (Severson et al 1995).

Das ungeborene Kind erfährt durch das mütterliche Rauchen eine plazentare Mangelversorgung. Neben einer vermehrten CO-Hämoglobin-Bildung sind Nekrosebildungen in der Placenta pathogenetisch wirksam (Kubista 1994). In der Folge kommt es gehäuft zu Spontanaborten, Früh- und Totgeburten (Cnattingius et al 1988, Guinn et al 1994, Windsor und Orleans 1986). Die Neugeborenen zeigen im Vergleich zu Kindern von Nichtraucherinnen in Abhängigkeit von der Zahl der gerauchten Zigaretten, sowie Nikotin- und Teergehalt der gerauchten Zigarettenmarke, ein niedrigeres Körpergewicht und eine geringere Körpergröße (Gulick et al 1991, Hanzal et al 1992, Schulte-Hobein et al 1992, Wenderlein 1995). Sie sind nach der Entbindung durch Atemwegserkrankungen und ein erhöhtes Risiko für einen plötzlichen Kindstod gefährdet (Cnattingius et al 1988, Gulick et al 1991, Gupton et al 1995, Schulte-Hobein et al 1992). Kleinman et al (1988) berechneten den Anteil des Rauchens während der Schwangerschaft an der prä- und perinatalen Kindessterblichkeit in den USA unter Berücksichtigung soziodemographischer Daten (Alter, Zahl der Geburten, Rasse, Ehestand, Bildung) auf immerhin 10%.

Raucherentwöhnung für Risikogruppen

Die genannten Risikogruppen schneiden in Standardbehandlungen (Verhaltenstherapie und Nikotinsubstitution per Nikotinkaugummi oder Nikotinpflaster) zwar schlechter ab als gesunde Raucher (Sawicki et al 1993), können aber durch die besondere Berücksichtigung ihrer speziellen Risikofaktoren in einer Raucherentwöhnung eine effektivere Behandlung erfahren: Durch die Integration zielgruppenspezifischer verhaltenstherapeutischer Bausteine lassen sich bei Patienten mit koronaren Herzkrankheiten Steigerungen der langfristigen Abstinenz auf mehr als 50% erzielen (Basler et al 1992). Raucherentwöhnungsbehandlungen werden inzwischen als unverzichtbare Nachsorge bei Postinfarktpatienten angesehen (Bennett und Carroll 1994). Bei Patienten mit kardialen Risikofaktoren ist angesichts der beträchtlichen gesundheitlichen Risiken, die vom Rauchen ausgehen, auch eine nikotingestützte Raucherentwöhnung mit Nikotinpflaster, -kaugummi oder Nasenspray vertretbar. Vereinzelt wird sogar der Einsatz von Nikotinersatzprodukten mit dem Ziel, den täglichen Zigarettenkonsum zu senken, empfohlen (Fagerström und Säwe 1996).

Patienten mit einer chronischen Lungenerkrankung weisen eine hohe Stärke der Nikotinabhängigkeit auf (Glover et al 1997). Glover et al (1997) konnten die Entzugssymptome bei diesen Patienten durch eine hochdosierte Nikotinersatztherapie mit einem Nikotinnasenspray suffizient unterdrücken und die Abstinenzerwartungen signifikant erhöhen.

Bei Rauchern mit depressiven Störungen in der Anamnese sind Entwöhnungsversuche unter Einsatz von Antidepressiva beachtenswert. Die Identifikation von depressiven Rauchern bereits vor Beginn der Behandlung könnte durch die Anwendung antidepressiver Medikamente oder einer speziellen Berücksichtigung der depressiven Stimmungslage in der verhaltenstherapeutischen Selbstkontrollbehandlung die Erfolgsquote innerhalb dieser Subgruppe erhöhen (Rausch et al 1990).

Da Raucherinnen durch eine Tabakabstinenz während der Schwangerschaft die Gefährdung des Kindes nahezu beseitigen können (Ahlsten et al 1993), ist schwangeren Raucherinnen, die aus eigener Initiative nicht auf das Rauchen verzichten können, unbedingt die Teilnahme an einer Raucherentwöhnungsmaßnahme zu empfehlen. Die Hinweise auf die mangelhafte Aufklärung von Eltern über die Relevanz der möglichen tabakassoziierten Schäden bei Kindern sollten Anlaß geben, die Motivationsarbeit zur Raucherentwöhnung nicht alleine auf die rauchenden Schwangeren zu konzentrieren, sondern gleichermaßen den Partner sowohl in präventive Maßnahmen als auch Raucherentwöhnungsbehandlungen miteinzubeziehen (Severson et al 1995). Daneben ist es dringend geboten, wirkungsvollere Therapiemaßnahmen zu konzipieren und anzubieten.

Bereits in den 80er und frühen 90er Jahren wurden in den USA eine Reihe von Raucherentwöhnungsmaßnahmen für schwangere Frauen mit dem Ziel entwickelt, die Raucherprävalenz während der Schwangerschaft auf 10% zu reduzieren. Als problematisch bei der Zuführung von schwangeren Frauen in die Raucherentwöhnung erwies sich, daß diese häufig erst in einem späten Stadium der Schwangerschaft durch Gynäkologen oder Hebammen erreicht werden können. Aus diesem Grunde fordern Windsor et al (1993), präventive Maßnahmen vermehrt bereits vor Beginn der Schwangerschaft einzusetzen. Informationsveranstaltungen, Motivationshilfen und Raucherentwöhnungstherapien für schwangere Raucherinnen werden seit einigen Jahren wiederholt in wissenschaftlichen Journalen und in der Fachpresse für medizinisches Personal gefordert (Gupton et al 1995, Schmeiser-Rieder et al 1994).

Windsor und Orleans (1986) forderten unter Verweis auf die bisherigen Raucherentwöhnungsprogramme, die zwischen 1972 und 1984 bei schwangeren Frauen eingesetzt worden waren und langfristige Abstinenzraten von 6%-28% erbracht hatten, die Erweiterung bestehender Programme um spezifische Therapiebausteine, die den Bedürfnissen Schwangerer entgegenkommen und mehr als nur Erweiterungen des Informationsangebotes und der Motivationsarbeit beinhalten. Aufbauend auf Multikomponentenbehandlungen sollten Programme für schwangere Frauen vor allem einen Schwerpunkt auf den Aufbau von Alternativverhalten und Entspannungstechniken legen und Empfehlungen zur Gewichtskontrolle und gesunden Ernährung mit den Ratschlägen verbinden, die aus der gynäkologischen Schwangerenbetreuung stammen.

Die Erfolgsaussichten eines ärztlichen Beratungsgespräches können durch ein speziell auf die Bedürfnisse schwangerer Frauen zugeschnittenes Selbsthilfemanual von 5-6% auf 10-14% gesteigert werden (Svanberg 1992, Windsor et al 1985). Regelmäßige telefonische Kontakte oder Hausbesuche erhöhen die Effektivität auf bis zu 27% (Ershoff et al 1983, Sexton und Hebel 1984). Die Effektivität von spezifischen Raucherentwöhnungsstrategien für schwangere Raucherinnen liegt in einer Metaanalyse von Law und Tang (1995) im Fall einer Verhaltenstherapie auf der Basis eines Selbsthilfemanuals bei sieben kontrollierten Studien zwischen 9,8 und 36,1%. Die mittlere Steigerung der Erfolgsquoten gegenüber einer Kontrollbedingung liegt bei 7,6%. Die ärztliche Empfehlung ohne begleitende Therapiemaßnahme erbrachte in zwei kontrollierten Studien Abstinenzquoten von nur 7,1 bis 8,9% (Law und Tang 1995). In der Regel verzichten die Entwöhnungsprogramme für Schwangere auf eine Nikotinsubstitution. Dennoch kann insbesondere Frauen, die täglich mehr als 20 Zigaretten konsumieren und trotz verhaltenstherapeutischer Unterstützung nicht abstinent werden können, eine Nikotinersatztherapie empfohlen werden. Mögliche Risiken dieser Behandlung werden durch den zu erwartenden Profit für die Mutter und das Ungeborene aufgehoben (Benowitz 1991).

2.1.7 Prädiktoren der Abstinenz

Voraussetzung für die Überprüfung und Adaptation bestehender sowie die Entwicklung neuer Erklärungen für ein Rückfallgeschehen ist die Identifikation von Abstinenzprädiktoren.

Abstinenzprädiktoren wurden bislang vor allem im Rahmen einer Analyse der Effektivität von Raucherentwöhnungsbehandlungen untersucht. Es sind nur wenige Prädiktoren für den Erfolg einer „spontanen" Entscheidung zur Abstinenz (ohne Inanspruchnahme einer Raucherentwöhnungstherapie) bekannt. Die spontane Abstinenzerwartung wird vom Geschlecht, dem Alter und der Bildung bestimmt: Männer geben das Rauchen leichter auf als Frauen. Gebildetere und langjährige Raucher im Alter über 45 Jahren sind erfolgreicher bei der Einhaltung einer langfristigen Abstinenz als jüngere (Anda et al 1990). Raucher mit psychischen Störungen haben schlechtere Abstinenzaussichten (Glassman et al 1990, Hughes 1986).

In der Literatur wird zwischen kurz- und langfristigen Rückfallprädiktoren im Rahmen einer Raucherentwöhnungsbehandlung unterschieden. Als relevante Prädiktoren für den kurzfristigen Rückfall erweisen sich das Alter, das Geschlecht und die Selbsteffizienzerwartung zum Ende einer Behandlung (Gulliver et al 1995a).
Als sinnvolle Einteilung der Abstinenzprädiktoren wird im folgenden die Unterscheidung zwischen soziodemographischen, rauchanamnestischen und psychischen Merkmalen sowie sozialen und situativen Bedingungen gewählt und um die Kategorie der „Therapiebedingungen" erweitert.

Die Untersuchung der soziodemographischen Prädiktoren für eine langfristige, andauernde Abstinenz zeigt ein schlechteres Abschneiden der Frauen (Gourlay et al 1994b, Minneker et al 1989, Stapleton et al 1995). Einzelne Autoren stellen eine zyklusabhängige Abstinenzwahrscheinlichkeit fest: Frauen, die in der zweiten Hälfte des Menstruationszyklus eine Entwöhnung versuchen, berichten über deutlich mehr Entzugssymptome und ein stärkeres Nikotincraving, das ausgeprägter vorhanden ist als in männlichen Vergleichsgruppen (Gritz et al 1996). Zusätzlich werden Unzufriedenheit, Antriebsverlust, Depressivität und eine vermehrte Irritier- und Störbarkeit genannt. Vermutlich addieren sich Effekte des praemenstruellen Stresses und die depressiogene Wirkung des Nikotinentzugs. Eventuell übernimmt Nikotin bei manchen Frauen in der zweiten Zyklusphase auch antidepressive Funktionen, deren Fehlen bei der Abstinenz spürbar wird (Craig et al 1992). Niedrige Erfolgsquoten bei Frauen gehen aber auch mit einer geringen Motivation und vor allem mit einer gering ausgeprägten sozialen Kompetenz einher (Buchkremer et al 1991). Es wird zudem angenommen, der kurzfristig bessere Entwöhnungserfolg der Männer sei darauf zurückzuführen, daß Frauen eher von der Unterstützung durch andere profitieren würden, diese jedoch häufig fehle, Männer dagegen durch den Wettbewerb in ihrem Alltagsleben eher motiviert werden (Minneker et al 1989).

Ältere Raucher und Angehörige einer gebildeteren Bevölkerungsschicht sind vermutlich aufgrund des ausgeprägteren Gesundheitsbewußtseins und -bedürfnisses erfolgreicher bei dem Versuch, das Rauchen aufzugeben (Gourlay et al 1994b, Richmond et al 1993).

Psychische Störungen, häufige dysphorische und depressive Stimmungslagen (Doherty et al 1995, Rausch et al 1990) oder eine depressive Erkrankung in der Anamnese (Pomerleau et al 1978), erhöhen die Rückfallwahrscheinlichkeit. Die langfristige Abstinenzerwartung wird außerdem von rauchanamnestischen Daten bestimmt: die Rauchdauer (Minneker et al 1989, Ockene et al 1987), der Tageszigarettenkonsum (Pomerleau et al 1978, Gulliver et al 1995a, Minneker et al 1989) und die Zahl der bisherigen Entwöhnungsversuche (Rausch et al 1990) sagen die Abstinenzwahrscheinlichkeit mit unterschiedlicher Zuverlässigkeit voraus. Sie beträgt bei starken Rauchern mit vergeblichen Abstinenzversuchen in der Vergangenheit in einer gängigen Raucherentwöhnungsbehandlung unter Verwendung von Nikotinpflaster oder Nikotinkaugummi nur zwischen 6% und 8% (Paoletti et al 1996, Tønnesen et al 1996, Yudkin et al 1996). Die Stärke der Nikotinabhängigkeit (erhoben mit dem FTQ oder FTND) erweist sich in vielen Untersuchungen als der stabilste und stärkste Prädiktor für die Abstinenz (Fagerström und Schneider 1989, Gulliver et al 1995a, Minneker et al 1989, Richmond et al 1993, Stapleton et al 1995). Raucher mit hohen FTQ- oder FTND-Werten zeigen langfristig die niedrigsten Erfolgsraten in den üblichen Standardtherapien. Survivalanalysen zeigen in Entwöhnungsbehandlungen ohne einen Nikotinersatz nicht nur ein schlechteres langfristiges Ergebnis der stark Abhängigen, sondern auch einen rascheren Abfall der Abstinenzquoten nach Abschluß der Therapie (Killen und Fortmann 1994).

Körperliche und psychische Entzugssymptome sowie das Rauchverlangen (craving) in den ersten Tagen der Abstinenz stellen einen häufigen Rückfallgrund dar (Doherty et al 1995, Killen und Fortmann 1997). Die suffiziente Unterdrückung der Entzugssymptome korreliert mit dem kurzfristigen Abstinenzerfolg (Dale et al 1995). Im Rahmen der Raucherentwöhnung kommt es zu einer signifikanten Gewichtszunahme, die abhängig ist von Alter, Zahl der zuvor gerauchten Zigaretten und dem Gewicht vor der Entwöhnung (unter- und übergewichtige Frauen nehmen stärker zu). Die Gewichtszunahme ist zu 80% auf eine vermehrte Kalorienzufuhr innerhalb der ersten 6 Monate zurückzuführen. Caan und Mitarbeiter (1996) registrierten in dieser Zeit bei Frauen eine signifikante Mehraufnahme von 200 Kalorien täglich. Die Gewichtszunahme zwischen dem 6. und 12. Monat fällt nur noch gering aus. Frauen nehmen innerhalb des ersten Jahres nach Abschluß der Raucherentwöhnung etwa 5 kg zu. Eine geringer ausgeprägte Sorge um eine Gewichtszunahme gehört zu den positiven Prädiktoren für eine Abstinenz (Gourlay et al 1994b).

Einen eigenen Bereich stellen die innerpsychischen kognitiven und emotionalen Variablen dar: Als insgesamt bester Prädiktor für die erfolgreiche kurzfristige Entwöhnung wird oft die Eingangsmotivation des Rauchers genannt (Gourlay et al 1994b, Minneker et al 1989, Richmond et al 1993). Eine von vornherein nur temporär intendierte Tabakabstinenz, z.B. im Rahmen einer Schwangerschaft, geht mit hohen Rückfallraten (über 50% innerhalb der ersten 30 Tage postpartum) einher. Hier spielen allerdings neben der instabilen intrinsischen Motivation auch externe negative Motivationsfaktoren, insbesondere der Rauchstatus des Partners, eine große Rolle (McBride und Pirie 1990). Andere, sogenannte kognitive Variablen wie die Erfolgserwartung (subjektive Prognose einer Abstinenz im Rahmen der Therapie), das Selbstvertrauen bzw. die Selbstwirksamkeitserwartung oder "self-efficacy expectancy" (subjektive Einschätzung eigener Kompetenz zur Erlangung der

Abstinenz) sowie die Compliance der Teilnehmer bestimmen die kurz- und in geringerem Umfang auch die langfristige Abstinenz (De Vries und Backbier 1994, Glover et al 1996, Gulliver et al 1995a, Minneker et al 1989, Ockene et al 1987, Richmond et al 1993). Zimmer et al (1993b) sehen insbesondere beim Abstinenzerfolg von Männern Zusammenhänge mit einem hohen Kompetenzvertrauen (self-efficacy). Strittig ist, ob die Selbstwirksamkeitserwartung für die langfristige Erfolgserwartung genauso bedeutsam ist wie für den unmittelbaren Abstinenzerfolg.

Die Anwesenheit eines Rauchers in der privaten Umgebung und - insbesondere bei Frauen - ein rauchender Partner stellen negative Abstinenzprädiktoren dar; eine soziale Unterstützung durch Partner, Angehörige, Freunde oder Kollegen begünstigt die Abstinenzerwartung (Gourlay et al 1994b, Gulliver et al 1995a, Richmond et al 1993, Zimmer et al 1993b). Cohen und Lichtenstein (1990) wiesen mit Hilfe des von ihnen entwickelten „Partner Interaction Questionnaire" (PIQ-20) nach, daß insbesondere das relative Verhältnis von positiven zu negativen Verhaltensweisen des Partners eine signifikante Prädiktorfunktion übernimmt.

Rückfällige Raucher benennen häufig situative Variablen als Auslöser eines Rückfalls (Marlatt und Gordon 1980, Minneker-Hügel et al 1992). Gemeint sind Versuchungssituationen in Form unvorhergesehener Ereignisse, negativer Stressoren oder Verführungen. Hier wird die Schwierigkeit der Rückfallmodelle deutlich, wenn sie diskriminieren sollen, ob akute, situative Momente eine größere Bedeutung bei der Begünstigung des Rückfalls haben als kognitive oder rauchanamnestische Faktoren, die als überdauernde und vorbereitende Bedingungen vorhanden sind. Auch die aktuelle emotionale Situation beeinflußt als sogenannte Hintergrundvariable das Ergebnis eines Bewältigungsversuches (Shiffman et al 1986). Es lassen sich nur wenige neutrale situative Bedingungen - die Tageszeit (der Morgen) oder der Wochentag bzw. das Wochenende - als interindividuell vorhandene Prädiktoren des Rückfalls isolieren.

Nicht allein individuelle raucherspezifische Bedingungen sind für den Rückfall verantwortlich: Rückfallgründe können auch in einer mangelhaften Durchführung der Entwöhnungstherapie, z.B. infolge einer unzureichenden Nikotinsubstitution liegen: Ein Hinweis hierauf sind die Erfolge sogenannter „Hochdosistherapien" mit Nikotinpflaster (4 Wochen, 44mg Nikotinpflaster, 4 Wochen 22mg Nikotinpflaster), Nikotinnasenspray oder Kaugummi (4mg). Die kurz- und mittelfristigen (3 Monate) Erfolgsquoten werden hierdurch deutlich angehoben (Fredrickson et al 1995, Glover et al 1996, Tønnesen et al 1996). Die suffizientere Nikotinsubstitution verbessert also das Behandlungsergebnis. Unterschiede in der Abstinenzwahrscheinlichkeit können durch die Wahl der verwendeten Pflasterdosierung erklärt und gewissermaßen als „iatrogene Prädiktoren" interpretiert werden (Swan et al 1997).

Andererseits ist auch die Qualität, Relevanz und eine mögliche Signifikanz der Prädiktorvariablen von der Form der Therapie abhängig: Spiegel et al (1993) wiesen für Patienten, die eine Selbsthypnose als Unterstützung zur Raucherentwöhnung erlernt hatten, die Hypnotisierbarkeit und den Familienstand als wesentliche Prädiktoren der langfristigen Abstinenz nach. Auch die Anwendung verschiedener Pflastersysteme mit unterschiedlichen Dosierungen führt (unter der Annahme, diese Methoden seien gleich effizient) zu differenten Prädiktorvariablen (Swan et al 1997).

Die Bedeutung von Rückfallprädiktoren in der Praxis

Wie oben ausgeführt, ist der Charakter der rückfallkritischen Situation zwar durch äußere Merkmale bestimmt, der potentielle Ausgang einer Versuchungssituation jedoch eher von den überdauernden und momentanen Kompetenzen des Ex-Rauchers abhängig. Das Ziel einer Rückfallbewältigungsmaßnahme ist somit, neben der Vermittlung effektiver Techniken zur Vermeidung rückfallkritischer Situationen, ein Erlernen von Fertigkeiten zur psychischen/ psychologischen Bewältigung von Versuchungssituationen.

Therapieansätze zur Rückfallbewältigung integrieren neben Techniken zum Umgang mit Versuchungssituationen die soziale Unterstützung durch helfende Partner, Auffrischbehandlungen und Methoden zur Stressbewältigung, z.B.

durch Entspannungsverfahren. Vorgeschlagen wird zudem der Einsatz einer kurzfristigen Nikotinsubstitution zur Überbrückung von rückfallkritischen Situationen. Zusätzliche geschlechtsspezifische Präventionsstrategien sollen bei Frauen die Bewältigung von Streß und bei Männern den Umgang mit depressiven und negativen Gefühlen fördern (Minneker-Hügel et al 1992).

2.1.8 Zusammenfassung

Viele dissonante Raucher sind aus eigener Kraft nicht in der Lage, den Zigarettenkonsum aufzugeben und nehmen professionelle Hilfen in Anspruch. Trotz zahlreicher Therapieangebote sind nur wenige Behandlungskonzepte bekannt, die die hohen Ansprüche an effektive und wissenschaftlich fundierte Therapien erfüllen können. Unter den nicht-medikamentösen Therapieformen sind die verhaltenstherapeutische Selbstkontrollbehandlung, die Akupunktur und die Hypnose zu nennen. Die medikamentös gestützte Raucherentwöhnung bedient sich derzeit in erster Linie der Nikotinsubstitution. Nikotin steht seit den frühen 80er Jahren als Medikament zur Verfügung: Die Effektivität von Nikotinkaugummi und Nikotinpflaster wurde in zahlreichen Studien nachgewiesen. Die Wirksamkeit von Nikotinspray und Nikotininhaler wird seit wenigen Jahren überprüft. Beide Präparate gelten als wirksame neue Alternativen. Neben der Nikotinersatztherapie haben wenige Medikamente ausreichende Effekte bei der Raucherentwöhnung bewiesen; vielversprechende Ergebnisse erbrachten bislang nur Bupropion und Clonidin.

Multikomponententherapien, die Selbstkontrollmethoden mit Methoden zur Rückfallprophylaxe verbinden und mit einer Nikotinsubstitution ergänzen, stellen derzeit die wirkungsvollste Form der Raucherentwöhnungstherapie dar. Dennoch können in den Standardtherapien langfristig selten höhere Abstinenzquoten als 20- 30% erzielt werden.

Einzelne Risikogruppen mit einer hohen Stärke der Abhängigkeit zeigen noch schlechtere Erfolgsaussichten. Bei anderen Rauchern, beispielsweise Patienten mit koronaren Herzkrankheiten oder Schwangeren, werden wegen der besonderen gesundheitlichen Gefährdung effektivere Behandlungsformen gefordert. Aus diesem Grunde werden in den letzten Jahren vermehrt sogenannte risikogruppenspezifische Therapieformen entwickelt, die darauf zielen, individuelle Gefährdungen und Rückfallgründe stärker zu berücksichtigen. Einige dieser modifizierten Therapien konnten bereits eine höhere Effektivität bei der Behandlung der avisierten Zielgruppe nachweisen.

Während soziale Faktoren (Erziehung, Umfeld, Alter, Geschlecht, Bildung) und psychische Störungen die Entstehung eines Rauchverhaltens begünstigen, erweisen sich zusätzlich eine Reihe von Variablen als prädiktiv wirksam für die Abstinenzerwartung im Rahmen einer Raucherentwöhnungstherapie. Dazu gehören soziodemographische, rauchanamnestische (Zahl der Zigaretten, Stärke der Abhängigkeit), psychische (psychische Störung, Depressivität, subjektive Befindlichkeit), kognitive Variablen (Motivation, Erfolgs- und Wirksamkeitserwartung), situative Bedingungen (Versuchungs- und Stresssituationen) und nicht zuletzt auch die Wirksamkeit und Form der Therapie (Unterdrückung der Entzugssymptome, Vermittlung suffizienter Rückfallbewältigungsstrategien).

Moderne Rückfalltheorien verstehen die Abstinenzverletzung als Ergebnis einer Auseinandersetzung des Individuums mit der Versuchungssituation unter dem Einfluß biologischer, situativer und innerpsychischer Variablen. Die Entwicklung von Rückfalltheorien aufgrund der Kenntnis spezifischer Rückfallprädiktoren dient der Konzeption und Überprüfung neuer Entwöhnungsstrategien.

2.2 Eigene Forschungsergebnisse

2.2.1 Erfolgsaussichten von Standardbehandlungen

Die Etablierung von verhaltenstherapeutischen Raucherentwöhnungsprogrammen in allgemeinmedizinischen und internistischen Arztpraxen sowie die Beurteilung der Akzeptanz, Praktikabilität und Effektivität einer multimodalen Raucherentwöhnungsbehandlung in der Praxis waren zentrale Ziele eines 3-jährigen, von der Deutschen Forschungsgemeinschaft geförderten Projektes (DFG Bu 474/3-1, Bu 474/3-2).

Die Einbeziehung von niedergelassenen Ärzten in die Entwöhnung von Rauchern bietet sich aus einer Reihe von Gründen an. Der niedergelassene Arzt kommt mit einer Vielzahl von Rauchern in regelmäßigen Kontakt, erfaßt den Raucherstatus der Patienten im Rahmen seiner ärztlichen Tätigkeit und kann diese Information unter Bezug auf die gesundheitliche Situation des Patienten zu einer Motivationsförderung nutzen. Allein aufgrund des ärztlichen Ratschlags hören 5% aller Patienten mit dem Rauchen auf (Coultas 1991). Durch das Angebot einer Raucherentwöhnungsbehandlung könnte der Hausarzt weitere Hilfestellung geben. Die logistische Zusammenführung von entwöhnungswilligen Patienten in der Arztpraxis wird durch die vorhandenen Strukturen und räumlichen Gegebenheiten begünstigt. Die Durchführung von Raucherentwöhnungsgruppen in der Praxis ermöglicht zudem eine Bindung der Patienten an den Arzt.

Da Gruppenbehandlungen zwar als effektivste Form der Raucherentwöhnung gelten, aber in der Durchführung personal- und zeitintensiv sind und damit erhebliche Kosten verursachen, außerdem ein großer Teil entwöhnungswilliger Raucher nicht bereit ist, an einer Gruppenbehandlung zur Raucherentwöhnung teilzunehmen, zielte die vorliegende Studie deshalb auch auf die Entwicklung einer ökonomischen Alternative und wählte den Einsatz eines verhaltenstherapeutischen Selbsthilfemanuals („Bibliotherapie"). Die Effizenz der Bibliotherapie wurde im Vergleich mit der herkömmlichen verhaltenstherapeutischen Gruppentherapie überprüft.

Da unter anderem die Qualität der Rückfallprophylaxe die langfristige Effektivität einer Behandlung bestimmt, wird eine Verbesserung bestehender Techniken als eine der wichtigsten Aufgaben in der Raucherentwöhnungsforschung angesehen (Carmody 1990). Aufbauend auf den Erfahrungen von Unland et al (1991) soll in der vorliegenden Untersuchung ein alternativer Ansatz zur Rückfallprophylaxe zur Anwendung kommen. Untersuchungen zu Ursachen des Rückfalls nach einer erfolgreichen Behandlung weisen dem Verlangen nach Zigaretten ("Craving") und der bei vielen Rauchern mit der Entwöhnung verbundenen Gewichtszunahme eine große Bedeutung zu (Gross et al 1989, Hughes et al 1991, Leischow und Stitzer 1991). In Untersuchungen zur Wirkweise und Effizienz der Nikotinsubstitution konnte nachgewiesen werden, daß beide Folgen der Abstinenz durch das Nikotinpflaster entscheidend abgemildert werden können (Fiore et al 1992, Gross et al 1989, Klesges et al 1991). Es wird vermutet, daß eine langfristige Anwendung des Nikotinpflasters in der kritischen Rückfallperiode (ein halbes Jahr nach Abschluß der Entwöhnungsbehandlung) einen entscheidenden Schutz vor einem Rückfall bietet.

Ziel der Studie war deshalb, zu überprüfen, inwieweit eine langdauernde, sechsmonatige Anwendung des Nikotinpflasters zu einer Minderung der Rückfallquote führen könnte und ob in diesem Fall die negative prädiktive Aussagekraft der Faktoren „Rauchverlangen" und „Gewichtsentwicklung" aufgehoben wird.

Der Effektivitätsvergleich der neunwöchigen gruppentherapeutischen mit der sechswöchigen bibliotherapeutischen Behandlung erfolgte in einer kontrollierten, prospektiven Interventionsstudie in allgemeinmedizinischen und internistischen Arztpraxen. Als Katamnesezeitpunkte werden die üblichen Termine zu sechs und zwölf Monaten nach Abschluß der Behandlung gewählt. Ergänzend wurde ein zusätzlicher Katamnesezeitpunkt einen Monat nach Therapieende aufgenommen, um präzisere Angaben zur Gewichtsentwicklung und zum Rauchverlangen zu erhalten. Darüber hinaus wurde fünf Jahre nach

Abschluß der Behandlung eine letzte Erhebung zur Langzeitentwicklung der Abstinenz durchgeführt.

Die Untersuchung der Abstinenzaussichten im Rahmen der angewendeten verschiedener Therapiestrategien soll durch die Analyse therapiespezifischer relevanter Rückfallprädiktoren ergänzt werden.

2.2.1.1 Fragestellungen und Hypothesen

Hauptfragestellungen:

- Erreicht eine in Arztpraxen durchgeführte und vom Nikotinpflaster unterstützte Bibliotherapie ähnlich hohe kurz- und langfristige Erfolgsquoten wie eine Kombination von transdermaler Nikotinsubstitution und verhaltenstherapeutischen Entwöhnungsgruppen?
- Ist eine Fortsetzung der Applikation eines niedrig dosierten transdermalen Nikotinsystems über einen Zeitraum von maximal einem halben Jahr nach Behandlungsende ein effektives Instrument zur Rückfallprophylaxe?
- Sind die nach einem Jahr erzielten langfristigen Abstinenzraten stabil oder muß mit einem weiteren signifikanten Abfall der Abstinenzraten im Verlauf der nächsten vier Jahre gerechnet werden?

Hypothese 1: Die langfristige Effektivität (nach einem Jahr) einer Gruppenbehandlung ist der einer Bibliotherapie überlegen.

Alternativhypothese 1: Gruppenbehandlung und Bibliotherapie unterscheiden sich langfristig (nach einem Jahr) in ihren Erfolgsaussichten nicht.

Hypothese 2: Die Fortsetzung der therapiebegleitenden transdermalen Nikotinsubstitution über einen Zeitraum von bis zu 6 Monaten führt zu einer Zunahme der langfristigen Abstinenz.

Alternativhypothese 2: Die Dauer der Nikotinsubstitution hat keinen Einfluß auf die langfristigen Erfolgsaussichten.

Hypothese 3: Die Rückfallwahrscheinlichkeit ist nach einer einjährigen Abstinenz gering, eine weitere signifikante Abnahme der Abstinenz findet nicht statt.

Alternativhypothese 3: Die Rückfallwahrscheinlichkeit ist unverändert hoch; im weiteren Verlauf kommt es zwischen dem ersten und fünften Jahr nach Abschluß der Behandlung zu einer weiteren signifikanten Minderung der Abstinenzrate.

Nebenfragestellungen:
- Wie hoch ist die Bereitschaft der Ärzte, Raucherentwöhnungsbehandlungen in ihrer Praxis durchzuführen?
- Wie stellt sich die Rückfallhäufigkeit im zeitlichen Verlauf nach einem, sechs, zwölf und sechzig Monaten dar?
- Ist neben den Abstinenzraten auch der zeitliche Verlauf der Rückfallwahrscheinlichkeit durch die Therapieform bestimmt?
- Welche Rückfallgründe lassen sich ermitteln?
- Wie hoch ist die Pflastercompliance?
- Hat die langfristige Pflasterapplikation einen Einfluß auf das Rauchverlangen, die Gewichtszunahme und Entzugsbeschwerden?
- Geht durch die Pflasteranwendung insbesondere die aus der Literatur bekannte negative Prädiktorfunktion der Gewichtsentwicklung und des Rauchverlangens verloren?
- Korreliert der Cotiningehalt im Urin mit dem täglichen Zigarettenkonsum?
- Welche soziodemographischen (Alter, Geschlecht), rauchanamnestischen (Cotininspiegel, Stärke der Abhängigkeit, rauchanamnestische Daten) und psychischen Variablen (Depressivität, negative Selbstkommunikation, Motivation, Selbstvertrauen, Compliance) erweisen sich als prädiktiv wirksam für den Erfolg einer Raucherentwöhnungsbehandlung?
- Zeigen die Rückfallprädiktoren geschlechtsspezifische Unterschiede?
- Liegt eine therapiespezifische Variabilität der Abstinenzprädiktoren vor?
- Die bisherigen Untersuchungen stützen sich auf Beobachtungszeiträume von nur 6 bis 12 Monaten, so daß über die Prädiktoren der langfristigen Abstinenzerwartungen keinerlei Aussagen gemacht werden können. Ändern sich die Prädiktoren für eine Abstinenz zwischen dem ersten und fünften Jahr nach Abschluß der Therapie?

2.2.1.2 Methode

Versuchsdesign

In einem 2x2 faktoriellen Versuchsdesign wurden die beiden Behandlungsbedingungen „Verhaltenstherapeutische Gruppentherapie" und „Verhaltenstherapeutische Bibliotherapie" sowie die kurz- und langfristige Nikotinpflastervergabe miteinander verglichen. Daraus ergeben sich vier Versuchsbedingungen (Tab. 2-1):

Verhaltenstherapeutische Gruppentherapie (n=120)	
kurzfristige Nikotinsubstitution (n=60)	langfristige Nikotinsubstitution (n=60)
Verhaltenstherapeutische Bibliotherapie (n=120)	
kurzfristige Nikotinsubstitution (n=60)	langfristige Nikotinsubstitution (n=60)

Tab.2-1: Versuchsdesign

Stichprobengröße

Als Stichprobengröße wurde eine Zellenbesetzung von 60 Teilnehmern angestrebt.

Behandlungsmethoden

Die verhaltenstherapeutische Behandlung erfolgte in drei Phasen mit Therapiebausteinen nach einer Vorlage von Unland und Buchkremer (1989) (Tab. 2-2).

Verhaltenstherapeutische Gruppentherapie

Die Gruppentherapie wurde in neun einstündigen Sitzungen von einer(m) psychologischen Therapeutin/Therapeuten durchgeführt. Die Sitzungen wurden wöchentlich abgehalten. Die Gruppengröße umfaßte zwischen sechs und zwölf Teilnehmer. Die Reduktion des Zigarettenkonsums erfolgte in der 2. bis 6. Woche. Die Gruppenbehandlung nutzte die Motivationseffekte, die sich durch die Gruppensituation ergeben (Konkurrenzen, Gruppendruck, Gemeinschaftssinn) und vermittelte zusätzlich zu den Therapiebausteinen, die auch in der Bibliotherapie eingesetzt wurden, ein Entspannungstraining und Rückfallbewältigungstechniken in Rollenspielen.

Bibliotherapie

Über die Dauer von sechs Wochen wurde in wöchentlichen Abständen ein Kapitel eines Selbsthilfemanuals (Arbeitskreis Raucherentwöhnung 1997) an die Teilnehmer der Behandlung ausgegeben. Der Inhalt der Kapitel enthält die Zielsetzungen für die kommende Therapiewoche, beschreibt die hierfür einzusetzenden therapeutischen Techniken und stellt das schriftliche Material (Strichliste, Protokolle, Fragebögen) zur Verfügung. Der inhaltliche Aufbau entspricht mit Ausnahme des Entspannungstrainings dem verhaltenstherapeutischen Gruppenprogramm. Die Reduktion des Zigarettenkonsums erfolgte in der 2. bis 4. Woche. Zur Vergabe der Selbsthilfemanuale trafen sich die Teilnehmer einmal wöchentlich in Gruppen. Diese Treffen dienten ausschließlich zur Verteilung des Manuals, der Verschreibung des zum Zeitpunkt der Studiendurchführung noch rezeptpflichtigen Nikotinpflasters sowie zur Klärung von Verständnisfragen. Die Dauer der Gruppentreffen wurde auf 30 Minuten festgelegt. Sie hatten keinerlei therapeutischen Charakter. Die Gruppentreffen wurden eingerichtet, um die beteiligten Ärzte und das Praxispersonal zeitlich zu entlasten und um die Organisation der Behandlung zu erleichtern.

Nikotinpflaster

Die transdermale Nikotinsubstitution wurde in diesem Behandlungskonzept bereits im Verlauf der Reduktion und nicht erst nach Beginn der Abstinenz eingesetzt. Die Pflasterdosierung (21mg, 14 mg oder 7mg) wurde individuell der Zahl der zuvor gerauchten Zigaretten bzw. der Zahl der reduzierten Zigaretten angepaßt. Die Hälfte der Teilnehmer pro Behandlungsbedingung erhielt die Anweisung, das Pflaster nur während der Kursdauer zu verwenden, die andere Hälfte wurde angewiesen, das Pflaster in Niedrigdosierung (7mg/die) über weitere sechs Monate anzuwenden.

Selbstbeobachtungsphase	Informationen zur Förderung der Therapiemotivation
	Vorteilsbegründung
	Selbstbeobachtung mittels Strichlisten, Tagesprotokollen und Situationsfragebögen
Reduktionsphase	Stimulus- und Situationskontrolle
	Techniken zur operanten Selbstverstärkung
	Vertragsmanagement
Stabilisierungsphase	Aufbau von Alternativverhalten
	Muskelentspannungstraining nach Jacobson *(nur Gruppenbehandlung)*
	Rückfallprophylaxe, Bewältigung von Versuchungssituationen in Rollenspielen *(nur Gruppenbehandlung)* und kognitiven Modellen
	Vermittlung gesundheitsförderlichen Verhaltens / Ernährungsberatung

Tab.2-2: Therapiebausteine der Gruppen- und Bibliotherapie

Rekrutierung der Arztpraxen

Alle 106 niedergelassenen Praktischen Ärzte, Allgemeinärzte und Internisten in Tübingen, Reutlingen und Rottenburg, drei Städten im süddeutschen Raum mit einer gesamten Einwohnerzahl von ca. 250,000 Personen, wurden postalisch über Inhalt, Aufbau und Zielsetzung der Studie informiert und anschließend telefonisch mit dem Angebot eines Gesprächstermins kontaktiert. Bei Interesse wurde ein ausführliches persönliches Gespräch zur Studienplanung vereinbart.

Auswertung

Teilnehmer, die an mindestens der Hälfte der Sitzungen teilnahmen und dann ausschieden, verblieben in der Stichprobe und wurden als rückfällig gewertet. Teilnehmer, die die Nacherhebungen nicht beantworteten, galten ebenfalls als nicht abstinent. Als Abstinenzkriterium wurde der Konsum von weniger als einer Zigarette pro Tag gewählt.

Stichprobenerhebung

Die Rekrutierung der Studienteilnehmer wurde von den beteiligten Ärzten übernommen. Mit Hilfe von Informationsmaterial, das im Wartezimmer des Arztes ausgelegt wurde, sowie im direkten Gespräch mit dem Arzt wurden Interessenten über das Behandlungsangebot sowie die Studienbedingungen, insbesondere die Zuteilung zu einer der vier Studienbedingungen, informiert. Die Aufnahme in die Studie wurde ab dem Zeitpunkt definiert, zu der ein Raucher sein Einverständnis zur Teilnahme gab.

Die Randomisierung der Teilnahmebedingung erfolgte gruppenweise. Für jede Praxis wurde eine randomisierte Reihenfolge der vier Behandlungsbedingungen erstellt. Die rekrutierenden Ärzte wurden über die in ihrer Praxis festgelegte Reihenfolge nicht informiert. Erst wenn die Rekrutierung für eine Gruppe (sechs bis zwölf verbindliche Anmeldungen) abgeschlossen war, wurde die vorgesehene Behandlungsbedingung bekanntgegeben. Die Therapien wurden in den Arztpraxen unter Leitung der Projektmitarbeiter durchgeführt.

Einschluß- und Ausschlußkriterien

Nur Teilnehmer, die alle Bedingungen der Einschluß- und Ausschlußkriterien erfüllten, wurden in die Auswertung einbezogen (Tab.2-3). Aus ethischen Gründen wurden auch andere Probanden (z.B. mit höherem Alter oder ohne Einwilligung zur Datenerfassung) in die Behandlung aufgenommen.

Drop-out Kriterien

Die Teilnehmer wurden unter folgenden Umständen als Drop-outs gewertet:
- Rückzug der Einwilligung zur Studienteilnahme und in die Studienbedingungen
- Nichteinzahlung der 100 DM auf ein Sonderkonto (s.u. Einschlußkriterien)
- Auftreten einer ernsthaften Erkrankung während des Therapiezeitraums

Einschlußkriterien	Ausschlußkriterien
• Alter zwischen 18 und 65 Jahren • regelmäßiger Konsum von mindestens 10 Zigaretten pro Tag in den letzten zwei Jahren • schriftliche Einwilligung zur Datenerhebung und deren anonymisierten Auswertung • Hinterlegung eines Geldbetrages von 100 DM (die Rückzahlung erfolgte bei regelmäßiger Teilnahme unabhängig vom Behandlungserfolg nach Kursende)	• Schwangerschaft und Stillzeit, außer bei ausdrücklicher Indikationsstellung durch den behandelnden Arzt • Erkrankungen des Gefäßsystems, vor allem der Coronarien, außer bei ausdrücklicher Indikationsstellung durch den behandelnden Arzt • Magen- und Darmgeschwüre, Magenschleimhautentzündung, außer bei ausdrücklicher Indikationsstellung durch den behandelnden Arzt • Allergie gegen Pflastermaterialien

Tab.2-3: Ein- und Ausschlußkriterien

<u>Auswahl der Prädiktoren</u>

Bei der Auswahl der zu untersuchenden Prädiktoren wurden soziodemographische, rauchanamnestische, soziale, kognitive und psychische Variablen berücksichtigt. Darüber hinaus wurden therapiespezifische Variablen aufgenommen. Die Aufstellung aller berücksichtigten potentiellen Prädiktorvariablen ist Tabelle 2-6 zu entnehmen.

<u>Beschreibung der Meßinstrumente</u>

Folgende Meßinstrumente wurden während der Behandlung bzw. zu den Katamnesezeitpunkten eingesetzt:

Eingangsfragebogen (EFB):

    Inhalt: Randomisierungskriterien (Alter, Geschlecht und Eingangszigarettenkonsum), Ein- und Ausschlußkriterien.

Raucherfragebogen I (RFB I):

    Inhalt: Soziodemographische und rauchanamnestische Daten, Einstellung zum Rauchen, Umfang der sozialen Unterstützung.

Westmead Tolerance Scale (WTS; DiGusto et al 1988):
: Skala zur Quantifizierung psychischer und körperlicher Aspekte der Nikotinabhängigkeit.

Fagerström Test for Nicotine Dependence (FTND; Heatherton et al 1991)
: Skala zur Erfassung der Stärke der Nikotinabhängigkeit.

Beck-Depressions-Inventar (BDI; Beck et al 1961):
: Instrument zur Erfassung der Depressivität und deren Veränderungen im Therapieverlauf.

Beschwerdeliste (BL):
: Inhalt: Entzugssymptome, Rauchverlangen, Nikotinwirkungen und Pflasterverträglichkeit.

Motivationsfragebogen (MOT):
: Inhalt: Motivation und Erfolgsüberzeugung initial und im Verlauf der Behandlung.

Inventar zur Selbstkommunikation für Erwachsene (ISE; Tönnies 1981):
: Inventar aus 3 Skalen zur positiven Selbstkommunikation (Selbstzufriedenheit, Selbstermutigung, positive psychische Befindlichkeit) und 3 Skalen zur negativen Selbstkommunikation (Selbstunzufriedenheit, Selbstentmutigung, negative psychische Befindlichkeit).

Raucherfragebogen II (RFB II):
: Inhalt: Abstinenzverlauf, Bewertung der Therapiebausteine, Kognitionen zu Vorteilen des Nichtrauchens, Überzeugung der Selbstwirksamkeit (self-efficacy), Pflasterwirkung und Compliance bei der Pflasteranwendung

Raucherfragebogen III, IV und V (RFB III, IV, V):
: Inhalt: Dauer der Anwendung des Nikotinpflasters, Gewichtsentwicklung, Auftreten von rückfallkritischen Situationen und Rückfallereignissen, Gesamtlänge der Abstinenzperiode, Umfang des gegenwärtigen Zigarettenkonsums, Zufriedenheit mit der Lebenssituation hinsichtlich beruflicher, gesundheitlicher und partnerschaftlicher Belange (angegeben auf einer ordinalskalierten Skala zwischen „sehr zufrieden" (1) bis „sehr unzufrieden" (6)).

Die Cotininbestimmung erfolgte aus Urinproben vor Beginn der Reduktionsphase um die Angaben zum Tageszigarettenkonsum zu objektivieren.

Abstinenzkontrolle

Die Abstinenz wurde während der Behandlung wöchentlich durch Kohlenmonoxidbestimmungen der Ausatemluft kontrolliert. Während der Katamnesen erfolgte keine Kontrolle der Angaben zur Abstinenz. Die Validitätsprüfung erfolgte durch intraindividuelle Überprüfung der Angaben zum Rückfallzeitpunkt zu den verschiedenen Katamnesezeitpunkten.

Meßzeitpunkte

Die Datenerhebung erfolgte zu Therapiebeginn, im Therapieverlauf und zum Therapieende. Insgesamt vier Katamnesen wurden nach einem, nach 6, 12 und 60 Monaten als schriftliche Befragungen durchgeführt (Tab. 2-4 und 2-5).

	Therapiewoche									Katamnesemonate			
	1	2	3	4	5	6	7	8	9	1	6	12	60
EFB	■												
RFB I	■												
WTS	■												
FTND	■												
BDI	■									■	■		
ISE	■												
MOT	■		■	■	■		■	■					
BL	■	■	■	■	■	■	■	■	■	■			
RFB II									■				
RFB III										■	■		
RFB IV												■	
RFB V													■

Tab.2-4: Meßzeitpunkte während der Gruppentherapie

	Therapiewoche						Katamnesemonate			
	1	2	3	4	5	6	1	6	12	60
EFB	■									
RFB I	■									
WTS	■									
FTND	■					■	■	■	■	■
BDI	■					■	■	■	■	■
ISE	■					■	■	■	■	■
MOT				■		■				
BL	■	■	■	■	■	■				
RFB II						■				
RFB III							■	■		
RFB IV									■	
RFB V										■

Tab. 2-5: Meßzeitpunkte während der Bibliotherapie

Statistische Auswertung:

Für alle erhobenen Größen wurden die geeigneten statistischen Kennwerte berechnet: prozentuale Verteilungen, Mittelwerte, Standardabweichungen, Median, Minimum und Maximum. Die Untersuchung der Daten auf Normalverteilung erfolgte nach dem Shapiro-Wilk W Test.

Der Vergleich der Abstinenzraten zwischen den Therapieformen wurde mit Chi^2-Tests bzw. im Fall von 2x2 faktoriellen Vergleichen mit Fisher's Exakt Test gerechnet. Mittelwertsvergleiche wurden bei Vorliegen einer Normalverteilung mit t-Tests bzw. im Fall einer nichtnormalen Verteilung mit einem nichtparametrischen Testverfahren, dem Wilcoxon-Rangsummentest (Mann-Whitney-U Test), vorgenommen. Bei kontinuierlichen Zielkriterien wurde eine Spearman-Korrelation gerechnet. Multiple Vorhersagemodelle zur Prädiktorfunktion einzelner Variablen zum Abschluß der Therapie und nach einem Jahr wurden mit der logistischen Regression überprüft.

Für die Auswahl potentiell relevanter Prädiktoren der Abstinenz nach Therapieende und nach einem Jahr wurden zunächst einfache korrelative Maße (Spearman), nichtparametrische Gruppenvergleiche (Wilcoxon Rangsummentest) und Chi^2-Tests eingesetzt, um potentiell relevante Variablen zu isolieren. Da diese Analyse zur Hypothesengenerierung und nicht im konfirmatorischen Sinne eingesetzt werden sollte, wurde auf eine Adjustierung zur Verringerung des Alpha-Fehlers verzichtet. Variablen, die ein Signifikanzniveau von p=0,05 unterschritten, wurden in die nachfolgende nominal logistische Regression aufgenommen (Richmond et al 1993). Die Beurteilung der Signifikanz stützte sich auf die Likelihood Ratio Chi²-Werte.

Der Einfluß der Prädiktoren auf den Abstinenzverlauf (Dauer bis zum Rückfall) zwischen Therapieende und dem Zeitpunkt nach einem Jahr wurde mit einer Cox-Regression geprüft. Aufgenommen wurden Variablen, die sich in einer Einzelprüfung mit der Cox-Regression als signifikante Faktoren erwiesen hatten. Der Abstinenzverlauf unter dem Einfluß einer einzelnen Prädiktorvariablen (Geschlecht, Behandlungsmethode, starke Abhängigkeit) wurde mit Kaplan-Meier-Überlebenskurven dargestellt.

Relative Risiken werden als Odds Ratios (OR) mit 95%-Konfidenzintervallen angegeben.

Kategorie	Variable	Untersuchungszeitpunkte	Dimensionen der Skalierungen
Soziodemographische Variablen	Geschlecht	T0	Männlich / Weiblich
	Alter	T0	Jahre
	Bildung	T0	kein Schulabschluß / Hauptschulabschluß / Mittlere Reife / Abitur
	Arbeitstätigkeit	T0	Arbeitslos / Arbeitstätig
Raucheranamnese	Beginn des Rauchens	T0	Alter
	Rauchdauer	T0	Jahre
	Bisherige Abstinenzversuche bisherige	T0	Anzahl
	Raucherentwöhnungstherapien	T0	ja / nein
	Eingangszigarettenkonsum	T0	Anzahl
	Stärke der Abhängigkeit (WTS)	T0	[0-113]
	Stärke der Abhängigkeit (FTND)	T0	[0-10]
	Erste Zigarette des Tages	T0	innerhalb von: 5 Minuten (3) / 30 Minuten (2) / 60 Minuten (1) / später (0)
	Cotininspiegel (Urin) zu Therapiebeginn		[ng/ml]
Psychischer Befindlichkeit	Depressivität (BDI)	T0 / T1 / T3 /T4	[0-63]
	Selbstkommunikation (ISE)	T0	[1-4]
	neg. Selbstkommunikation	T0	[1-4]
	Unzufriedenheit	T0	[1-4]
	Selbstentmutigung	T0	[1-4]
	negative Befindlichkeit	T0	[1-4]
	pos. Selbstkommunikation	T0	[1-4]
	Zufriedenheit	T0	[1-4]
	Selbstermutigung	T0	[1-4]
	positive Befindlichkeit	T0	[1-4]
	Zufriedenheit mit Lebenssituation	T3 / T4	[0-6]

Soziale Unterstützung	Zahl der im Haushalt lebenden Raucher	T0	N
	Partner raucht	T0	ja / nein
	Freunde rauchen	T0	ja / nein
	Partner wünscht Abstinenz	T0	ja / nein
	Hausarzt empfiehlt Abstinenz	T0	ja / nein
	Freunde unterstützen den Abstinenzwunsch	T0	keinesfalls / nein / ja / unbedingt
Kognitive Faktoren	positive Kognitionen zum Rauchen	T0	[10-40]
	negative Kognitionen zum Rauchen	T0	[10-40]
	Abstinenzzuversicht	T0 / T1	nicht / kaum / mäßig / stark
	Selbsteffizienzerwartung	T0 / T1	nicht / kaum / mäßig / stark
	Therapiewirksamkeit	T0 / T1	nicht / kaum / mäßig / stark
	Abstinenzmotivation	T0 / T1	unwichtig / wenig wichtig / wichtig / sehr wichtig
Entzugssymptomatik	körperliche und psychische Beschwerden (Beschwerdeliste)	T0 / T1	[19-78]
	Gewicht	T0 / T1 / T3 / T4	kg
	Rauchverlangen (Selbsteinschätzung)	T0 / T1 / T3 / T4	nicht / kaum / mäßig / stark
Therapeutische Variablen	Therapieform	T1	Gruppentherapie / Bibliotherapie
	vorgesehene Dauer der Pflasterapplikation	T1	6 Wochen / 6 Monate
	Compliance bei der Pflasterapplikation	T1	Pflaster zu Behandlungsende ja / nein
	Pflasterdosierung	T1	7 / 14 / 21 mg /die
	Dauer der Pflasteranwendung	T2 / T3 / T4	Tage
	Bewertung der Therapiebausteine	T1	[5-20]
Outcomevariablen	Reduktionserfolg (Zahl der Zigaretten) nach 4 bzw. 6 Wochen	T1	Anzahl Zigaretten
	Abstinenz zu Katamnesezeitpunkt (0, 1, 6, 12, 60 Monate)	T1 / T2 / T3 / T4 / T5	Punktprävalenz der absoluten Abstinenz; Rückfall ab 1 Zigarette / Woche; ja / nein
	Zigarettenkonsum zu Katamnesezeitpunkt (0, 6, 12, 60 Monate)	T1 / T2 / T3 / T4 / T5	Anzahl Zigaretten
	Abstinenzdauer	T2 / T3 / T4 / T5	Tage

Tab. 2-6: Untersuchte Prädiktoren der Abstinenz und Outcomevariablen. T0: Therapiebeginn, T1: Therapieende, T2: 1-Monatskatamnese, T3: 6-Monatskatamnese, T4: 1-Jahreskatamnese, T5: 5-Jahreskatamnese

2.2.1.3 Ergebnisse

A. Teilnahme der Arztpraxen

Von 106 angesprochenen Arztpraxen sagten initial 48 (45%) ihre Teilnahme zu. Die Absagen wurden mit einem Mangel an Interesse oder der Bevorzugung anderer Raucherentwöhnungsmethoden (in der Regel Akupunktur) begründet (Tab.2-7).

Altersgründe / bevorstehende Praxisaufgabe	6 (5,7%)
Zeitmangel	4 (3,7%)
„keine geeigneten Patienten"	7 (6,6%)
„bevorzuge andere Behandlungsmethoden"	11 (10,4%)
„kein Interesse"	18 (17,0%)
„zu hoher Aufwand"	6 (6,7%)
„Prävention in Praxis nicht sinnvoll"	2 (1,9%)
Praxisinterne Organisation, die eine Durchführung von Gruppenbehandlungen erschwert	7 (6,6%)

Tab.2-7: Ablehnungsgründe der angesprochenen Ärzte

6 der 7 Praxen, die aus organisatorischen Gründen absagten, waren jedoch prinzipiell an der Studie interessiert und erklärten sich bereit, Patienten zu rekrutieren und anderen teilnehmenden Praxen zuzuweisen. Andererseits beendeten 16 der 48 Praxen (33%) wegen mangelhafter Rekrutierungsergebnisse (10 Praxen), schwindendem Interesse (2 Praxen) oder Zeitmangel (4 Praxen) ihre Teilnahme, bevor eine Gruppe stattfinden konnte. Weitere zwei Ärzte zeigten sich nach der Durchführung einer ersten Behandlungsphase mit der Therapiemethode (Bibliotherapie) unzufrieden und sagten ihre weitere Teilnahme an der Studie ab.

Letztlich wurden in 30 der 106 Praxen (28%) während des gesamten Studienzeitraums Patienten rekrutiert. In 20 Praxen (19%) konnten Raucherentwöhnungsbehandlungen durchgeführt werden.

B. Stichprobenbeschreibung

Die Stichprobencharakteristika (soziodemographische Daten, Raucheranamnese, kognitive Einstellungen, psychische Befindlichkeit und soziale Unterstützung) sind im Anhang für die gesamte Gruppe, sowie für die beiden Behandlungsbedingungen Gruppen- und Bibliotherapie und in einer geschlechtsspezifischen Auswertung (Tab.B-1) dargestellt.

Daten zu Therapiebeginn

Darstellung der Gesamtgruppe

Insgesamt wurden 108 Männer und 124 Frauen in die Untersuchung aufgenommen. Das durchschnittliche Alter lag bei 40,7 Jahren (SD 10,8). Die Schulbildung war über die Bedingungen „Hauptschulabschluß", „Mittlere Reife" und Abitur gleich verteilt. 78,8% der Teilnehmer waren berufstätig. 65,9% der Teilnehmer wohnten mit wenigstens einem Raucher zusammen. (Median: 1 Raucher im Haushalt; Minimum: 0; Maximum: 6). 59,9% hatten von ihrem Hausarzt den Rat erhalten, das Rauchen aufzugeben und an der Behandlung teilzunehmen, 40,1% hatten sich ohne vorangegangenen ärztlichen Ratschlag zu der Therapie gemeldet. Bei 63,4% unterstützte der Partner der Abstinenzwunsch, 58,2% berichteten, daß ihre Freunde rauchten, 31,9% arbeiteten mit rauchenden Kollegen zusammen.

Die Ausgangswerte für die psychometrischen Skalen zur Messung der negativen Selbstkommunikation (ISE) mit ihren Unterskalen und der Depressivität (BDI) sind im Anhang (Tab.B-1) dargestellt. Diese Ausgangswerte finden bei der Identifikation der Abstinenzprädiktoren Verwendung. Pathologische Werte im BDI (Summe>18 Punkte), die einen Hinweis auf eine depressive Störung geben, erzielten vor Beginn der Untersuchung 21 von 192 Teilnehmern (10,9%), die den Fragebogen beantworteten.

Die mittlere Rauchdauer aller Teilnehmer lag bei 20,5 (SD 10,6) Jahren. Durchschnittlich wurden 24,7 (SD 9,8) Zigaretten pro Tag geraucht, der Median betrug 23,0. Die mittlere Stärke der Abhängigkeit wurde sowohl mit der WTS, als auch mit dem FTND berechnet. Der mittlere Wert für die WTS betrug 55,8

Punkte (SD 15,7). Im FTND erreichten die Probanden im Mittel 4,6 Punkte (SD 2,0) und liegen damit etwa einen Punkt über dem geschätzten Mittelwert in der Allgemeinbevölkerung (3,6 Punkte, Fagerström et al 1996). Als stark abhängige Raucher (FTND>6 Punkte) galten 49 (21,5%) Teilnehmer. 18,9% der Probanden rauchten ihre erste Zigarette unmittelbar (innerhalb von 5 Minuten) nach dem Aufstehen. Die mittlere Zahl der Abstinenzversuche betrug 2,9 (Median: 2, Minimum: 0, Maximum: 20). Nur 12,5% hatten bereits wenigstens einen Abstinenzversuch mit Hilfe einer Raucherentwöhnungsbehandlung unternommen.

Die Bestimmung der Cotininspiegel zu Therapiebeginn ergab bei 107 Probanden, die in die Untersuchung aufgenommen worden waren, einen Mittelwert von 1221,3 ng/ml (SD 682,8 ng/ml). Dieser Wert korreliert signifikant mit der Zahl der vor der Therapie täglich konsumierten Zigaretten (Spearman Rho=0,31; p=0,0013).

Die Probanden wurden zu Beginn der Therapie angewiesen, jeweils zehn positive und negative Eigenschaften des Rauchens zu bewerten. Sie nannten mehr negative als positive Kognitionen: der mittlere Summenwert bei den positiven Kognitionen lag bei 24,7 Punkten, die negativen Eigenschaften wurden mit 30,9 Punkten bewertet. Die Relation der positiven zu den negativen Kognitionen (positiv - negativ/positiv + negativ) ist signifikant vom Erwartungswert „0" verschieden (n=203, t=-17,8; p<0,0001).

Geschlechtsspezifischer Vergleich

Die teilnehmenden Frauen sind signifikant jünger als die Männer (38,2 versus 43,4 Jahre, z=3,4; p=0,0007). Weitere Unterschiede in den soziodemographischen Daten existieren nicht. Männer werden häufiger vom Partner ermuntert, das Rauchen aufzugeben als Frauen (74,1% versus 53,2%, Chi^2=10,9; p=0,0024). Die psychometrischen Skalen zeigen Unterschiede im Bereich der negativen Selbstkommunikation (z=-2,8; p=0,002). Bei Betrachtung der Unterskalen stellt sich heraus, daß Frauen insbesondere im Bereich der negativen Befindlichkeit höhere Werte angeben als Männer (z=-4,3; p<0,0001). Männer hingegen bezeichnen sich als zufriedener (z=2,82; p=0,0049). Die übrigen Unterskalen ergeben keine signifikanten Unterschiede. Hinsichtlich der Depressivität unterscheiden sich Männer und Frauen zu keinem der Erhebungszeitpunkte.

Frauen sowie Männer beginnen beide etwa mit 16 Jahren zu rauchen. Die Rauchdauer hingegen ist bei den Frauen signifikant kürzer als bei Männern ($z=5,1$; $p<0,0001$). Frauen kommen früher, im Schnitt etwa 17 Jahre nach Beginn des Rauchens, Männer dagegen erst nach 24,4 Jahren zur Raucherentwöhnung. Frauen rauchen geringfügig weniger als Männer (23 versus 26,7 Zigaretten, $z=2,2$; $p=0,026$), zeigen aber in den Skalen zur Stärke der Abhängigkeit (WTS und FTND) vergleichbare Werte. Frauen äußern mehr körperliche Beschwerden als Männer (Aufnahme: $z=-2,5$; $p=0,0135$; Ende der Therapie: $z=2,2$; $p=0,0276$).

Frauen zeigen zum Ende ($z=2,0$ $p=0,0218$) und zum Anfang der Therapie ($z=3,0$; $p=0,0052$) weniger Zuversicht, abstinent zu werden und schätzen das Rauchen positiver ein als Männer ($z=-3,8$; $p<0,0001$).

Therapiespezifische Auswertung

115 (49,6%) Probanden nahmen an der gruppentherapeutischen, 117 an der bibliotherapeutischen Behandlung teil. Die Teilnehmer beider Therapiebedingungen unterschieden sich signifikant in der Geschlechtsverteilung (Fisher's Exact Test: $p=0,0127$): In die Bibliotherapie waren mehr Frauen (61,5%) aufgenommen worden, in die Gruppentherapie dagegen mehr Männer (54,8%).

Weitere Unterschiede hinsichtlich der soziodemographischen und raucheranamnestischen Daten sowie der psychischen Variablen ergaben sich nicht. Auch die soziale Unterstützung war in beiden Gruppen gleich ausgeprägt. Geringe, klinisch nicht bedeutsame, statistisch jedoch signifikante Unterschiede zeigen sich im Ausmaß der positiven Kognitionen zum Rauchen (Bibliotherapie 25,2 Punkte; Gruppentherapie 24,1 Punkte; $z=-2,06$, $p=0,040$). Das Verhältnis der positiven zu den negativen Kognitionen ist dagegen ohne signifikanten Unterschied ($z=1,00$, n.s.) zwischen den Therapiebedingungen.

Die Pflastercompliance und die Pflasterdosierung am Therapieende ergaben keinen Unterschied zwischen beiden Behandlungsgruppen. 17,0% der Teilnehmer an der Bibliotherapie hatten in der 5. Woche, 31,1% der Teilnehmer der Gruppentherapie hatten in der 7. Woche das Therapieziel, den Zigarettenkonsum aufzugeben, erreicht. Die Teilnehmer an der Gruppentherapie waren signifikant erfolgreicher (Chi²=5,70; p=0,017). Unterschiede im Therapievertrauen entgehen knapp einer statistischen Signifikanz. Zum Therapiebeginn äußern die Teilnehmer der Bibliotherapie zu 83,1% Zuversicht, mit dieser Methode die Abstinenz sicher zu erreichen. Nur 68,9% der Teilnehmer der Gruppentherapiebedingung vertrauen auf einen Erfolg mit dieser Therapie. Im Verlauf der Behandlung erfährt diese Einschätzung einen Wandel: nach Behandlungsende sind nur noch 78,7% der Bibliotherapie-Teilnehmer der Meinung, an einer erfolgversprechenden Therapie teilgenommen zu haben, dagegen 83,5% der Gruppentherapie-Teilnehmer. Die Veränderung zwischen beiden Zeitpunkten ist bei der Bibliotherapie stärker in Richtung einer Verschlechterung (Chi²=16,0; p=0,0135) ausgeprägt.

Daten im Therapieverlauf

Anwendung der Nikotinsubstitution

Genau 50% (N=116) der Teilnehmer hatten die Anweisung erhalten, das Pflaster nur während der Therapiephase anzuwenden, die andere Gruppe sollte es weitere 6 Monate nutzen. Die Pflastercompliance (Einnahme während der Therapiephase) lag bei nur 72%. 27% der Probanden, die das Pflaster über 6 Monate einnehmen sollten und 30% der Probanden, die es wenigstens 6 Wochen einnehmen sollten, setzten es innerhalb weniger Tage wieder ab. Die mittlere Dauer der Pflasterapplikation betrug in der Gruppe der Pflasteranwender 23,8 Tage (SD 34,8; Median 14 Tage).

Gewichtsentwicklung

Das mittlere Gewicht lag zu Behandlungsbeginn bei 67,5 kg (SD 12,3 kg) und nahm in der Gesamtgruppe zum Therapieende signifikant um 0,9 kg (SD 1,5 kg) zu (t-Test: t=8,56; p<0,0001).

Rauchverlangen (Craving)

Das Rauchverlangen nimmt im Verlauf der Behandlung signifikant ab (Chi^2=58,0; p<0,0001): Zu Beginn äußern 48% der Teilnehmer ein starkes Rauchverlangen, zum Behandlungsende sind es nur noch 33%.

Entzugsbeschwerden

Auf der Beschwerdeskala erzielen die Probanden in der zweiten Behandlungswoche noch vor Beginn der Zigarettenreduktion 31,4 Punkte (SD 9,0). Bei Beendigung der Therapie war der Wert unter der Substitutionsbehandlung geringfügig auf 30,3 Punkte (SD 9,2 Punkte) abgesunken. Die Verteilung der Unterschiede ist signifikant von dem Erwartungswert „0" verschieden (t-Test: t=2,40; p=0,0175). Die Reduktion der Beschwerden ist in der Gruppe der Patienten, die eingangs hohe Werte angegeben hatten, deutlicher ausgeprägt (split half; Differenz +1,07 versus -3,24 Punkte; Wilcoxon Test: z=-3,84; p=0,0001).

Reduktionserfolg während der Therapie

Zum vorgesehenen Zeitpunkt nach 7 Wochen in der Gruppentherapie bzw. 5 Wochen in der Bibliotherapie hatten 23,9% aller Teilnehmer den Zigarettenkonsum beendet, weniger als 10 Zigaretten pro Tag rauchten zu diesem Zeitpunkt 80,4% aller Teilnehmer. Nur 3,8% konsumierten zu diesem Zeitpunkt noch mindestens 20 Zigaretten täglich. Die mittlere Reduktion betrug 74,9% (SD 30,5%). Drei Probanden gaben an, im Verlauf der Therapie mehr zu rauchen als zu Therapiebeginn. Nur 14,4% hatten auf weniger als 50% der ursprünglichen Zigarettenzahl reduziert.

Abstinenzmotivation, Abstinenzzuversicht, Selbsteffizienzerwartung und Vertrauen in die Therapiewirksamkeit im Behandlungsverlauf

98,7% gaben zu Beginn der Behandlung an, äußerst motiviert zu einer Abstinenz zu sein, nach Ende der Behandlung benannten 5,8% der Probanden das Abstinenzziel als nicht mehr wichtig.

Zu Beginn der Behandlung waren 65,3% zuversichtlich, in Zukunft nicht mehr zu rauchen, der Anteil stieg zum Ende der Behandlung auf 70,2% (N=201).

75,8% waren überzeugt, mit der angewendeten Behandlung mehr Erfolg zu haben als je zuvor. Diese Überzeugung nahm zum Ende der Behandlung hin zu (80,9%). Alle berichteten Veränderungen sind nicht signifikant.

C. Therapieerfolge

Der Rücklauf der postalischen Katamneseerhebung lag für die 1-Monatskatamnese bei 75,9%, nach 6 Monaten bei 78,0% und nach einem Jahr bei 71,7%.

Validitätsprüfung

Postalisch erhobene Katamnesen ohne externe Validierung beinhalten die Gefahr, möglicherweise beschönigende oder falsche Angaben zu erhalten. Es ist außerdem davon auszugehen, daß ein großer Teil der nicht beantworteten Katamnesen rückfälligen Rauchern zuzuordnen ist. Letzerem kann begegnet werden, indem im Sinne einer konservativen Schätzung alle fehlenden Katamnesen als rückfällig gewertet werden. Dieses Verfahren ist allerdings zur Berechnung einer kontinuierlichen Abstinenz nicht geeignet, wenn einige Probanden nur zu einem der (vier) Katamnesezeitpunkte nicht antworten, ansonsten aber glaubhafte Abstinenzangaben machen.

In einem solchen Fall wurde folgende Lösung gewählt: Bei einer fehlenden Katamnese einen oder sechs Monate nach Therapieende wurde - sofern anläßlich der Katamnesezeitpunkte zuvor und danach eine Abstinenz ohne ein einziges Rückfallereignis angegeben wurde, auch für den fehlenden Katamnesetermin eine Abstinenz angenommen. Wurde hingegen für einen der beiden Katamnesezeitpunkte ein Rückfall berichtet, galt das Kriterium der kontinuierlichen Abstinenz unabhängig vom letzten verfügbaren Katamnesezeitpunkt als verletzt und der Proband wurde zum fehlenden Termin als rückfällig codiert. Probanden, von denen zum Katamnesezeitpunkt nach einem Jahr keine Information zu erhalten war, wurden als rückfällig gewertet, auch wenn zum Katamnesezeitpunkt nach fünf Jahren erneut eine Abstinenz angegeben wurde. Bei fehlenden Angaben zum Tag des Rückfalls wurde im Sinne einer konservativen Schätzung der Tag nach der letzten Auskunft des Probanden über die Abstinenz als Tag des Rückfalls definiert.

Als möglicher Hinweis auf die Validität der von den Probanden angegeben Abstinenzzeiten wurde die interne Konsistenz der Angaben zu Hilfe genommen:

Die Angaben bezüglich der Dauer der Pflasteranwendung und des Zeitpunkts des ersten Zigarettenkonsums nach Kursende zu den drei Katamnesezeitpunkten wurden in der Gruppe der zum Therapieende abstinenten Teilnehmer und zur Katamnese nach einem Jahr zwischenzeitlich rückfälligen Teilnehmer (N=85) miteinander korreliert.

Zur Dauer der Pflasterbehandlung machten 80 Probanden Angaben zu beiden Zeitpunkten. Die Korrelation (Spearman Rho) beträgt r=0,81 und ist signifikant ($p<0,0001$).

Nur von 32 der 85 Probanden, die zwischen dem Therapieende und 12 Monate nach Abschluß der Behandlung rückfällig geworden waren, lagen zu beiden Zeitpunkten eigene Angaben über den Rückfallzeitpunkt vor. Die Korrelation (Spearman Rho) ist mit einem r=0,90 ebenfalls signifikant ($p<0,0001$).

Diese signifikanten Zusammenhänge werden als Hinweis auf die ausreichende Validität der Angaben gewertet. Für die Auswertung wurde bei allen Probanden der erste angegebene Wert aus der 6- bzw. 12-Monatskatamnese für den Zeitpunkt des Rückfalls sowie die Dauer der Pflasteranwendung herangezogen.

Abstinenzraten:

129 von 232 Teilnehmern (55,6%) schlossen die Behandlung erfolgreich ab. Die meisten Rückfälle fanden innerhalb des ersten Monats nach Therapieende statt, die Abstinenzquote sank in dieser Zeit auf 34,1%. Die Abstinenzraten (Punktprävalenzen der Abstinenz) lagen nach 6 Monaten bei 25,9%, nach einem Jahr waren 20,7% der Teilnehmer abstinent. Nach fünf Jahren gaben 17,7% an, nicht zu rauchen. (Der Stichprobenumfang beträgt nach fünf Jahren nur noch 179 Probanden; weitere 53 waren unbekannt verzogen.)

Die kontinuierliche Abstinenz (Tab.2-8) fiel etwas geringer aus: nach einem halben Jahr umfaßte die Gruppe der Abstinenten nur noch 52 Teilnehmer (23,7%). Nach diesem Zeitpunkt kam es nur noch zu einem relativ geringen Rückgang: Nach einem Jahr waren 18,5% der Teilnehmer (n=43) kontinuierlich abstinent geblieben, ein weiterer Teilnehmer war zum Therapieende noch nicht abstinent, erreichte das Therapieziel aber bis zur 1-Monatskatamnese. Eine kontinuierliche fünfjährige Abstinenz erzielten nur 12,6% (n=22), wobei allerdings 9 (5,0%) Teilnehmer, die zu den dazwischen liegenden Katamnesezeitpunkten rückfällig gewesen waren, wieder abstinent wurden.

Katamnesezeitpunkte				Teilnehmer	
T1	T2	T3	T4	N	%
A	A	A	A	43	18,5
R	A	A	A	1	0,4
A	A	A	R	9	3,9
A	A	R	R	31	13,4
A	R	A	A	1	0,4
A	R	A	R	1	0,4
A	R	R	R	44	19,0
R	A	A	R	1	0,4
R	R	A	A	2	0,9
R	R	R	R	99	42,7

Tab.2-8: Dynamik des Rückfallverlaufes zur 1-Jahreskatamnese. N=232, A= Abstinent, R= Rückfällig, T1: Therapieende, T2: 1-Monatskatamnese, T3: 6-Monatskatamnese, T4: 12-Monatskatamnese

Die Unterschiede zwischen allen aufeinanderfolgenden Katamnesezeitpunkten sind jeweils signifikant (Fisher's Exakt Test: p<0,0001).

50% aller abstinenten Probanden wurden innerhalb von 7 Tagen rückfällig. Die mittlere Dauer bis zum Rückfall betrug in der Gruppe der nach einem Jahr rückfälligen Teilnehmer 36,2 Tage (SD 64,4 Tage).

Grundlage für die nachfolgenden statistischen Gruppenvergleiche sind die Daten zur kontinuierlichen Abstinenz.

<u>Vergleich Gruppentherapie versus Bibliotherapie</u>

Die Teilnehmer der Gruppentherapie schneiden zum Therapieende (Fisher's Exakt Test: p=0,0167) und zum 1-Monatskatamnesezeitpunkt (Fisher's Exakt Test: p=0,0298) signifikant besser ab. In den nachfolgenden Katamnesen nach 6 und 12 Monaten sowie nach fünf Jahren ergeben sich keine signifikanten Unterschiede (Abb.2-2).

Die Abstinenzdauer ist in der Gruppe der rückfälligen Bibliotherapieabsolventen bedeutend kürzer: Diese werden bereits nach 26 Tagen rückfällig, die Teilnehmer der Gruppentherapie dagegen erst nach 47 Tagen (n=186; z=2,92, p=0,0034). In der Analyse des Rückfallverlaufes nach Kaplan-Meier (Abb.2-3) schneidet die Gruppentherapie unter Verwendung des Wilcoxon-Tests signifikant besser ab als die Bibliotherapie (Chi²=6,03, p=0,014). Dieses Testverfahren gewichtet kurzfristige Unterschiede stärker als den langfristigen Verlauf. Im Log-Rank-Test dagegen zeigt sich unter stärkerer Beachtung des langfristigen Therapieergebnisses kein signifikanter Unterschied zwischen beiden Therapiebedingungen (Chi²=2,99, p=0,084).

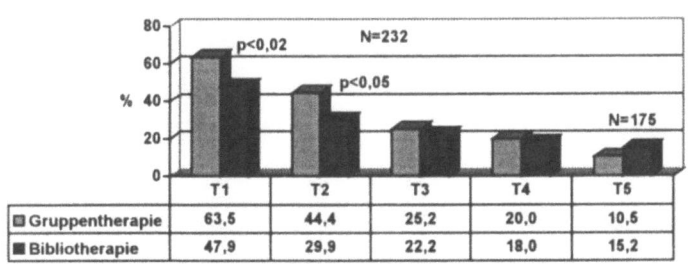

Abb.2-2: Abstinenzraten der Gruppen- versus Bibliotherapie
T1: Therapieende, T2: 1-Monatskatamnese, T3: 6-Monatskatamnese, T4: 12-Monatskatamnese, T5: 5-Jahreskatamnese

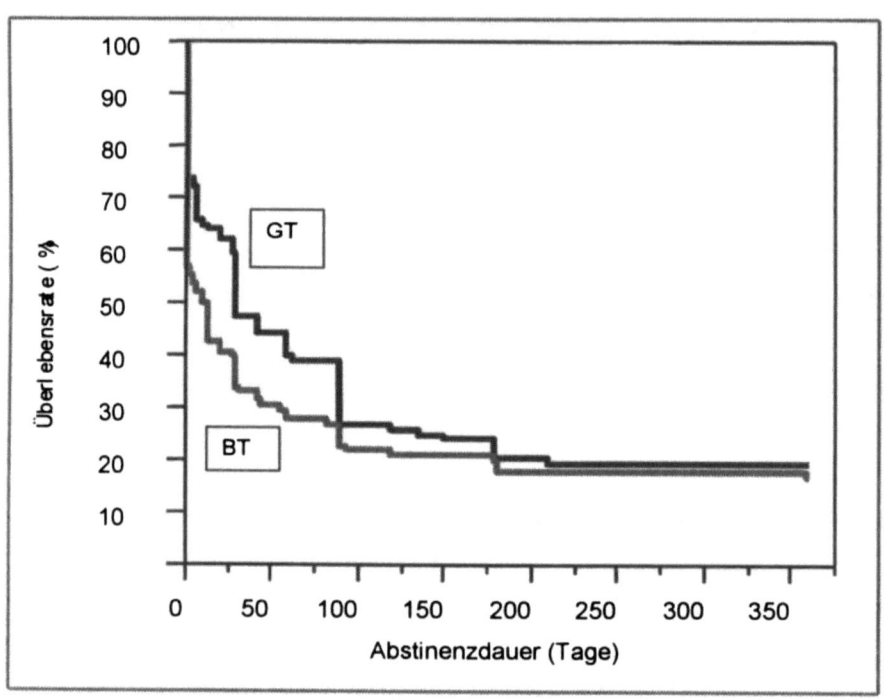

Abb.2-3: Überlebenskurven (Kaplan-Meier) bis zur 1-Jahreskatamnese für beide Behandlungsbedingungen. GT: Gruppentherapie, BT: Bibliotherapie

Geschlechtsspezifische Unterschiede im Therapieerfolg

Männer und Frauen unterscheiden sich nur im kurzfristigen Therapieerfolg: Nach Abschluß der Therapie sind Männer signifikanter erfolgreicher (63% versus 49,2%; p=0,0464 Fisher's Exakt Test). Zu den übrigen Katamnesezeitpunkten zeigen sich keine signifikanten Unterschiede (Abb.2-4). Der statistische Vergleich (nach Kaplan-Meier) des Abstinenzverlaufs zeigt keine Unterschiede zwischen Männern und Frauen (Abb.2-5).

Erfolgsaussichten unter Berücksichtigung von Geschlecht und Therapieform

Da bezüglich der Geschlechtsverteilung keine optimale Randomisierung erfolgt war, werden die Abstinenzquoten in einer geschlechts- und therapiespezifischen Auswertung dargestellt (Tab.2-9). Signifikante geschlechtsspezifische Unterschiede ergeben sich nicht. Auch in einer logistischen

Regression unter Berücksichtigung der Faktoren Geschlecht, Therapieform und deren Interaktion spielt das Geschlecht keine Rolle bei der kurzfristigen Abstinenz (L-R Chi²=3,1; p=0,081). Der Therapieerfolg wird durch die Therapieform vorausgesagt (L-R Chi²=4,1; p=0,043; OR=1,74 (1,01-2,98)). Dieser therapiespezifische Effekt zeigt sich auch zum Katamnesezeitpunkt nach einem Monat (L-R Chi²=4,63, p=0,031; OR=1,82, (1,05-3,16)). Weitere signifikante Einflüsse der untersuchten Faktoren lassen sich nach 6 und 12 Monaten sowie nach fünf Jahren nicht mehr nachweisen (Anhang Tab.B-2).

Katamnese	Gruppentherapie (N=115)		Bibliotherapie (N=117)	
	Männer N=63	Frauen N=52	Männer N=45	Frauen N=72
Therapieende	66,7%	59,6%	57,8%	41,7%
1 Monat	41,3%	44,2%	33,3%	29,2%
6 Monate	28,6%	21,2%	22,2%	26,4%
12 Monate	22,2%	17,3%	22,2%	19,4%
5 Jahre (N=175)	13,5%	7,0%	20,0%	16,0%

Tab.2-9: Geschlechtsspezifische Effektivität der Behandlungsbedingungen

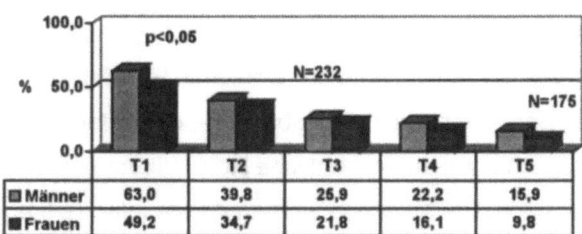

Abb.2-4: Abstinenzraten der Männer versus Frauen
T1: Therapieende, T2: 1-Monatskatamnese, T3: 6-Monatskatamnese, T4: 12-Monatskatamnese, T5: 5-Jahreskatamnese

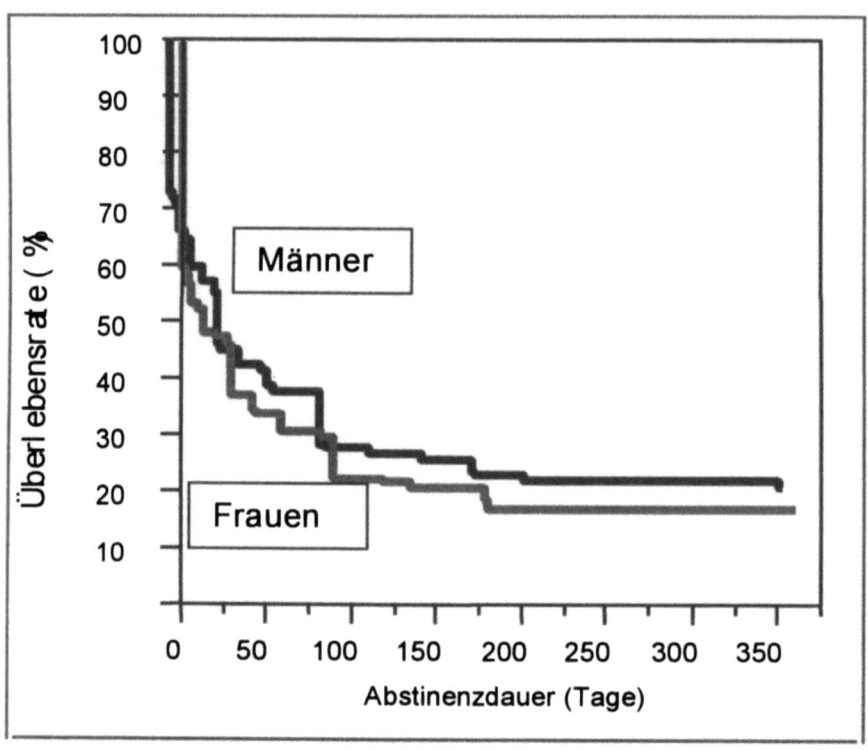

Abb.2-5: Überlebenskurven (Kaplan-Meier) bis zur 1-Jahreskatamnese für beide Geschlechter

Die Entwicklung der Rückfallhäufigkeit

Die Rückfallwahrscheinlichkeit sinkt bereits nach wenigen Wochen rapide: Abbildung 2-6 zeigt die Entwicklung der jährlichen Rückfallhäufigkeit im Verlauf der fünf Jahre. Dabei wurden die beobachteten Rückfallraten zwischen den Katamnesezeitpunkten auf eine monatliche Rückfallquote umgerechnet.

Im ersten Monat nach Therapieende werden 43,5% aller Teilnehmer rückfällig, im zweiten und dritten Monat sind es zusammen 40,0%. In den nächsten drei Monaten bis zur 6-Monatskatamnese werden insgesamt erneut 10,5% aller Teilnehmer rückfällig, weitere 5,2% bis zur Jahreskatamnese und weitere 5,9% in den nächsten 4 Jahren.

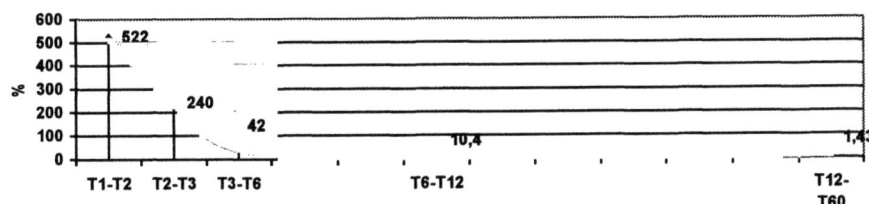

Abb.2-6: Veränderung der monatlichen Rückfallhäufigkeit im Verlauf von 5 Jahren. T1: Therapieende, T2: 1 Monat nach Therapieende, T3: 3 Monate nach Therapieende, T6: 6 Monate nach Therapieende, T12: 12 Monate nach Therapieende, T60: 5 Jahre nach Therapieende (zwischen T12 und T60 wurde auf eine maßstabsgetreue Darstellung verzichtet).

Rückfallgründe

Alle Teilnehmer wurden nach den Rückfallursachen befragt: Da nur 106 der 232 Teilnehmer Angaben zum Rückfall machten, sind diese Ergebnisse nicht repräsentativ. Angemerkt sei nur, daß die meisten Teilnehmer Streßsituationen (45,6%) als Rückfallsituation angaben, weitere 31,6% erlebten einen Rückfall bei Präsenz anderer Raucher, in geselligen Situation oder aber in der Freizeit. Zu den Ursachen befragt, nannten 50% aller antwortenden Teilnehmer seelische Anspannung und Konflikte, nur 11,8% nannten ein starkes Rauchverlangen oder eine Gewichtszunahme als Folgen der Tabakabstinenz als Grund für den Rückfall und weitere 25% nannten fehlende Willensstärke, Langeweile, Alkoholkonsum oder Einsamkeit als Grund für den Rückfall.

D. Prädiktoren der Abstinenz

Im folgenden sollen im Sinne einer Hypothesengenerierung univariate Untersuchungen genutzt werden, um Unterschiede zwischen abstinenten und nicht abstinenten Rauchern in den soziodemographischen, rauchanamnestischen, kognitiven und therapierelevanten Variablen zu bestimmen. Für die folgende Auswertung wird auf die gesamte Gruppe aller Teilnehmer zurückgegriffen. Die ausführliche Darstellung der Ergebnisse erfolgt in Tabelle B-3 (Anhang).

I Soziodemographische Kenndaten: Alter, Bildung, Berufstätigkeit

Zu keinem der Katamnesezeitpunkte bestehen Altersunterschiede zwischen abstinenten oder nicht-abstinenten Teilnehmern. Ein Monat nach Therapieende sind Teilnehmer mit dem Schulabschluß einer Hochschulreife signifikant häufiger abstinent als die anderer Bildungsstufen (Chi²=10,4, p=0,0153). Zu allen anderen Zeitpunkten besteht jedoch keine Beeinflussung des Abstinenzerfolges durch das Bildungsniveau. Auch eine regelmäßige Berufstätigkeit bzw. eine Arbeitslosigkeit beeinflussen das kurz-, mittel- und langfristige Therapieergebnis nicht.

II Soziale Variablen: Unterstützung durch den Partner und Freunde

Immerhin 145 von 179 Probanden leben mit wenigstens einem Raucher im Haushalt zusammen. Der Abstinenzerfolg ist davon jedoch unabhängig. Die Zahl der Raucher im Haushalt ist lediglich nach Therapieende in der Gruppe der Nichtabstinenten gering, jedoch nicht statistisch signifikant höher (MW 1,1, Median 1, SD 1,1) als in der Gruppe der Nichtraucher (MW 0,8; SD 0,75; z=1,37, p=0,169).

Weder der Wunsch des Partners, der Ratschlag des betreuenden Arztes, noch der Rauchstatus der Freunde oder Kollegen, dafür aber die positive Unterstützung durch den Freundeskreis, sind relevant für die Abstinenzerwartung nach einem Monat (p=0,0073), nach 6 Monaten (p=0,0043) und nach einem Jahr (p=0,0037). Auch nach 5 Jahren ist noch ein schwacher Einfluß erkennbar (p=0,0541).

III Rauchanamnestische und biologische Prädiktoren: Rauchbeginn, Rauchmenge, Cotininspiegel und Stärke der Abhängigkeit

Die Rauchdauer hat nur auf die initiale Abstinenz nach Abschluß der Therapie einen signifikanten Einfluß: die nicht erfolgreichen Teilnehmer rauchten etwa 2,5 Jahre länger als die nach Therapieende abstinenten Raucher (p=0,0346).

Die Zahl der bisherigen Abstinenzversuche beeinflußt das Therapieergebnis nicht. Auch in der Gruppe der Raucher, die mehr als 3 vergebliche Abstinenzversuche hinter sich hatten, spielte die absolute Zahl vergeblicher Entwöhnungsversuche keine Rolle.

Die Zahl der vor Therapiebeginn täglich konsumierten Zigaretten ist von großer Relevanz: Zum Therapieende (p=0,0456), nach einem Monat (p=0,0004), nach 6 Monaten (p=0,0653) und nach 12 Monaten (p=0,0953) läßt sich ein Zusammenhang mit der Rückfallwahrscheinlichkeit erkennen, nicht jedoch nach 5 Jahren.

Der Cotininspiegel zu Therapiebeginn, der als objektives Maß für die Intensität des Rauchens gewählt wurde, erlaubt dagegen keine Vorhersage des Therapieerfolges zu irgendeinem der Katamnesezeitpunkte.

Die Stärke der Abhängigkeit wurde mit zwei psychometrischen Instrumenten, der WTS und dem FTND, bestimmt. Die Korrelation (nach Spearman) der Ergebnisse beider Tests beträgt r=0,65 (p<0,0001).

Nur nach Therapieabschluß besteht eine hohe Übereinstimmung zwischen dem Vorhersagewert beider Instrumente: Die WTS sagt zum Therapieende sowie nach einem Monat den Abstinenzerfolg voraus, der Effekt geht jedoch zu den weiteren Katamnesezeitpunkten wieder verloren. Erst nach 5 Jahren läßt sich wieder ein Zusammenhang (p=0,0459) erkennen. Die Stärke der Abhängigkeit, die initial mit dem FTND bestimmt wurde, ist dagegen zu allen Katamnesezeitpunkten in der Gruppe der Nicht-Abstinenten signifikant höher als bei den abstinenten Teilnehmern (Tab.2-10a). Auch der Anteil der schwer abhängigen Raucher (definiert durch einen Punktwert von mindestens 7) ist in der Gruppe der Rückfälligen signifikant stärker vertreten (Tab.2-10b).

In der Überlebenskurve nach Kaplan-Meier (Abb.2-7) stellt sich dieser Unterschied signifikant dar (Log-Rank Chi^2=16,6, p<0,0001; Wilcoxon Chi^2=14,3, p=0,0002).

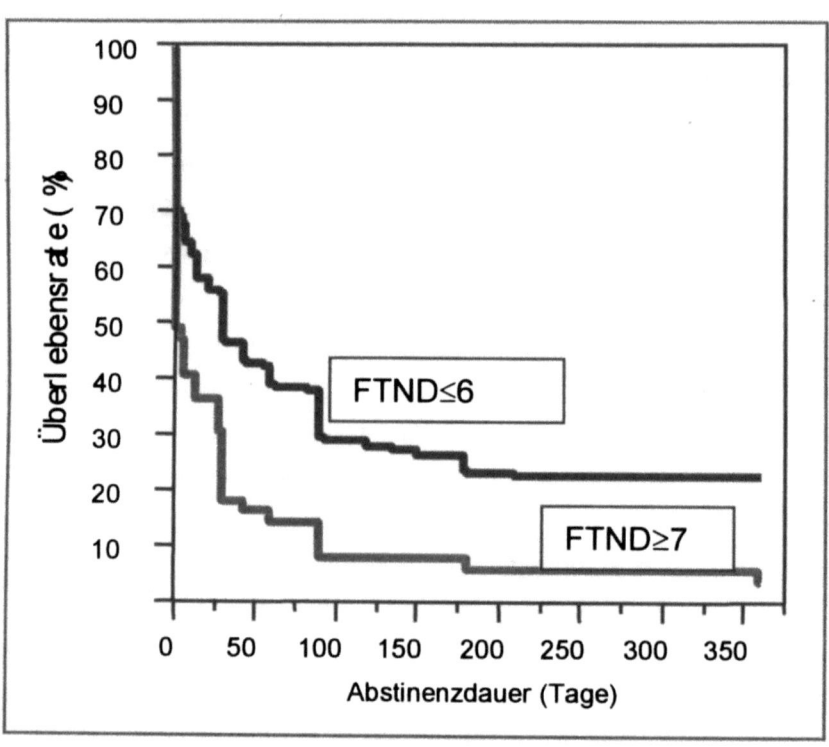

Abb.2-7: Überlebenskurven (Kaplan-Meier) bis zur 1-Jahreskatamnese in Abhängigkeit von der Stärke der Abhängigkeit (FTND≤6 / ≥7)

FTND-Score	T1	T2	T3	T4	T5
abstinent	4,3	3,9	3,9	3,7	3,8
nicht-abstinent	5,1	5,1	4,9	4,9	4,8
Wilcoxon Rangsummentest	Z=3,1; p=0,0019	Z=-4,4; p<0,0001	Z=-3,4; p=0,0006	Z=-3,6; p=0,0003	Z=-2,1; p=0,0350

Abstinente (%)	T1	T2	T3	T4	T5
FTND≤6 (N=179)	59,2	31,9	28,5	24,6	16,9
FTND≥7 (N=49)	42,9	16,3	12,2	6,1	2,7
Fisher's Exact Test	p=0,0513	p=0,0025	p=0,0371	p=0,0073	p=0,0489

Tab.2-10a und b: Stärke der Abhängigkeit als Prädiktor des Rückfalls. T1: Therapieende, T2: 1-Monatskatamnese, T3: 6-Monatskatamnese, T4: 12-Monatskatamnese, T5: 5-Jahreskatamnese

IV Kognitive Faktoren

Die Substanzerwartungen (Beurteilung der positiven und negativen Eigenschaften des Rauchens) haben keinen Einfluß auf das Therapieergebnis.

Dagegen korrespondiert die anfängliche Zuversicht der Teilnehmer, im Rahmen der Therapie abstinent zu werden, gut mit dem kurzfristigen Therapieergebnis: Sowohl zum Therapieende (Fisher's Exact Test: $p=0,0009$), als auch nach einem Monat ($p=0,0117$), nicht jedoch zu den anderen Katamnesezeitpunkten sind zuversichtliche Raucher erfolgreicher.

Das Selbstvertrauen zu Therapiebeginn sagt den Abstinenzerfolg nur für das Therapieende voraus ($p=0,0393$).

Die Motivation („Die Abstinenz ist wichtig") zu Therapiebeginn spielt zu keinem Zeitpunkt eine Rolle für die Vorhersage des Abstinenzerfolges. Die Motivation am Therapieende steht mit dem Therapieerfolg nach einem Monat in Zusammenhang ($p=0,0315$).

V Psychische Faktoren: Depressivität, negative Selbstkommunikation und Zufriedenheit mit der Lebenssituation

Der BDI zur Erfassung einer Depressivität wurde zu Beginn und am Ende der Therapie erhoben. Weder die Werte zu Beginn noch zum Ende der Therapie stehen im Zusammenhang mit dem Abstinenzerfolg zu einem der Katamnesezeitpunkte.

Der Therapieerfolg nach einem Monat sagt die langfristige Entwicklung der Werte im BDI innerhalb des nächsten Jahres voraus: die nach einem Monat noch abstinenten Teilnehmer zeigen nach einem halben Jahr einen deutlichen Rückgang um 2,4 Punkte, während die Rückfälligen einen geringeren Rückgang um nur 0,65 Punkte verzeichnen ($z=-2,3$; $p=0,0241$). Rückfällige zeigen mit durchschnittlich 7,0 Punkten (versus 3,7 Punkten bei Abstinenten) auch nach einem Jahr höhere Werte ($z=-1,95$; $p=0,052$).

Die mittel- und langfristigen Abstinenzerfolge korrelieren mit der mittelfristigen Veränderung der BDI-Werte im Vergleich zum Therapiebeginn (nach 6 Monaten: Spearman Rho=0,19, $p=0,021$; nach 12 Monaten: $r=0,19$; $p=0,023$), die Depressivität nach einem halben Jahr korreliert signifikant mit dem Ergebnis nach Therapieende und zur 1-Monatskatamnese (Therapieende: r=0,18, p=0,022; nach 1 Monat: r=0,19; p=0,024). Die Abstinenzdauer korreliert signifikant mit dem BDI-Wert nach einem Jahr (Spearman Rho=-0,25, p=0,038).

Wird der BDI-Score auf eine nominale Größe reduziert („depressiv" bei >18 Punkten), so sind zu Therapiebeginn 27 Probanden und nach Therapieende 11 Teilnehmer als depressiv einzustufen. Von 22 der 27 initial depressiven Teilnehmer liegen Daten zum Therapieende vor. Neun Raucher waren zu beiden Zeitpunkten depressiv, zwei (nicht abstinente) Raucher entwickelten im Verlauf der Therapie eine depressive Stimmungslage (beide wurden nicht abstinent) und 13 Raucher gaben bei der zweiten Befragung niedrigere Werte an. Die Besserung ging in 45% der Fälle mit einem Therapieerfolg einher.

Depressive Patienten sind kaum in der Lage, abstinent zu bleiben. Drei der 27 zu Therapiebeginn depressiven Patienten (11,1%) sind nach einem Jahr noch Nichtraucher. Zwei der elf zum Therapieende depressiven Raucher waren abstinent geworden (Fisher's Exakt Test: p=0,0134). Bereits zum ersten Katamnesezeitpunkt nach einem Monat rauchten 10, nach sechs Monaten alle 11 depressiven Teilnehmer.

Die Depressivität steht nicht mit der Stärke der Abhängigkeit in Zusammenhang, depressive Raucher weisen im Mittel 4,8 Punkte im FTND auf, nur 0,1 Punkte mehr als nicht depressive Raucher.

Einige Unterskalen des ISE stehen mit dem mittel- und langfristigen Abstinenzerfolg in Zusammenhang. Die nach einem Jahr rückfälligen Probanden äußerten zu Therapiebeginn signifikant mehr „Unzufriedenheit" (p=0,029). Die „Entmutigung" hat schon ab dem ersten Monat nach Therapieende einen signifikanten Einfluß auf das Abstinenzergebnis (1-Monatskatamnese: p=0,0409, nach 6 Monaten: p=0,0164, nach 12 Monaten: p=0,0017, nach 5 Jahren: p=0,0246). Die „negative Befindlichkeit" spielt nur zum Katamnesezeitpunkt nach fünf Jahren eine signifikante Rolle (p=0,0487). Der Mittelwert aller negativen Subskalen, beschrieben als „negative Selbstkommunikation", ist für die Vorhersage der Abstinenz nach 6 Monaten (p=0,0451) und 12 Monaten (p=0,0107) sowie nach 5 Jahren (p=0,0497) signifikant bedeutsam.

Die Probanden sollten zu den Katamnesezeitpunkten ihre Zufriedenheit mit der beruflichen, familiären und gesundheitlichen Lebenssituation mit Noten zwischen 1 und 6 angeben. Aus den drei Skalen wurde ein Mittelwert gebildet. Die durchschnittliche Note betrug nach einem halben Jahr 2,9 (SD 1,1), nach einem Jahr 2,8 (SD 1,1). Dieser Unterschied ist nicht signifikant. Frauen sind zu beiden Zeitpunkten zufriedener mit ihrer Lebenssituation als Männer (6-Monatskatamnese: z=-2,37; p=0,0177; 12-Monatskatamnese: z=-2,32; p=00203). Die Beurteilung der Lebenszufriedenheit ist zu keinem Zeitpunkt mit dem Abstinenzerfolg verbunden.

VI Entzugssymptome, Rauchverlangen und Gewichtsentwicklung

Das Ausmaß der Entzugsbeschwerden zu Therapiebeginn oder -ende hat keinen Einfluß auf das mittel- oder langfristige Therapieergebnis.

Das Rauchverlangen zu Therapieanfang prädiziert den Abstinenzerfolg nach Abschluß der Therapie (p=0,0332) und nach einem Monat (p=0,0004), jedoch nicht nach 6, 12 oder 60 Monaten. Gleiches gilt für das Rauchverlangen, das nach Abschluß der Therapie angegeben wurde (Therapieende: p=0,0213, ein Monat: p=0,0044, 6 Monate: p=0,0539, kein signifikanter Zusammenhang zur 12-Monats- und 60-Monatskatamnese).

Die Gewichtszunahme von durchschnittlich 0,9 kg zwischen Beginn der Therapie und Therapieende setzt sich zum dritten und vierten Untersuchungstermin fort: Die mittlere Gewichtszunahme zum Katamnesezeitpunkt nach sechs Monaten beträgt 2,1 kg (N=96; t=-5,2; p<0,0001), nach zwölf Monaten 1,9 kg (N=135, t=-5,23; p<0,0001).

Frauen entwickeln eine signifikante Gewichtszunahme von 1,8 kg nach 6 Monaten (t=-3,0; p=0,0039) und 1,4 kg nach 12 Monaten (t=3,4; p=0,0010). Die Gewichtszunahme ist bei Männern stärker ausgeprägt: diese sind zu beiden Katamnesezeitpunkten 2,5 kg schwerer als vor der Therapie (t=-4,4; p<0,0001;

t=-3,9; p=0,0003). Abstinente Teilnehmer nehmen stärker zu als rückfällige Raucher (5,5 vs. 0,6 kg; z=6,1; p<0,0001).

Die Gewichtsentwicklung nach 6 und zwölf Monaten wird in einer Regressionsanalyse mit den Faktoren Geschlecht, Abstinenzdauer, Dauer der Pflasterbehandlung und Therapieform nur durch den Abstinenzerfolg (p<0,0001) bestimmt.

VII Therapiespezifische Variablen: Akzeptanz der Therapiebausteine, Therapiecompliance

Bei der Beurteilung der Wirksamkeit einzelner Therapiebausteine konnten die Probanden zwischen 6 und 25 Punkte vergeben. Der Mittelwert lag bei 11,5 Punkten (SD 3,4). Die Bewertung der Therapiebausteine ist von kurzdauernder Bedeutung: Je mehr sich die Probanden auf die Therapie einlassen können, desto besser ist das Therapieergebnis am Therapieende (p=0,0050) und nach einem Monat (p=0,0191), danach verliert sich der Effekt.

Die Compliance und die Fähigkeit der Probanden, dem Therapieplan folgend nach spätestens zwei Dritteln der Therapiephase den Zigarettenkonsum aufzugeben, zeigt eine wichtige Vorhersagefunktion für den Abstinenzerfolg (Therapieende und 1-Monatskatamnese: p<0,0001, 6 Monate: p=0,0019, 1-Jahreskatamnese: p=0,0071, 5-Jahreskatamnese: nicht signifikant).

Multiple Vorhersagemodelle

Die Auswahl der potentiell relevanten Prädiktorvariablen erfolgte aufgrund der vorbereitenden univariaten Untersuchungen. Als Kriterium für die Auswahl potentiell relevanter Prädiktoren wurde ein Signifikanzniveau von p<0,05 gewählt. Es wurden nur Variablen verwendet, bei denen Daten von wenigstens 80% aller Probanden vorlagen. Bei redundanten Variablen (WTS / FTND / Klassifikation der Abhängigkeit in „stark" oder „nicht stark") wurde nur die Variable mit der höchsten statistischen Signifikanz in das Modell aufgenommen.

Die nachfolgende Untersuchung der Prädiktoren für die kurz- und langfristige Abstinenzfähigkeit wurde in multivariablen Vorhersagemodellen unter folgenden Fragestellungen durchgeführt:

1. Abstinenzfähigkeit: Auf der Basis aller 232 Therapieteilnehmer wurden in einer nominal logistischen Regression die Bedingungen analysiert, die den Rauchern im Rahmen der Therapie die initiale Abstinenz ermöglichen. Das Kriterium „abstinent" (N=129) oder „nicht abstinent" (N=103) wird auf den Therapieerfolg nach Therapieende bezogen (Tab.2-8).
2. Rückfallbedingungen: Die Untersuchung zielt auf Bedingungen, die eine Aufrechterhaltung der Abstinenz während eines Jahres gefährden.
3. Abstinenzdauer: Bei der Betrachtung der Abstinenzraten nach einem definierten Zeitpunkt wird die Dauer der Abstinenzperiode außer acht gelassen. Daher sollen in einer Cox-Regression die Einflußfaktoren auf den Rückfall unter Berücksichtigung der Abstinenzdauer berechnet werden. Die Untersuchung erfolgt für die Gesamtgruppe (N=232) sowie getrennt nach Geschlechtern und Behandlungsbedingungen.
4. Die Abstinenzwahrscheinlichkeit nach fünf Jahren: Die 5-Jahreskatamnese basiert auf Angaben von 179 Teilnehmern. Die Prädiktoren für die Abstinenz nach dieser Zeit werden auf der Basis dieser Teilstichprobe berechnet. In einer zusätzlichen Auswertung werden die Abstinenzprädiktoren nur für die Untergruppe der zum Therapieende abstinenten Teilnehmer berechnet.

Abstinenzfähigkeit
Aufgrund der vorbereitenden univariaten Untersuchungen (Anhang Tab.B-3) wurden folgende Variablen für die Bestimmung der Abstinenzprädiktoren auf der Basis der 232 Beobachtungen ausgewählt:
Geschlecht, Behandlungsform, Rauchdauer, Tageszigarettenkonsum, Stärke der Nikotinabhängigkeit, Abstinenzzuversicht, Selbstvertrauen und Therapievertrauen. Variablen, die erst im Therapieverlauf oder am Therapieende erhoben wurden, gingen nicht in die Auswahl ein.

Eine geringe Stärke der Abhängigkeit (p<0,0001), die Teilnahme an der Gruppentherapie (p=0,0027), ein Vertrauen in die Therapie (p=0,0080) und die Zuversicht, abstinent zu werden (p=0,0222), erhöhen die Wahrscheinlichkeit, im Verlauf einer Therapie abstinent zu werden. Dieses Modell vermag 63,7% der Therapieergebnisse vorauszusagen (Anhang Tab.B-4).

Rückfallbedingungen:
Für die Untersuchung wurden die Probanden ausgewählt, die nach Abschluß der Therapie oder zur 1-Monatskatamnese kontinuierlich abstinent geblieben waren (N=44) oder die nach anfänglicher Abstinenz innerhalb von 12 Monaten nach Therapieende rückfällig wurden (N=86). Unter den oben genannten Bedingungen wurden die potentiellen Abstinenzprädiktoren auf dieser reduzierten Stichprobenbasis neu berechnet (Anhang Tab.B-5) und folgende relevanten Variablen in die nominale Regression eingebracht: Wunsch des Partners, Rauchverhalten der Freunde, Unzufriedenheit, Entmutigung, Stärke der Abhängigkeit, Entzugsbeschwerden zu Therapieende und Anwendung des Nikotinpflasters. In einem schrittweisen Vorgehen wurden alle nicht signifikanten Variablen eliminiert.

Eine geringe Selbstentmutigung (p=0,0028), eine niedrige Stärke der Abhängigkeit (p=0,024) und gering auch der Wunsch des Partners (p=0,076) erhöhen die Wahrscheinlichkeit einer kontinuierlichen, langfristigen Abstinenz bei initial abstinenten Teilnehmern einer Raucherentwöhnungsbehandlung. Dieses Modell gestattet eine Vorhersage des Rückfalls in 72,1% aller Fälle (Anhang Tab.B-6).

Abstinenzdauer:
Alle untersuchten und in das Modell aufgenommenen potentiellen Prädiktorvariablen sind in Tabelle B-7 (Anhang) dargestellt. Prädiktorvariabeln (Abstinenzzuversicht und Motivation zum Therapieende), die durch das Ergebnis der Therapiephase beeinflußt sein könnten, wurden ausgeschlossen. Die Voraussetzung für die Aufnahme der Variablen in die Cox-Regression wurde eingangs mit Kaplan-Meier-Überlebensanalysen überprüft (Anhang

Abb.B-1a-d und Tab.B-14). Alle im folgenden vorgestellten signifikanten Variablen erfüllen die Bedingungen.

Von signifikanter Bedeutung sind die Stärke der Abhängigkeit ($p=0,0030$), die Reduktion des Zigarettenkonsums ($p=0,0011$) nach Zweidrittel des Therapieverlaufs und die Anwendung des Nikotinpflasters ($p=0,0024$) (Anhang Tab.B-8).

Bei einer Beschränkung der Untersuchung auf die Gruppe der zum Therapieende abstinenten Raucher ist nur noch die Stärke der Abhängigkeit signifikant wirksam ($p=0,0088$). Zusätzlich hat die Entmutigung, eine Subskala aus dem ISE, einen schwachen Einfluß ($p=0,0765$) (Anhang Tab.B-9).

Ergänzend wurden geschlechts- und therapiespezifische Prädiktoren ermittelt (Anhang Tab.B-10 und Tab.B-12). Die Berechnungen wurden allerdings nur für die Gesamtgruppe unter Einschluß der nach Therapie nicht abstinenten Teilnehmer durchgeführt, da andernfalls die Gruppengröße zu sehr reduziert worden wäre.

Der Rückfall wird bei Männern von einer starken Abhängigkeit ($p=0,0004$) und der Anwendung des Nikotinpflasters ($p=0,010$) bestimmt (Anhang Tab.B-10a). Bei Frauen ist neben der Stärke der Abhängigkeit ($p=0,0368$) die Nikotinpflasteranwendung ($p=0,022$) und die Abstinenz nach Zweidritteln der Therapie ($p<0,0001$) entscheidend (Anhang Tab.B-10b).

Die Nikotinpflasteranwendung ($p=0,0008$) und die Stärke der Abhängigkeit ($p=0,0062$) bestimmen auch in der Bibliotherapie die Abstinenzerwartung (Anhang Tab.B-13a), in der Gruppenbehandlung ist neben der Stärke der Abhängigkeit ($p=0,0005$) statt der Nikotinpflasteranwendung die Abstinenzentwicklung im Therapieverlauf ($p=0,0023$) von Bedeutung (Anhang Tab.B-13b).

<u>Die Abstinenzwahrscheinlichkeit nach fünf Jahren</u>

Die langfristige Abstinenzerwartung nach fünf Jahren kann in der Gruppe aller Teilnehmer durch die Stärke der Abhängigkeit ($p=0,0457$) und die Selbstentmutigung ($p=0,0079$) vorhergesagt werden (Anhang Tab.B-15). In der Gruppe der Teilnehmer, die im Rahmen der Therapie abstinent werden konnten, hat langfristig nur doch die Selbstentmutigung (p=0,0129) einen prädiktiven Wert (Anhang Tab.B-16).

E. Weitere Nebenfragestellungen

Compliance, Bewertung und Hautverträglichkeit des Nikotinpflasters

Die Mehrzahl (64,2%) der 232 Teilnehmer bewertete das Nikotinpflaster als hilfreich, um das Rauchen aufzugeben bzw. einzuschränken. Geschlechts- oder therapiespezifische Unterschiede ergaben sich nicht.

Die Hautverträglichkeit des Pflasters wurde als gut bewertet, nur 22 Probanden erlebten die Anwendung als unangenehm. 14 Teilnehmer nannten als Absetzgrund allergische Hautreaktionen oder Pflasterunverträglichkeiten.

Trotzdem gaben nur 86 (37,1%) Teilnehmer an, das Pflaster kontinuierlich während der gesamten Behandlungsphase angewendet zu haben, 76 hatten es vorzeitig abgesetzt (von 71 Teilnehmern lagen keine Angaben vor). Die Compliance war unabhängig von Therapiemethode und Geschlecht. Darunter hatten 26 andere Nebenwirkungen der Pflasteranwendung (Übelkeit, Tachykardien, Schwindelgefühl) registriert und weitere 35 hatten die Anwendung vergessen oder wollten die Abstinenz ohne Pflaster erringen.

Die Pflastercompliance während der Behandlung hat einen signifikanten Einfluß auf die mittel- und langfristige Abstinenz (Tab.2-11).

Katamnesezeitpunkt	N	Pflaster- anwendung Abstinenz (%)	keine Pflaster- anwendung Abstinenz (%)	Fisher's Exact Test
Therapieende	162	65,9	55,8	n.s.
Ein Monat	162	48,2	32,5	p=0,0414
6 Monate	162	34,1	16,9	p=0,0124
12 Monate	162	29,4	13,0	p=0,0112
5 Jahre	124	17,9	10,7	n.s.

Tab.2-11: Pflastercompliance und Abstinenzerfolg

Offensichtlich sind kurzfristig andere Wirkfaktoren in der Lage, den Einfluß der Pflasterbehandlung zu überdecken.

Die Compliance hinsichtlich der Instruktion, das Pflaster langfristig anzuwenden, muß als schlecht bezeichnet werden: 6 Teilnehmer, die das Nikotinpflaster weitere sechs Monate nach Therapieende tragen sollten, hatten es kein einziges Mal angewendet, 27% der 116 Teilnehmer hatten es unmittelbar nach Therapieende abgesetzt. Weitere 40,5% bzw. 18,9% wendeten es nach einem Monat bzw. nach drei Monaten nicht mehr an. Der Instruktion, das Nikotinpflaster für 6 Monate anzuwenden, folgten lediglich 6,75% der Teilnehmer. Nach einem Monat machten die 47 Abbrecher Angaben über die Gründe des vorzeitigen Absetzens: u.a. 25,8% davon glaubten, auch ohne Hilfe des Pflasters abstinent bleiben zu können, 19,4% waren wieder rückfällig geworden, 14,5% berichteten von Hautunverträglichkeiten und jeweils 9,7% beklagten die hohen Kosten oder eine mangelhafte Wirksamkeit. 6,5% gaben an, zu nachlässig gewesen zu sein. Unter den Pflasternutzern wendeten Teilnehmer der Gruppentherapie (35 versus 29 Tage; n.s.) und Frauen (40 versus 25 Tage; $Chi^2=2,11$, $p=0,0346$) das Pflaster länger an.

<u>Einfluß des Nikotinpflasters auf Gewichtsregulation, Rauchverlangen und Entzugssymptomatik</u>

Die Pflasteranwendung bzw. die Dauer der Pflasteranwendung hat in der Gruppe der am Therapieende abstinenten Teilnehmer keinen Einfluß auf die <u>Gewichtszunahme</u> zwischen dem Therapieende und der 1-, 6- und 12- Monats-Katamnese (Anhang Tab.B-17).

Das <u>Rauchverlangen</u> zur 1-Monatskatamnese zeigte sich von der Dauer der Pflasterapplikation abhängig. In einer Varianzanalyse mit Meßwiederholung verzeichneten die Teilnehmer der Bibliotherapie mit einer langfristigen Pflasteranwendung eine signifikante Abnahme im Rauchverlangen ($F=7,06$; $p<0,05$). Der Effekt ist durch die Einflüsse des Pflasters bei den weiblichen Teilnehmerinnen ($F=10,37$; $p<0,05$) erklärt, bei den Männern ergab sich kein signifikanter Effekt ($F=2,40$; n.s.). Auch bei den Teilnehmern an der

Gruppentherapie (F=0,13; n.s.), bei Männern (F=0,08; n.s.) wie bei Frauen (F=0,17; n.s.), ergaben sich keine signifikanten Effekte.

Die Entzugssymptomatik wurde als Summenscore folgender Items aus der Beschwerdeliste erfaßt: Reizbarkeit, innere Unruhe, Nervosität, Zerstreutheit, Konzentrationsschwächen, Verdauungsstörungen, Gewichtszunahme, Schlaflosigkeit, Niedergeschlagenheit, Hungergefühl, Mattigkeit und niedriger Blutdruck. Die Teilnehmer konnten die Items bzgl. der Entzugssymptomatik und des Rauchverlangens auf einer Ordinalskala von 1 bis 4 einstufen (1=gar nicht, 2=kaum, 3=mäßig, 4=stark). Die Teilnehmer der Gruppentherapie, die das Pflaster noch nach Therapieende anwendeten, erfuhren eine signifikante Linderung der Entzugssymptomatik im Vergleich mit den Teilnehmern, die das Pflaster abgesetzt hatten (F=10,96; p<0,01). Wiederum ist dieser Effekt durch die Verbesserung der Symptome bei den weiblichen Teilnehmern begründet (Frauen: F=7,62; p<0,05). Bei den Männern in der Gruppentherapie gab es keinen signifikanten Effekt (F=1,25; n.s.). Keine Effekte zeigen sich bei den Teilnehmern der Bibliotherapie (Gesamt: F=0,01; n.s.; Männer: F=0,89; n.s., Frauen: F=0,01; n.s.).

2.2.1.4 Zusammenfassung

Die Eingangsfragestellungen sind zusammenfassend folgendermaßen zu beantworten:
Die Einführung von Raucherentwöhnungsbehandlungen in das Leistungsangebot der ärztlichen Praxis ist für viele niedergelassene Ärzte attraktiv. Immerhin 28% aller angesprochenen Arztpraxen nahmen aktiv an der Behandlungsphase dieser Studie teil. Im Rahmen des Studienprojektes wurden 232 Raucher behandelt, die entweder einer Raucherentwöhnungsbehandlung in der Gruppe oder mit Hilfe eines Selbsthilfemanuals (Bibliotherapie) zugewiesen wurden. In beiden Behandlungsbedingungen wurde eine Nikotinsubstitution eingesetzt. Neben der Effektivität der beiden Behandlungsformen sollte die Auswirkung der kurz- bzw. langfristigen Nikotinpflasterapplikation auf den Therapieerfolg untersucht werden.

Eine Raucherentwöhnung ist in der Arztpraxis unter Einsatz eines durch Kurzkontakte unterstützten Selbsthilfemanuals genauso effizient durchzuführen wie eine aufwendigere Gruppenbehandlung. Der Rückfall tritt in der Bibliotherapie zwar schneller ein als in der Gruppentherapie, nach einem Jahr unterscheiden sich die Erfolgsaussichten jedoch nicht: Katamnesen fanden nach einem Monat, nach 6 und 12 Monaten sowie nach 5 Jahren statt. Während initial signifikante Unterschiede in der Erfolgsrate von Männern und Frauen und zwischen Teilnehmern der Gruppen und Bibliotherapie festzustellen waren, zeigten die langfristigen Ergebnisse keine therapie- oder geschlechtsspezifischen Unterschiede. Langfristig blieben nach einem Jahr 18,5% aller Teilnehmer kontinuierlich abstinent, die Abstinenzraten sinken bis zu einer Katamnese fünf Jahre nach Therapieabschluß auf 12,6%, weitere 5% werden in dieser Zeit nach einer Rückfallperiode erneut abstinent.

Die nach einem Jahr erzielten Abstinenzraten sind somit stabil, die jährliche Rückfallquote in den darauffolgenden Jahren entspricht der Rate der Raucher, die nach einem Rückfall wieder abstinent werden (etwa 1% im Jahr).

Die Analyse des Rückfallverlaufs macht deutlich, daß unmittelbar nach der Therapie die größte Rückfallgefahr besteht - mehr als 40% aller Teilnehmer werden während des ersten Monats nach Therapieende rückfällig, dagegen sind es zwischen dem 1. und 5. Jahr nach Therapieabschluß pro Jahr nur noch etwa 1,3% aller Teilnehmer.

Als wichtigster Prädiktor der Fähigkeit des einzelnen Rauchers, abstinent zu werden und nach einem Therapieerfolg auch langfristig abstinent zu bleiben, konnte die <u>Stärke der Nikotinabhängigkeit</u>, gemessen mit dem FTND, bestimmt werden.

<u>Therapiebezogene psychologische Variablen</u> (das Therapievertrauen und die Abstinenzzuversicht) beeinflussen ebenfalls, wenngleich weniger stark den Abstinenzverlauf. Depressive Patienten haben geringe Erfolgsaussichten. In der Gesamtgruppe spielt das Ausmaß der über psychometrische Instrumente (BDI) erfaßten Depressivität keine Rolle. Ein hohes Maß an Selbstentmutigung beschleunigt den Rückfallprozeß.

<u>Therapiespezifische Variablen</u> bestimmen sowohl die kurzfristige Abstinenz als auch den Rückfallverlauf. Die Gruppentherapie ist initial effektiver als die Bibliotherapie; die Nikotinsubstitution vermag den Rückfallzeitpunkt zu verzögern. Eine hohe Therapiecompliance, die mit dem Erreichen einer Abstinenz spätestens nach Ablauf von Zweidritteln der Therapie verbunden ist, erhöht die Wahrscheinlichkeit eines langfristigen Erfolges.

Auch die Abstinenzerwartung fünf Jahre nach Beginn einer Raucherentwöhnungstherapie ist durch die Stärke der Abhängigkeit bestimmt, zusätzlich nimmt die Selbstentmutigung Einfluß auf den Rückfallverlauf.

Wesentliche geschlechts- oder therapiespezifische Unterschiede in der Rückfallprädiktion lassen sich nicht nachweisen.

Die häufigsten Rückfallgründe, nämlich Vereinsamung, Entzugssymptome und Streßsituationen, spiegeln die Defizite der verwendeten Therapiemethoden wider. Als ein weiteres wesentliches Problem der langfristigen Abstinenz erweist sich - trotz der Nikotinsubstitution - die Gewichtszunahme.

Die Abstinenz wird durch die Anwendung eines Nikotinpflasters wirksam unterstützt, da das Rauchverlangen, die Gewichtszunahme und die Entzugssymptomatik positiv beeinflußt werden. Vor allem Frauen profitieren von der Pflasteranwendung hinsichtlich der Reduktion des Rauchverlangens und der Entzugssymptomatik. Die Compliance bezüglich der langfristigen Pflasteranwendung ist trotz der positiven Auswirkungen schlecht.

Zusammenfassend gesehen erweisen sich die untersuchten Therapien als wirksame Raucherentwöhnungsmethoden, deren Erfolg von der Stärke der Abhängigkeit, der Compliance der Raucher und von psychischen Faktoren wie der Abstinenzerwartung bestimmt wird.

2.2.2 Erfolgsaussichten von risikogruppenspezifischen Behandlungen

Raucherentwöhnungsprogramme erzielen selbst bei optimalen Bedingungen nur mäßige langfristige Erfolgsraten (Absatz 3.1.4). Dies ist für Personengruppen, die durch das Rauchen eine überdurchschnittliche gesundheitliche Beeinträchtigung und Gefährdung erfahren, nicht tolerabel. Die Entwicklung effektiverer Behandlungsangebote ist daher von erheblicher gesundheitspolitischer Bedeutung. Einige Studien konnten zeigen, daß durch die Modifikation bestehender Programme Effektivitätssteigerungen möglich sind. Diese zielgruppenspezifisch modifizierten Therapieprogramme stellen eine Weiterentwicklung bestehender Raucherentwöhnungsbehandlungen auf der Basis von verhaltenstherapeutisch orientierten, multimodalen Gruppentherapien dar, die auf die speziellen Bedürfnisse besonderer Risikogruppen zugeschnitten sind.

Unter den genannten Risikogruppen bedürfen Frauen mit geminderter Fertilität und einem unerfüllten Kinderwunsch, Frauen, die Kontrazeptiva einnehmen, Frauen zu Beginn des Klimakteriums und insbesondere Schwangere, die trotz des Wissens um die schädigenden Auswirkungen des Rauchens auf das werdende Kind nicht abstinent werden können, eines verbesserten Entwöhnungsangebotes. Deshalb sollte an diesen Gruppen beispielhaft ein risikogruppenspezifisches Raucherentwöhnungsprogramm entwickelt und hinsichtlich seiner Effektivität überprüft werden.

Im deutschen Sprachraum gibt es nur sehr wenig Untersuchungen zum Thema Rauchen und Schwangerschaft sowie zur Raucherentwöhnung bei schwangeren Frauen. Selbsthilfemanuale und gruppentherapeutische Entwöhnungsprogramme für schwangere Frauen wurden bisher nicht entwickelt. Insgesamt erweisen die bisherigen Erfahrungen, daß die Entwöhnungsraten bei schwangeren Frauen trotz der besonderen Motivation eher gering sind und auch bei einem Einsatz von Selbsthilfemanualen sehr niedrig liegen. So ist davon auszugehen, daß schwangere Frauen zur erfolgreichen Entwöhnung eine enge Betreuung benötigen. Intensivere gruppentherapeutische Raucherentwöhnungsprogramme mit schwangeren Frauen wurden bisher kaum durchgeführt, werden jedoch aufgrund der bisher erzielten geringen Erfolgsquoten immer häufiger gefordert (Svanberg 1992).

Von diesen Voraussetzungen ausgehend, wurden in einer von der DFG geförderten Studie (DFG Bu 474/6-1) modifizierte verhaltenstherapeutische Therapie- und Selbsthilfemanuale entwickelt, welche die Entstehungsbedingungen und aufrechterhaltenden Faktoren des Rauchens bei Frauen, sowie die spezielle Motivationslage der Zielgruppen besonders berücksichtigen. Die Modifikation der Therapieprogramme erfolgte entsprechend den Empfehlungen von Windsor und Orleans (1986). Die Anwendungsrichtlinien der Nikotinersatzpräparate lassen den Einsatz des Nikotinpflasters bei Schwangeren nur in Ausnahmefällen zu. Aus Gründen der Vergleichbarkeit wurde daher auf die Aufnahme der Nikotinsubstitution in die Therapiekonzepte aller Behandlungsgruppen verzichtet.

Im Mittelpunkt der prospektiven Studie stand die Überprüfung der kurz-, mittel- und langfristigen Effizienz zweier Behandlungsmethoden (Gruppentherapie plus zielgruppenspezifisches Selbsthilfemanual versus ärztliche Kurzintervention und zielgruppenspezifisches Selbsthilfemanual) im historischen Vergleich mit der Standardbehandlung und im Vergleich mit der Effektivität eines bloßen Ratschlags, das Rauchen zu beenden.

2.2.2.1 Fragestellungen und Hypothesen

Hauptfragestellungen

- Erreichen risikogruppenspezifische Behandlungen auch bei Verzicht auf eine Nikotinsubstitution höhere Abstinenzquoten als
  a) der Verzicht auf eine Therapiemaßnahme
  b) Standardbehandlungen mit Nikotinpflaster
- Profitieren Raucherinnen mit und ohne Risikofaktoren gleichermaßen von der modifizierten Behandlung?
- Ist die gruppentherapeutische Raucherentwöhnungsbehandlung einer therapeutischen Kurzinformation in Verbindung mit einer Selbsthilfebehandlung überlegen?

Hypothese 1a und 1b: Die Durchführung zielgruppenspezifischer Raucherentwöhnungsprogramme in Form

a) einer Gruppenbehandlung über 5 Wochen kombiniert mit einem speziell erarbeiteten Manual,

b) eines therapeutischen Gespräches mit der Vergabe eines Selbsthilfemanuals,

sind signifikant erfolgreicher als die Empfehlung zur Tabakabstinenz.

Alternativhypothese 1a und 1b: Beide Behandlungsmethoden sind nicht signifikant erfolgreicher als die Empfehlung zur Tabakabstinenz.

Hypothese 2a und 2b: Die Durchführung zielgruppenspezifischer Raucherentwöhnungsprogramme in Form

a) einer Gruppenbehandlung über 5 Wochen kombiniert mit einem speziell erarbeiteten Manual,

b) eines therapeutischen Gespräches mit der Vergabe eines Selbsthilfemanuals,

sind signifikant erfolgreicher als die bisher eingeführten multimodalen verhaltenstherapeutischen Entwöhnungsprogramme, die als Gruppen- oder Einzelbehandlungen mit einem Selbsthilfemanual durchgeführt wurden („Standardbehandlung"). Es wird der Vergleich mit den Ergebnissen der Vorgängerstudie Bu 474/3-1 gewählt.

Alternativhypothese 2a und 2b: Beide Behandlungsmethoden sind nicht signifikant erfolgreicher als die Standardbehandlung.

Hypothese 3: Die Durchführung zielgruppenspezifischer Raucherentwöhnungsprogramme in Form einer Gruppenbehandlung über 5 Wochen kombiniert mit einem speziell erarbeiteten Manual ist dem therapeutischen Gespräch mit der Vergabe eines Selbsthilfemanuals signifikant überlegen.

Alternativhypothese 3: Die beiden Behandlungsmethoden unterscheiden sich nicht signifikant in ihrer langfristigen Effektivität.

Nebenfragestellungen
- Ist neben den Abstinenzraten auch der zeitliche Verlauf der Rückfallereignisse durch die Therapieform oder durch einen der Risikofaktoren bestimmt?
- Welche Rückfallgründe lassen sich ermitteln?
- Sind innerhalb der risikogruppenspezifischen Entwöhnungsbehandlungen Erfolgsprädiktoren zu identifizieren? Die Einteilung der Abstinenzprädiktoren erfolgt in biologische (Stärke der Abhängigkeit, rauchanamnestische Daten) und psychische Faktoren (Depressivität, negative Selbstkommunikation, Motivation, Compliance) des Rückfalls.
- Lassen sich für Risikopatienten und gesunde Raucher unterschiedliche Abstinenzprädiktoren nachweisen?

2.2.2.2 Methode

Versuchsdesign

In einem 3x2 faktoriellen Versuchsdesign wurden die Teilnehmerinnen folgenden Behandlungsbedingungen zugewiesen:

1. einer *verhaltenstherapeutischen Gruppentherapie*, begleitet durch die Vergabe eines *Selbsthilfemanuals*.
2. einer *umfassenden Aufklärung* der Raucherin über die gesundheitlichen Folgen des Rauchens und unterstützende, wöchentliche *Kurzkontakte* kombiniert mit der Vergabe eines *Selbsthilfemanuals*.
3. einer schriftlichen *Information über die gesundheitlichen Folgeschäden des Rauchens*, jedoch ohne weiteres therapeutisches Angebot.

Mit dem Vergleich der Bedingungen „Risikogruppe" und „Gesunde Raucherinnen" ergeben sich insgesamt sechs Untersuchungsbedingungen (Tab.2-12).

Einschluß- und Ausschlußkriterien

Da bereits eine Rauchmenge von fünf oder mehr Zigaretten zu gesundheitlichen Beeinträchtigungen für Mutter und Kind führen kann, wurden bei Schwangeren keine restriktiven Einschlußkriterien formuliert. Aufgenommen in die Studie wurden alle schwangeren Raucherinnen, die in die Studienbedingungen und Datenerhebung einwilligten und ausreichende Sprachkenntnisse besitzen, um an den Behandlungsprogrammen teilnehmen zu können. Gleiches galt für Frauen, die aufgrund eines unerfüllten Kinderwunsches oder bei erhöhter Gefährdung aufgrund der Einnahme von Hormonpräparaten teilnehmen wollten.

Drop-out Kriterien

Die Teilnehmerinnen wurden unter folgenden Umständen als Drop-outs gewertet:

- Rückzug der Einwilligung zur Studienteilnahme und in die Studienbedingungen
- mehr als zweimaliges unentschuldigtes Fehlen an den Therapiesitzungen
- Auftreten einer ernsthaften Erkrankung während des Therapiezeitraums

Behandlungsgruppe I: Verhaltenstherapeutische Gruppenbehandlung und Therapiemanual N=80	
Risikopatientinnen (N=40)	Gesunde Raucherinnen (N=40)
Behandlungsgruppe II: Therapeutische Kurzintervention und Selbsthilfemanual N=80	
Risikopatientinnen (N=40)	Gesunde Raucherinnen (N=40)
Kontrollgruppe: Ratschlag N=80	
Risikopatientinnen (N=40)	Gesunde Raucherinnen (N=40)

Tab.2-12: Studiendesign

Stichprobengröße

Die Bestimmung der minimalen Stichprobengröße erfolgte anhand folgender Kenndaten: Erwartet wird eine Effektgröße von 15% für den Vergleich der beiden Interventionsmethoden. Die Stichprobenberechnung ergibt bei einseitiger Testung eine Zellenbesetzung von n=80 bei einem α-Fehler von p<0,05 und einer Power von 0.7.

Auswertung

Für die statistische Auswertung und für die Bewertung der Effizienz der jeweiligen Behandlungsmethode wird die Gruppe der Schwangeren und die zusammengefaßte Risikogruppe zu einer Gruppe zusammengefaßt. Durch diese Vorgehensweise ist eine ausreichend große Stichprobe für den Vergleich der Erfolgsquoten der Untersuchungsbedingungen im Sinne der Hauptfragestellung gewährleistet.

Teilnehmerinnen, die an mindestens der Hälfte der Sitzungen teilnahmen und dann ausschieden, verblieben in der Stichprobe und wurden als rückfällig gewertet. Teilnehmerinnen, die die Nacherhebungen nicht beantworteten, wurden ebenfalls als nicht abstinent gewertet.

Als Abstinenzkriterium wurde der Konsum von weniger als einer Zigarette pro Tag gewertet.

Stichprobenerhebung

Ziel dieser Untersuchung war, praxisgerechte verhaltenstherapeutische Raucherentwöhnungsmethoden für Risikogruppen aus der gynäkologischen Praxis zu entwickeln und auf ihre kurz- und langfristige Effizienz zu überprüfen. Entsprechend erfolgte die Rekrutierung der Teilnehmerinnen über die Ambulanzen zweier Frauenkliniken sowie über die Praxen niedergelassener Frauenärzte. Die Teilnehmerinnen wurden entsprechend ihrer Zielgruppe anhand einer pseudorandomisierten Liste einer der drei Bedingungen zugeordnet. Die Randomisierung wurde gruppenspezifisch vorgenommen.

Allgemeine Behandlungsstrategien

Die Durchführung von Raucherentwöhnungskursen mit schwangeren Patientinnen bzw. anderen spezifischen Risikogruppen aus der gynäkologischen Praxis verlangt eine Anpassung der bisher vorliegenden Behandlungsprogramme an die spezifische Zielgruppe. Grundlage des Programms stellt das in den Vorläuferstudien entwickelte verhaltenstherapeutische Raucherentwöhnungsprogramm dar (Tab.2-2). Es wurde jedoch unter Berücksichtigung der besonderen Motivation und Lebensumstände schwangerer Patientinnen bzw. der anderen Zielgruppen modifiziert.

Den entwöhnungswilligen Raucherinnen wird die „Punkt-Schluß-Methode" empfohlen. Darüber hinaus wird in dieser Studie bewußt auf die Kombination der verhaltenstherapeutischen Entwöhnungsmethode mit der transdermalen Nikotinsubstitution verzichtet. Die Verwendung des Nikotinpflasters ist unter den besonderen Bedingungen der Schwangerschaft nicht zu empfehlen. Damit wird den Empfehlungen der Hersteller gefolgt. Aus Gründen der Vergleichbarkeit werden auch die anderen Patienten ohne Nikotinersatztherapie behandelt. Um möglichst rasch eine Abstinenz zu erzielen, wurde die Behandlung auf 5 Therapieeinheiten innerhalb von 5 Wochen verkürzt. Die kompaktere Vorgehensweise trägt vor allem den Bedürfnissen schwangerer Patientinnen Rechnung.

Gruppentherapie und Selbsthilfemanual

Die gruppentherapeutische Behandlung erstreckte sich über fünf Sitzungen von jeweils eineinhalb Stunden Dauer bei einer Teilnehmerzahl von vier bis sechs Raucherinnen. Die Kernbausteine der gruppentherapeutischen Behandlung (siehe Tab. 2-2) wurden aus der Vorläuferstudie übernommen. Diese wurden durch risikogruppenspezifische Bausteine ergänzt (Tab.2-13).

Die Dauer der gruppentherapeutischen Sitzungen wurde auf 90 Minuten festgesetzt. Darüber hinaus wurde die Behandlung wird durch die Vergabe eines Selbsthilfemanuals begleitet, um die Motivation zur Umsetzung der Therapieinhalte im häuslichen Umfeld zu fördern.

Therapeutische Kurzintervention und Selbsthilfemanual

Die Teilnehmerinnen erhalten eine ausführliche Aufklärung über die gesundheitlichen Folgen des Rauchens während der Schwangerschaft bzw. bei ihrer speziellen Indikation zum Nichtrauchen mit der Empfehlung, das Rauchen schnellstmöglich einzustellen. Zu ihrer Unterstützung erhalten sie vom behandelnden Arzt das Selbsthilfemanual zur selbständigen Anwendung. Therapeutische Unterstützung findet in Form wöchentlicher Kurzkontakte (5-20 Minuten) oder im Verhinderungsfall telefonisch statt. Die Therapiebausteine entsprechen denen der Gruppenintervention.

- **Erhöhung der kognitiven Dissonanz** durch Informationen über die schädlichen Auswirkungen des Rauchens für die individuelle Risikogruppen
- **Motivationssteigerung** durch Positivierung des Abstinenzerfolges im Hinblick auf die individuelle Gefährdung
- **Aufbau sozialer Unterstützung** durch die Einbeziehung der sozialen Umgebung (Partner, Freundinnen) in die Entwöhnungsbehandlung. Dabei wird weniger der kompetitive Aspekt als der stützende Aspekt betont und der Lebenspartner aktiv in die Entwöhnung miteinbezogen,
- **Ernährungsinformationen** unter Berücksichtigung risikogruppenspezifischer Faktoren (z.B. Schwangerschaft)
- **Sportlicher Ausgleich** unter Berücksichtigung risikogruppenspezifischer Faktoren
- **Stabilisierung der Abstinenz** durch Konzepte zur alternativen Freizeitbeschäftigung, Betonung der besonderen Bedeutung und Einführung langfristiger Belohnungen des Nichtrauchens für die jeweilige Risikogruppe

Tab.2-13: Risikogruppenspezifische Therapiebausteine

Standardbehandlung und ärztlicher Ratschlag

Den Teilnehmerinnen der Kontrollgruppenbedingung wurde eine Informationsschrift über die Folgen des Rauchens zur Verfügung gestellt, darüber hinaus aber kein therapeutisches Angebot gemacht.

Meßinstrumente und Katamneseuntersuchungen:

Die Auswahl der Meßinstrumente erfolgte in Anlehnung an die Vorgängerstudie (Bu 474/3-1), um eine Vergleichbarkeit der Ergebnisse zu ermöglichen. Aufgrund der Ergebnisse der Vorläuferstudie wurden zwei Veränderungen vorgenommen: die Erfassung der Stärke der Abhängigkeit beschränkte sich auf den Fagerström Test for Nicotine Dependence (FTND) (Heatherton et al 1991), da er sich im Vergleich mit der Westmead Tolerance Scale (WTS) (DiGutso et al 1988) als das ökonomischere Instrument mit besserer Prädiktorqualität erwiesen hatte. Das Beck'sche Depressionsinventar (BDI) (Beck et al 1961) zur Erfassung der Depressivität wurde durch das Depressionsinventar des Center for Epidemiological Studies (CES-D) (Hautzinger 1988) ersetzt, da letzteres im Bereich leichter bis mittlerer depressiver Verstimmungen als differenzierungsfähiger gilt. Im Hinblick auf die spezielle Fragestellung dieser Studie wurde darüber hinaus ein Raucherfragebogen für Schwangere entwickelt.

Im folgenden werden die neuen Meßinstrumente im einzelnen kurz vorgestellt.

Raucherfragebogen I (RFB I):
    Inhalt: Soziodemographische und rauchanamnestische Daten.

Raucherfragebogen für Schwangere (RFBS)
    Der Fragebogen umfaßt Fragen zur bestehenden sowie zu vorhergehenden Schwangerschaften, zur Einstellung zum Rauchen während der Schwangerschaft und zu zusätzlichen bekannten Risikofaktoren. Dieser Fragebogen ist nur für die Gruppe der Schwangeren konzipiert.

Depressionsinventar des Center for Epidemiological Studies (CES-D)
    Die CES-D Skala umfaßt in ihrer deutschen Übersetzung (Hautzinger 1988) 20 Items. Dieses Instrument wurde vor allem als Screening-Instrument für epidemiologische Untersuchungen der Depressivität in der Allgemeinbevölkerung geschaffen. Die Sensitivität liegt bei >83%. Der Cut-off Point liegt bei >18 von maximal 60 Punkten.

Meßzeitpunkte

Die Datenerhebung in den Therapiebedingungen erfolgte zu Therapiebeginn, im Therapieverlauf und zum Therapieende. Zwei Katamneseuntersuchungen wurden auf postalischem Wege nach sechs und zwölf Monaten durchgeführt (Tab.2-14). Die Datenerhebung in der Kontrollgruppe wurde beim Erstkontakt, nach einem halben und nach einem ganzen Jahr durchgeführt.

	Therapiewoche						K.-Monat	
	0	1	2	3	4	5	6	12
EFB	■							
RFB I	■							
RFB S	■							
FTND	■							
CES-D	■					■		
SVF	■		■			■		
ISE	■					■		
MOT	■	■	■	■	■	■		
BL								
RFB II						■		
RFB III							■	
RFB IV								■

Tab.2-14: Meßzeitpunkte, K.-Monat: Katamnesemonat

Auswahl der Prädiktoren

Die Auswahl der zu untersuchenden Prädiktoren unter den soziodemographischen, rauchanamnestischen, sozialen, kognitiven, psychischen und therapiespezifische Variablen erfolgte analog der Vorgehensweise bei der Vorgängerstudie (Tab.2-6).

Statistische Auswertung:

Das statistische Vorgehen entsprach der Auswertung in der Vorgängerstudie (Seite 70).

2.2.2.3 Ergebnisse

Da die folgende Darstellung der Auswertung in wesentlichen Teilen dem Vorgehen bei der ersten Studie entspricht, wurde nach Möglichkeit auf eine redundante Darstellung der Vorgehensweisen und der untersuchten Variablen verzichtet.

Das Rekrutierungsziel wurde in den Therapiegruppen überschritten. In allen Bedingungen konnten wie geplant wenigstens 40 Teilnehmerinnen behandelt werden. Die Kontrollbedingung wurde auf insgesamt 40 Teilnehmerinnen beschränkt, nachdem das schlechte Abschneiden der Probandinnen eine Fortführung dieser Bedingung aus ethischen Gründen nicht gestattete.

A. Stichprobenbeschreibung

Die Auswertung erfolgte getrennt für die vier Behandlungsbedingungen: Gruppenbehandlung, Einzelbehandlung, Einzelbehandlung bei Schwangeren und Kontrollgruppe, sowie getrennt für Raucherinnen mit und ohne Risikofaktoren (inklusive der Schwangeren), die einer Therapiebedingung zugewiesen wurden. Der Stichprobenumfang ist in Tabelle 2-15 dargestellt. Die meistgenannten Risikofaktoren waren eine Kontrazeptivaeinnahme (35,2%), ein unerfüllter Kinderwunsch (39,8%) oder der Eintritt in das Klimakterium (25%) (Anhang Tab.B-18).

	GT	ET	ETS	Info	Summe
Gesunde Raucherinnen	59.6% N=59	49.1% N=53	--	60% N=24	N=136
Raucherinnen mit Risikofaktoren	40.4% N=40	50.9% N=55	100% N=10	40% N=16	N=121
Summe	N=99	N=108	N=10	N=40	N=257

Tab.2-15: Stichprobenumfang. GT: Gruppentherapie, ET: Einzeltherapie, ETS: Einzeltherapie für Schwangere, INFO: Kontrollgruppe.

Die soziodemographischen und rauchanamnestischen Merkmale aller Stichproben sind im Anhang für die gesamte Gruppe sowie in getrennten Auswertung für die vier Behandlungsbedingungen (Anhang Tab.B-19) und die beiden Aufnahmebedingungen (mit und ohne Risikofaktoren) (Anhang Tab.B-20) dargestellt.

Signifikante Unterschiede ergeben sich nur bei den folgenden relevanten Stichprobencharakteristika: Schwangere Frauen und Raucherinnen mit einem Risikofaktor entschließen sich in einem jüngeren Alter (vier Jahre früher) nach einer kürzeren Rauchdauer (2,7 Jahre weniger) zur Teilnahme an einer Raucherentwöhnungstherapie. Schwangere Frauen rauchen pro Tag 4 Zigaretten weniger und haben eine um 3,5 Jahre kürzere Rauchdauer als die anderen Teilnehmerinnen, sind aber deutlich stärker nikotinabhängig.

Die übrigen soziodemographischen und raucheranamnestischen Daten sind ohne bedeutsame Unterschiede.

B. Abstinenzraten

Die Darstellung der Abstinenzquoten in Tabelle 2-16 erfolgt unter Bezug auf die Angaben zur Abstinenz an den Katamnesezeitpunkten. Für die Analyse der therapiespezifischen Effekte wurden zusätzlich die Angaben der Teilnehmerinnen zur kontinuierlichen Abstinenz ausgewertet.

Zum Katamnesezeitpunkt nach einem Jahr sind 30,9% aller Teilnehmerinnen an einer Therapie abstinent, dagegen nur 12,5% aller Frauen, die der Informationsbedingung ohne therapeutische Intervention zugewiesen waren (Fisher's Exakt Test: p=0,011). Bei der Auswertung der kontinuierlichen Abstinenz wird dieser Unterschied deutlicher: 26,3% der behandelten Frauen und nur 2,5% der Kontrollpersonen blieben während des gesamten Jahres abstinent (Fisher's Exakt Test: p=0,0018).

Vergleich der Therapieformen

Die Überprüfung der therapiespezifischen Erfolgsquoten unter Bezug auf die kontinuierliche Abstinenz zeigt weder zum Therapieende noch zu einem der Katamnesezeitpunkten einen statistisch signifikanten Unterschiede zwischen der

Gruppen- und der Einzeltherapie. Die risikogruppenspezifische Auswertung bezieht sich im Hinblick auf die klinische Relevanz auf die Punktprävalenzen der Abstinenz.

	GT N=99	ET N=108	ETS N=10	Info N=40
Therapieende	66.6%	67.5%	70%	10%
1/2-Jahres-katamnese	35.3% (33,3%)	41.6% (37,0%)	30% (30%)	7.5% (5,0%)
1-Jahres-katamnese	26,2% (24,2%)	37,0% (31,5%)	10% (10%)	12,5% (2,5%)

Tab.2-16: Kurz-, mittel- und langfristige Erfolgsquoten. GT: Gruppentherapie, ET: Einzeltherapie, ETS: Einzeltherapie für Schwangere, Info: Kontrollgruppe. In Klammern die Angaben zur kontinuierlichen Abstinenz.

Die differentielle Betrachtung des Therapieerfolges in Abhängigkeit von dem Vorliegen eines Risikofaktors zeigt, daß Frauen ohne einen Risikofaktor langfristig in der Gruppentherapie signifikant besser abschneiden als Teilnehmerinnen mit einem Risikofaktor (Fisher's Exakt Test: p=0,0292; Abb.2-8 und Tab.2-17).

	Gruppentherapie		Einzeltherapie		Kontrollen	
	ohne Risiko N=59	mit Risiko N=40	ohne Risiko N=53	mit Risiko N=65	ohne Risiko N=24	mit Risiko N=16
Therapieende	72.8% (43)	57.5% (23)	71.7% (38)	63.6% (42)	12.5% (3)	6.2% (1)
	n.s.		n.s.		n.s.	
6-Monats-katamnese	42.3% (25)	25% (10)	35.8% (19)	47.2% (29)	12.5% (3)	0.0% (0)
	p=0,058		n.s.		n.s.	
1-Jahres-katamnese	33.9% (20)	15.0 % (6)	33.9% (18)	40.0% (23)	20.8 % (5)	0.0% (0)
	p=0,029		n.s.		n.s.	

Tab.2-17: Kurz-, mittel- und langfristiger Abstinenzerfolg getrennt nach der Zugehörigkeit zu einer Risikogruppe. Fisher's Exakt Test.

Frauen ohne einen Risikofaktor schneiden zu allen drei Zeitpunkten in beiden Therapiebedingungen gleich gut ab, signifikante Unterschiede ergeben sich nicht. Dagegen profitieren Raucherinnen mit einem Risikofaktor bereits nach einem halben Jahr (Fisher's Exakt Test: p=0,034) und deutlicher noch nach einem Jahr (Fisher's Exakt Test: p=0,019) von der Einzeltherapie mehr als von der Gruppenbehandlung. Schwangere Frauen dagegen bleiben nur kurzfristig abstinent, die langfristigen Erfolgsquoten sind schlechter als in allen anderen Gruppen.

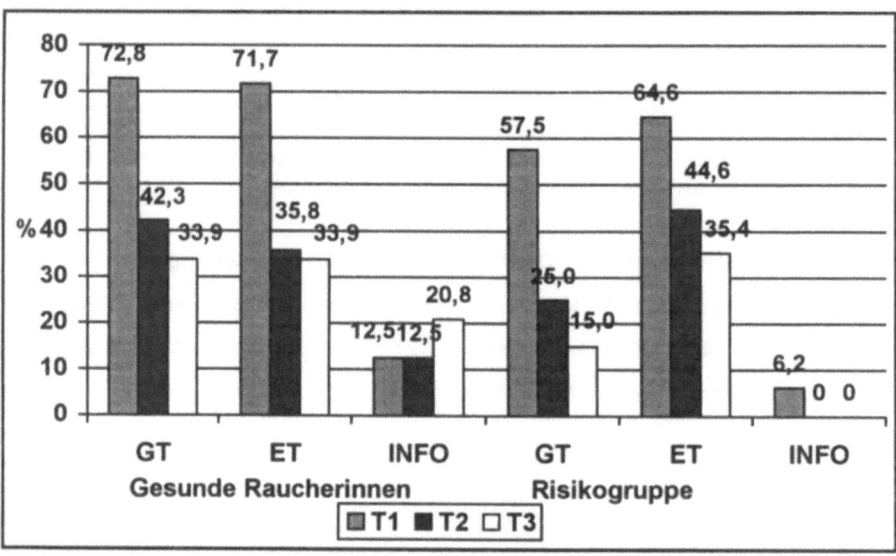

Abb.2-8: Erfolgsaussichten in Abhängigkeit von Therapie- und Risikobedingung. GT: Gruppentherapie, ET: Einzeltherapie, Info: Kontrollgruppe (nur Information), T1: Therapieende; T2: 6-Monatskatamnese; T3: 1-Jahreskatamnese

<u>Vergleich der Abstinenzraten der modifizierten risikogruppenspezifischen Therapie und einer Standardbehandlungen</u>
Die Effektivität der modifizierten Behandlung soll durch einen historischen Vergleich mit den Abstinenzraten der Teilnehmerinnen aus der Vorläuferstudie (N=124) überprüft werden.

Die beiden Stichproben zeigen keine relevanten Unterschiede der soziodemographischen und rauchanamnestischen Daten sowie der Depressivität. Lediglich der durchschnittliche Tageszigarettenkonsum ist in der Vorläuferstudie geringfügig (um 3 Zigaretten; p=0,025) höher (Anhang Tab.B-21).

Die Teilnehmerinnen der modifizierten, risikogruppenspezifischen Behandlung schneiden nach Therapieende (67,3% versus 49,2%, Fisher's Exakt Test: p=0,0008), nach einem halben Jahr (38,2% versus 28,2%, Fisher's Exakt Test: p=0,0390) und nach einem Jahr (30,9% versus 16,9%, Fisher's Exakt Test: p=0,0030) signifikant besser ab als die Teilnehmerinnen an der Standardtherapie der Vorgängerstudie.

Vergleicht man die Ergebnisse zur mittel- und langfristigen Abstinenz, so zeigt sich, daß die zielgruppenspezifischen Interventionen als Gruppentherapie und als Einzeltherapie bisherigen Raucherentwöhnungsverfahren überlegen sind. Signifikante Unterschiede ergeben sich in der Einzeltherapiebedingung nach Therapieende (p=0,0004) und nach einem Jahr (p=0,0024; Tab.2-18).

Teilnehmer	Gruppentherapie		Einzeltherapie	
	Vorläuferstudie N=52	Risikostudie N=99	Vorläuferstudie N=72	Risikostudie N=118
Therapie-ende	59,6% (31)	66,6% (66)	41,6% (30)	67,5% (80)
	n.s.		p=0,0004	
1/2-Jahres-katamnese	23% (12)	35,5% (35)	25% (23)	41,6% (48)
	n.s.		n.s.	
1-Jahres-katamnese	19,2% (10)	26,3 % (26)	15,5% (11)	37,0 % (41)
	n.s.		p=0,0024	

Tab.2-18: Historischer Vergleich der Erfolgsraten von Gruppentherapie und Einzeltherapie. Angaben abstinenter Teilnehmer in % und (N). Fisher's Exakt Test

Prädiktoren der Abstinenz

Die Auswahl der Prädiktoren erfolgte für die Gesamtgruppe, getrennt nach Behandlungsbedingungen und nach der Zugehörigkeit zu einer Risikogruppe für das Therapieende und die 1-Jahreskatamnese. Daten zum Rückfallzeitpunkt lagen nicht vor, so daß auf eine Bestimmung der Einflußgrößen auf den Abstinenzverlauf verzichtet werden mußte.

Die Aufstellung der univariaten Untersuchungen zum Einfluß aller Variablen auf den unmittelbaren und langfristigen Therapieerfolg ist Tabelle B-22 (Anhang) zu entnehmen. Im folgenden Text sind aus Gründen der Übersicht nur die signifikanten Zusammenhänge für die Gesamtgruppe dargestellt.

I Soziodemographische Kenndaten: Alter, Bildung, Berufstätigkeit
Die soziodemographischen Daten sind in keiner der Untersuchungsbedingungen von Bedeutung für den kurz- oder langfristigen Therapieerfolg.

II Soziale Variablen: Unterstützung durch den Partner und Freunde
Weder das Rauchverhalten noch die Einstellung des Partners oder der Freunde zum Rauchen beeinflussen das Therapieergebnis.

III Rauchanamnestische und biologische Prädiktoren: Rauchbeginn, Rauchmenge, Cotininspiegel und Stärke der Abhängigkeit
Das Alter zu Beginn des Rauchens, die Rauchdauer, die Zahl der bisherigen Abstinenzversuche oder Raucherentwöhnungstherapien hat nur einen geringen Einfluß auf den Entwöhnungserfolg in einzelnen Untergruppen. Der Eingangszigarettenkonsum steht nur mit dem kurzfristigen Entwöhnungserfolg in der Gesamtgruppe ($p=0,14$) sowie in der Risikogruppe und der verhaltenstherapeutischen Bedingung in Zusammenhang. Die Stärke der Abhängigkeit (FTND) dagegen steht in allen Bedingungen zum Therapieende ($p<0,0001$) und nach einem Jahr ($p=0,001$) in einem signifikanten Zusammenhang mit dem Therapieerfolg. Der Zeitpunkt bis zur ersten Zigarette des Tages

ist als Prädiktor für den kurz- (p<0,001) und langfristigen Therapieerfolg (p=0,004) in den Untergruppen weniger stabil.

IV Kognitive Faktoren

Die Einstellungen zum Rauchen, die Abstinenzmotivation, die Selbsteffizienzerwartung und die Überzeugung hinsichtlich der Therapiewirksamkeit haben keine prädiktive Funktion. Die Abstinenzzuversicht beeinflußt das kurzfristige Therapieergebnis (p=0,008) und die insbesondere die Ergebnisse in der Einzeltherapie.

V Psychische Faktoren: Depressivität, negative Selbstkommunikation und Zufriedenheit mit der Lebenssituation

Der Anteil depressiver Störungen und die Summenwerte im CES-D zur Messung der Depressivität sind unter den Raucherinnen mit Risikofaktoren höher als in der Voruntersuchung. Die Depressivität zu Therapiebeginn (gemessen mit dem CES-D) hat in der Gesamtgruppe keinen signifikanten Einfluß auf den Therapieerfolg. Raucherinnen ohne Risikofaktoren (p=0,003) oder Teilnehmerinnen der Gruppenbehandlung (p=0,002) zeigen signifikant höhere Werte im CES-D, wenn sie nicht abstinent werden konnten. Nach einem Jahr sind die Summenwerte bei den Nichtraucherinnen höher.

Die Selbstermutigung (p=0,007), eine Unterskala des ISE steht mit der kurz- (p=0,016) und langfristigen Abstinenz (p=0,007) in Zusammenhang, die positive Befindlichkeit prädiziert nur den kurzfristigen Abstinenzerfolg (p=0,006). Die anderen Unterskalen sowie die Zufriedenheit mit der Lebenssituation haben keinen relevanten Einfluß.

VI Entzugssymptome, Rauchverlangen und Gewichtsentwicklung

Die körperlichen Beschwerden zum Therapieende sagen in allen Bedingungen die Abstinenz zum Therapieende (p<0,0001) und nach einem Jahr (p<0,0001) voraus. Auch das Rauchverlangen zum Therapieende, geringer auch zu Therapiebeginn, steht mit dem Abstinenzvermögen in Zusammenhang.

Eine Beziehung zwischen der Gewichtsentwicklung und dem Therapieerfolg besteht nicht.

VII Therapiespezifische Variablen: Akzeptanz der Therapiebausteine und Therapiecompliance

Die Akzeptanz der Therapiebausteine hat keine signifikante Bedeutung. Von entscheidender Bedeutung für die langfristige Abstinenz ist hingegen die Fähigkeit der Teilnehmerinnen, innerhalb der ersten drei Wochen der Therapie abstinent zu werden (p=0,001).

Multiple Vorhersagemodelle

Alle signifikanten (p<0,05) Ergebnisse wurden in die schrittweise logistische Regressionen zur Berechnung der Prädiktoren für eine Abstinenz zum Therapieende (Abstinenzfähigkeit) und zur 1-Jahreskatamnese (Rückfallbedingungen) aufgenommen. Dabei erfolgte eine Beschränkung auf die Variablen, die nicht durch den Therapieerfolg selbst beeinflußt sein konnten, wie zum Beispiel die Abstinenz nach der dritten Therapiewoche.

Abstinenzfähigkeit

In der multiplen logistischen Regression läßt sich trotz der signifikanten Unterschiede in der univariaten Untersuchung die Depressivität nicht als Abstinenzprädiktor isolieren. Der FTND erweist sich als die stärkere Variable (p=0,0034). Daneben beeinflussen die Selbstermutigung (p=0,044) und die Abstinenzzuversicht (p=0,026) den unmittelbaren Therapieerfolg in der Gesamtgruppe. Dieses Modell sagt 71,8% der Therapieergebnisse voraus. In der Verhaltenstherapie können durch Berücksichtigung einer geringen Stärke der Abhängigkeit (p=0,0083) und der positiven Befindlichkeit (p=0,027) 77,6% der Therapieergebnisse prädiziert werden. Für die Einzeltherapiebedingung dagegen kann kein signifikantes Modell bestimmt werden. Die Stärke der Abhängigkeit ist sowohl in der Gruppe der Raucherinnen mit (p=0,0059) und ohne Risikofaktoren (p=0,0036) für den Therapieerfolg entscheidend (Anhang Tab.B-23).

Rückfallbedingungen

Der Rückfall innerhalb eines Jahres nach Therapieende wird in der Gesamtgruppe (N=217) durch die Stärke der Abhängigkeit bestimmt (p=0,0033). Dieses Modell gestattet eine Prädiktion des Abstinenzerfolges in 58,7%. In den Untergruppen verliert die Stärke der Abhängigkeit ihren prädiktiven Wert. Es lassen sich nur noch wenige, schwache Prädiktoren isolieren: Die negative Befindlichkeit (p=0,011) und ein Rauchverhalten, das durch eine erste Zigarette gleich nach dem Aufstehen am Morgen charakterisiert ist (p=0,025), bestimmen die Rückfallwahrscheinlichkeit nach einer Teilnahme an der Gruppentherapie. Für die Einzeltherapie und Gruppe der Frauen ohne einen Risikofaktor lassen sich keine Rückfallprädiktoren isolieren. Raucherinnen mit Risikofaktoren haben schlechtere Aussichten auf eine langfristige Abstinenz, wenn sie an der Gruppentherapie teilnahmen (p=0,020), eine geringe Abstinenzzuversicht aufweisen und mit anderen Rauchern in einem Haushalt leben (Anhang Tab.B-24).

2.2.2.4 Zusammenfassung

Viele Raucher weisen eine starke Nikotinabhängigkeit mit geringen Fähigkeit zur Abstinenz auf. Sie sind zudem durch die gesundheitlichen Auswirkungen des Tabakkonsums stark gefährdet. Zahlreiche Studien weisen darauf hin, daß diese Risikogruppen selbst in qualifizierten Raucherentwöhnungstherapien schlechte Abstinenzaussichten haben.

Um zu überprüfen, ob sogenannte „risikogruppen-spezifisch modifizierte Raucherentwöhnungstherapien" höhere Erfolgschancen haben als die Standardbehandlung aus Verhaltenstherapie und Nikotinsubstitution, wurde eine verhaltenstherapeutische Entwöhnungsbehandlung für Frauen konzipiert, die wegen einer Schwangerschaft oder anderer tabakassoziierten gesundheitlichen Gefährdungen den Tabakkonsum dringend aufgeben sollten. Dazu wurde eine verhaltenstherapeutische Behandlung um spezifische Bausteine zur Motivation und Rückfallprophylaxe ergänzt. Auf eine Nikotinsubstitution wurde verzichtet.

217 Raucherinnen mit und ohne Risikofaktoren wurden entweder einer Gruppenbehandlung zugewiesen oder erhielten ein Selbsthilfemanual mit unterstützenden therapeutischen Kurzkontakten. Darüber hinaus wurde eine Kontrollgruppe eingeführt, die lediglich den Ratschlag erhielt, das Rauchen aufzugeben.

Die langfristigen Therapieergebnisse nach einem Jahr zeigen, daß beide Therapiebedingungen hohe Erfolgsraten aufweisen und damit der Kontrollbedingung signifikant überlegen sind. Bei einem Vergleich mit der Vorstudie werden die Abstinenzerfolge der Standardtherapie signifikant übertroffen.

Auffällig ist das schlechte Abschneiden der schwangeren Raucherinnen, denen nur vorübergehend die Einhaltung der Abstinenz gelingt. Diese Gruppe konnte durch die Therapiemodifikation nicht wirksamer behandelt werden.

Raucherinnen mit Risikofaktoren profitieren stärker von der Einzelbehandlung. Die Stärke der Abhängigkeit bestimmt die langfristige Abstinenzerwartung in der Gesamtgruppe. In den Untergruppen können zusätzlich noch psychische Faktoren wie eine Selbstermutigung oder eine Abstinenzzuversicht als wirksame Variablen für die Vorhersage des Therapieerfolges isoliert werden.

Risikogruppen-spezifische Raucherentwöhnungsbehandlung sind somit - selbst bei Verzicht auf eine Nikotinsubstitution durch die Integration neuer, den Bedürfnissen und speziellen Problemen der Zielgruppe angepaßter verhaltenstherapeutischer Therapiebausteine - effizienter als eine Standardbehandlung.

Die Prädiktoren geben einen Hinweis darauf, daß bei weiteren Modifikationen dieser Behandlungskonzepte die biologischen Faktoren der Abhängigkeit stärker berücksichtigt werden müssen.

2.3 Diskussion

In den letzten Jahrzehnten wurden eine Reihe wissenschaftlich fundierter medikamentöser und nicht-medikamentöser Raucherentwöhnungsbehandlungen entwickelt und in kontrollierten Studien auf ihre Wirksamkeit überprüft. Nachdem viele klinische Studien zu dem Ergebnis gekommen waren, daß die besten Erfolge durch sogenannte multimodale verhaltenstherapeutische Methoden in Verbindung mit der Nikotinsubstitution zu erzielen sind (Übersicht in AHCPR 1996, Schwartz 1992), wurde nach Möglichkeiten gesucht, die Studienbedingungen, unter denen die Erfolge erzielt worden waren, in praktikable und kosteneffektive, damit auch wirtschaftliche und praxisnahe Therapiebedingungen umzusetzen. Die Therapien sollten möglichst generell auf die Bedürfnisse des entwöhnungswilligen Rauchers, aber auch auf die der behandelnden Therapeuten zugeschnitten sein.

Insbesondere die Ärzte, die wie keine andere Person mit den individuellen gesundheitlichen Problemen und Risiken des einzelnen Patienten vertraut sind, sollten im Rahmen der Raucherentwöhnungstherapien eine wichtige Rolle als Berater, Katalysatoren und Therapeuten übernehmen.

Aufgrund des alleinigen ärztlichen Ratschlags oder einer ärztlichen Beratung bleiben jedoch nur etwa 5% aller Raucher langfristig abstinent (Coultas 1991). In den 80er Jahren wurden daher nach optimalen Bedingungen für die Einführung erfolgreicherer Raucherentwöhnungstherapien in die Praxis des niedergelassenen Arztes gesucht. Als beste und praktikabelste Lösung haben sich therapeutische Kurzkontakte erwiesen, die auf einer Motivationsförderung zielen, auf die Vermittlung aufwendiger verhaltenstherapeutischer Techniken jedoch verzichten. Dadurch wird dem entwöhnungswilligen Raucher eine - mehr oder weniger spezifische - therapeutische Unterstützung vermittelt, ohne daß damit ein hoher zeitlicher Aufwand verbunden ist (Campbell 1993, Cohen und Lichtenstein 1990, Slama et al 1990).

In einer eigenen Studie sollte die Effektivität verschiedener verhaltenstherapeutischer Raucherentwöhnungsstrategien in der ärztlichen Praxis verglichen werden. Untersucht wurde die Effizienz eines Selbsthilfemanuals

(Bibliotherapie) im Vergleich mit einer Gruppentherapie, die zusätzlich übende Verfahren in Form eines Entspannungstrainings und Rollenspielen integrierte. Die Bibliotherapie konnte ohne großen zeitlichen Aufwand durch den behandelnden Therapeuten vermittelt werden, beinhaltete aber trotzdem alle spezifischen verhaltenstherapeutische Techniken.

Aufgrund der Ergebnisse anderer Studien, die in der Entzugssymptomatik, im Rauchverlangen oder einer Gewichtszunahme eine hohe prädiktive Funktion für den Rückfall erkannten, wurden die beiden Behandlungsbedingungen durch eine transdermale Nikotinsubstitution ergänzt. Dadurch sollte den genannten Rückfallrisiken wirksam begegnet werden. Damit verbunden war die Frage, ob die langfristige Nikotinsubstitution über die Dauer von sechs Monaten diesbezüglich effektiver sein würde als die übliche sechswöchige Substitution.

Der Erfolg der Therapien wurde an den mittel- und langfristigen Erfolgsquoten bemessen. Im Rahmen einer 5-Jahreskatamnese wurden zusätzlich langfristig wirksame Therapieeffekte und der Rückfallverlauf jenseits des üblicherweise beobachteten Katamnesezeitraums von 12 Monaten untersucht. Der Bestimmung der Rückfallprädiktoren wurde große Aufmerksamkeit gewidmet, da die Ergebnisse als Grundlage für weitere Therapiemodifikationen genutzt werden sollten.

Die Tatsache, daß immerhin 28% aller angesprochenen niedergelassenen Ärzte und mehr als 230 Raucher an der Studie teilgenommen haben, unterstreicht den Bedarf an professionell geleiteten Raucherentwöhnungsmaßnahmen, die über die Hausarztpraxis angeboten werden können. Allerdings wurde bei der Rekrutierung der teilnehmenden Ärzte auch deutlich, daß die strukturellen Probleme in der Praxisorganisation die Implementierung von aufwendigen Therapiemethoden erschweren. Das mangelnde Interesse mancher Kollegen ist sicherlich zum Teil auch auf die geringe Attraktivität dieses Therapieangebotes infolge der fehlenden Vergütung durch die Leistungsträger zurückzuführen.

20% aller Teilnehmer an der verhaltenstherapeutischen Gruppentherapie bleiben bis zum Katamnesezeitpunkt ein Jahr nach Ende der Behandlung kontinuierlich (ohne zwischenzeitlichen Rückfall) abstinent. Die Bibliotherapie schneidet initial zwar signifikant schlechter ab, nach einem Jahr werden jedoch vergleichbar hohe Abstinenzquoten (18%) erzielt. Entgegen der Erwartung unterscheiden sich die Behandlungsbedingungen damit in ihrer langfristigen Effizienz nicht. Die berichteten Abstinenzquoten konnten zwar nicht, wie in der Literatur gefordert (Hajek 1994), durch objektive Parameter überprüft werden, interne Validitätskontrollen wiesen jedoch auf einen hohen Wahrheitsgehalt der erhobenen Angaben hin. Um eine zu günstige Erfolgsschätzung zu vermeiden, wurden zum einen alle Probanden mit fehlenden Angaben als rückfällig gewertet, zum anderen den Berechnungen die kontinuierliche Abstinenz und nicht, wie vielfach in der Literatur üblich, die Punktprävalenz der Abstinenz zu einem Katamnesezeitpunkt, zugrundegelegt. Mit diesem konservativen Vorgehen bei der Auswertung konnte der von Hajek (1994) geforderte hohe Qualitätsstandard erfüllt werden.

Die langfristigen Abstinenzraten in der verhaltenstherapeutischen Gruppentherapie sind niedriger als aufgrund der Fachliteratur - etwa 28% (Schwartz 1992) - zu erwarten gewesen wären. Die Erklärung kann im Studiendesign begründet sein: in der vorliegenden Studie wurden Raucher behandelt, die sich gemäß dem Rekrutierungsmodus der Studie in vielen Fällen nicht aus eigenem Antrieb, sondern auf Veranlassung ihres beratenden Arztes zur Teilnahme entschlossen hatten. Die Auswahl durch den Arzt erfolgte in erster Linie aufgrund gesundheitlicher Daten - mit der Folge, daß der durchschnittliche Anteil starker Raucher relativ hoch ist. Wie viele andere Untersuchungen zeigten, sind Raucher, die trotz gesundheitlicher Probleme weiterrauchen, oft kaum zur Abstinenz fähig (Basler et al 1992, Glassman et al 1990, Glover et al 1997). Die meisten Studien beziehen dagegen ihre Teilnehmer über Zeitungsannoncen oder andere Medien und erhalten auf diese Weise vermutlich einen höheren Anteil sehr motivierter und weniger stark abhängiger Teilnehmer.

Die Erfolgsquoten der Bibliotherapie sind trotz dieser Einschränkungen mit 18% im oberen Bereich der zu erwartenden Ergebnisse - zwischen 9.6% und 20% (Brown und Owen 1992) - angesiedelt. Da die langfristigen Abstinenzerfolge den Ergebnissen der Gruppenbehandlung entsprechen, kann angenommen werden, daß mit dem entwickelten Selbsthilfemanual (Arbeitskreis Raucherentwöhnung 1997) die spezifischen Wirkelemente der Verhaltenstherapie ausreichend gut vermittelt werden konnten. Zusätzliche Bausteine der Gruppenbehandlung, die Motivierung der Teilnehmer durch andere Gruppenmitglieder, Rollenspiele und Entspannungstraining haben einen nur geringen Einfluß auf die langfristige Abstinenz. Die höheren initialen Erfolgsquoten der Gruppentherapie sind vermutlich an unspezifische Effekte (Gruppenkohäsion, Therapeutenvariable, soziale Unterstützung) gebunden, die gegenüber den therapiespezifischen Effekten (verhaltenstherapeutisches Modell, Nikotinsubstitution) oder aber intrinsischen Prädiktoren (Stärke der Abhängigkeit, Selbstentmutigung) eine nachrangige Bedeutung haben.

Damit stellt die Kurzintervention zur Vergabe eines Selbsthilfemanuals in Verbindung mit der transdermalen Nikotinsubstitution mit Blick auf die langfristigen Behandlungsergebnisse eine Alternative zur bedeutend aufwendigeren Gruppentherapie dar. Die Bibliotherapie ist praktikabel, wirksam und kosteneffektiv, so daß die Kriterien für den Einsatz in der ärztlichen Praxis unter Kosten-Nutzen-Aspekten erfüllt sind (Fiscella und Franks 1996). Der zeitliche Aufwand ist kaum größer als bei einer Beschränkung der Intervention auf die Vergabe des Pflasters in Verbindung mit einer ärztlichen Empfehlung und Anleitung zur Abstinenz, die Russell et al (1993) an 600 Rauchern untersucht hatten. Angesichts der von Russell et al (1993) berichteten Erfolgsquote von 9,3% ist der Gewinn an Effektivität dagegen beträchtlich.

Unter der Annahme, daß die jährliche Abstinenzerwartung ohne eine Therapie bei 1 bis 3% liegt, der alleinige ärztliche Ratschlag dagegen die Abstinenzquote auf 5 % erhöht (Coultas 1991), sind die erzielten Erfolgsquoten respektabel. Baillie et al (1995) hatten zwar in einer Metaanalyse eine höhere

Spontanabstinenz von fast 7% berechnet, allerdings bezogen sich die ausgewerteten Untersuchungen auf Raucher mit einer hohen Ausgangsmotivation und nicht auf Personen, die erst nach einer ärztlichen Aufforderung in einer Entwöhnungsbehandlung einen Abstinenzversuch unternahmen.

Die Ergebnisse der 5-Jahreskatamnese bestätigen die Zahlen zur Höhe der spontanen Abstinenzerwartung von maximal 3%. Zwischen dem ersten und fünften Jahr nach Therapieende gelingt jährlich etwa 1,2% aller zwischenzeitlich rückfälligen Teilnehmer ein erfolgreicher Abstinenzversuch. Die jährliche Rückfallrate beträgt im gleichen Zeitraum durchschnittlich 1,5%. Nach einem Jahr halten sich Rückfall und erneute Abstinenz somit die Waage.

Mehr als die Hälfte aller Rückfälle findet innerhalb des ersten Monats nach Therapieende statt. Die Untersuchung der Prädiktoren, die eine Abstinenz im Therapieverlauf verhindern oder zu einem baldigen Rückfall nach Abschluß der Therapie führen, soll Verbesserungen bestehender Programme ermöglichen.

Viele rückfällige Teilnehmer nennen externe Ereignisse (Streß- oder Versuchungssituationen) in Verbindung mit einer seelischen Anspannung als Gründe der Abstinenzverletzung und des Rückfalls. Unmittelbare Abstinenzfolgen (Gewichtszunahme oder Rauchverlangen) werden bedeutend seltener als Rückfallgrund genannt.

Diese Befunde wurden in der Literatur mehrfach berichtet. Einige Autoren (Cohen und Lichtenstein 1990, Marlatt und Gordon 1980) empfahlen aus diesem Grund, bestehende Behandlungsprogramme durch ein gezieltes Training von Streßbewältigung zu ergänzen.

Dagegen ist einzuwenden, daß allen Teilnehmern die gleichen Strategien zur Rückfallverhütung vermittelt worden waren. Da nur ein Teil der Raucher davon profitiert hatte, ist anzunehmen, daß die Wirksamkeit der Coping-Strategien aufgrund individueller Rückfallrisiken nur sekundär wirksam sind. Nicht das Fehlen von Coping-Strategien, sondern deren mangelhafte Effektivität vor dem Hintergrund der individuellen Stärke der Abhängigkeit, der Depressivität, der Motivation oder anderer, zum Teil unbekannter psychischer und womöglich auch biologischer Bedingungen führt zum Rückfall. Eine Verbesserung der

Rückfallbewältigungstechniken ist somit nur sinnvoll, wenn diese Rückfallprädiktoren isoliert und berücksichtigt werden.

Die Auswahl der untersuchten Prädiktorvariablen beschränkt sich in vielen Studien auf soziodemographische und rauchanamnestische Merkmale. Als potentielle Rückfallprädiktoren müssen darüber hinaus aber auch die soziale Unterstützung, eine biologische Abhängigkeit oder innere Einstellungen und Kognitionen diskutiert werden. Von Interesse ist zudem der Ansatz, therapiespezifische Prädiktoren zu bestimmen. Am Beispiel der Arbeit von Spiegel et al (1993) ist nachzuvollziehen, daß therapiespezifische Variablen - in dieser Studie die Hypnotisierbarkeit - für den Erfolg einer Hypnose in der Raucherentwöhnung von signifikanter Bedeutung ist. Die Fähigkeiten des Rauchers zur Selbstkontrolle oder die Überzeugung von der Wirksamkeit der gewählten Therapie sollten daher analog bei der Suche nach Prädiktoren in verhaltenstherapeutischen Behandlungen berücksichtigt werden.

Einige Autoren identifizieren in ihren Untersuchungen weder die Stärke der Abhängigkeit, das Ausmaß der Entzugssymptome noch biologische Maße als relevante Prädiktoren, weil sie die frühe Abstinenz im Behandlungsverlauf als signifikante prädiktive Größe in das Modell aufgenommen hatten (Kenford et al 1994). Hierzu muß kritisch angemerkt werden, daß die Fähigkeit des Rauchers, sein Abstinenzziel im Rahmen einer Therapie frühzeitig zu verwirklichen, als sekundäre, von anderen Faktoren beeinflußte Variable zu verstehen ist, deren Aussagekraft im Hinblick auf eine geplante Therapiemodifikation einen geringen Wert hat.

Für die Bestimmung der Rückfallprädiktoren wurden in beiden hier vorgestellten Raucherentwöhnungsstudien sieben relevante Bereiche definiert, aus denen potentielle Rückfallprädiktoren isoliert wurden: neben den soziodemographischen Kenndaten, den Faktoren der sozialen Unterstützung, rauchanamnestischen Kriterien, Einstellungen und der psychischen Situation wurden therapieassoziierte sekundäre Variablen, der Verlauf der Entzugssymptomatik und die Therapieakzeptanz, untersucht.

Die vorliegende Untersuchung differenziert darüber hinaus zwischen Prädiktoren, die für die Abstinenzfähigkeit im Rahmen der Therapie, den langfristigen Rückfallverlauf in der Gruppe der abstinenten Raucher und die langfristige Erfolgsaussichten maßgeblich sind.

Wie sich zeigt, wird das <u>Erreichen des Therapieziels</u> von biologischen (Stärke der Nikotinabhängigkeit), therapiespezifischen Variablen (Therapiebedingung, Therapievertrauen) und psychischen Faktoren (Abstinenzzuversicht) bestimmt. Therapiesassoziierte sekundäre Variablen (Entzugssymptomatik und Therapieakzeptanz) haben in der Gruppe der Raucher, denen durch die Therapie eine Abstinenz ermöglicht wurde, keine signifikante Bedeutung für das weitere Rückfallgeschehen.

Soziale Bedingungen (Unterstützung durch den Partner) fördern den <u>langfristigen Therapieerfolg</u>, biologische (Stärke der Nikotinabhängigkeit) oder psychische Faktoren (die Selbstentmutigung) sind aber auch hier von größerer Bedeutung. Das Ausmaß an sozialer Unterstützung ist nach Ansicht vieler Autoren ein wichtiger Prädiktor für den Therapieerfolg (Collins et al 1990, Curry et al 1989). Collins und Mitarbeiter (1990) wiesen zwar den Einfluß der Nikotinabhängigkeit auf die Abstinenzfähigkeit nach Abschluß einer Behandlung nach, isolierten auf der anderen Seite aber vor allem soziale Einflüsse als Prädiktoren der langfristigen Abstinenz. Einschränkend muß allerdings bemerkt werden, daß die relativ kleine Stichprobe (N=107) einen hohen Anteil von Frauen (73%) mit einer mäßig ausgeprägten Nikotinabhängigkeit enthielt. Dies steht im Widerspruch zu einer Arbeit von Ho (1989), der in einer Population von Rauchern die Motive des Rauchens zu isolieren versuchte und dabei Abhängigkeit bzw. Gewohnheit und Genuß als relevante Bedingungen des Rauchens, die soziale Akzeptanz des Rauchens und Langeweile dagegen als untergeordnete Rauchmotive bestimmt hatte.

Die <u>Dauer der Abstinenz</u> wird im wesentlichen durch die Stärke der Abhängigkeit beeinflußt, die Selbstentmutigung hat auch hier zusätzlich eine geringe Bedeutung.

Zu keinem der drei Zeitpunkte - Therapieende, Abstinenzverlauf und 1-Jahreskatamnese - sagen Substanzerwartungen, aber auch andere, in zahlreichen Publikationen (Gourlay et al 1994b, Gulliver et al 1995a, Owen und Brown 1991, Rausch et al 1990) genannte Prädiktoren wie die soziodemographischen Daten, die Zahl der bisherigen Abstinenzversuche oder die Höhe des Zigarettenkonsums, die langfristige Prognose voraus.

Die zum Therapieende erhobene Einschätzung der Wichtigkeit einer Tabakabstinenz sowie die Fähigkeit der Raucher, nach Ablauf von Zweidritteln der Therapie abstinent zu werden, erweisen sich zwar als statistisch relevant, sind jedoch für die Überlegungen zur Notwendigkeit einer Therapiemodifikation ohne Bedeutung. Der Einfluß dieser sekundären Variablen auf das langfristige Therapieergebnis ist damit zu erklären, daß dies keine unabhängigen Variablen sind. Schwierigkeiten im Therapieverlauf bzw. unmittelbare Therapieergebnisse fließen in diese Variablen mit ein.

Wie die Prädiktoruntersuchungen zeigen, konnten die Erwartungen an beide Therapien in vielen Punkten erfüllt werden.
- Kognitive Variablen wie die Einstellung zum Rauchen wurden durch die verhaltenstherapeutischen Therapieinhalte offensichtlich sowohl kurz- als auch langfristig ausreichend kontrolliert.
- Die langfristige Nikotinsubstitution förderte die Abstinenzerwartung. Insbesondere das Rauchverlangen ließ sich durch die Pflasteranwendung wirksam unterdrücken. Die Zahl der Zigaretten oder die Höhe der Cotininkonzentration im Urin, die mit dem Ausmaß der Entzugssymptome einhergehen könnten, sind ohne prädiktive Funktion.

Letztgenannte Vorteile der Nikotinsubstitution sollen kurz in ihrer therapeutischen Konsequenz erörtert werden:
Sowohl Nikotinkaugummi, -pflaster, -nasenspray als auch -inhaler wurden als wirksame Bestandteile einer Raucherentwöhnungstherapie beschrieben (Silagy et al 1994, (Transdermal Nicotine Study Group 1991). Kurz- und langfristige Abstinenzraten gehen mit der Höhe der Nikotinsubstitution einher. In den

beiden Studien von Schneider et al (1995) sowie Sutherland et al (1992) sind niedrigere Cotininspiegel im Therapieverlauf (30% des Ausgangswertes) mit einer geringeren Abstinenzquote (18%), höhere (60% des Ausgangswertes) dagegen mit einer Abstinenzquote von 26% verbunden. Der therapeutische Nutzen der Nikotinsubstitution spiegelt sich in der Abhängigkeit des Behandlungserfolgs von der Compliance bei der Anwendung des Nikotinpflasters wider.

Die geringe Compliance bei der Pflasteranwendung läßt fragen, ob motivationale Aspekte stärker für das Therapieergebnis verantwortlich sind als die Nikotinsubstitution selbst. Dagegen sprechen zum einen die fehlende Prädiktion des Therapieergebnisses durch die Abstinenzmotivation und zum anderen die klaren Beziehungen zwischen der Pflasterapplikation und dem Rauchverlangen. Die erfolgreiche Unterdrückung des Rauchverlangens geht mit einer größeren Wahrscheinlichkeit für eine Abstinenz einher. Nørregaard et al (1993) bezeichneten das Rauchverlangen sogar als wichtigsten Rückfallprädiktor. Auch Killen und Fortmann (1997) und Swan et al (1996b) fanden in einer Analyse dreier prospektiver Studien einen Zusammenhang zwischen der Stärke des Rauchverlangens und dem Rückfallzeitpunkt. Dies bestätigt die therapeutische Erfordernis, das Craving frühzeitig und wirkungsvoll zu unterdrücken.

Da Frauen stärker über eine Abnahme des Rauchverlangens und der Entzugssymptomatik durch die Pflasteranwendung berichteten, kann angenommen werden, daß die Pflasterdosierung für Männer zu niedrig gewählt wurde. Vor allem für starke Raucher sollte daher eine individuelle Anpassung der Pflasterdosis erfolgen.

Die Gewichtsentwicklung innerhalb von 6 und 12 Monaten nach Therapieende konnte durch die Anwendung des Pflasters nicht beeinflußt werden. Die Abstinenz geht mit einer beträchtlichen Gewichtszunahme von mehr als 5 kg innerhalb der ersten 6 Monate nach Abschluß der Therapie einher. Die statistische Auswertung gestattet jedoch keine sichere Aussage über den Einfluß der Gewichtszunahme auf den Abstinenzverlauf. Lediglich die Angaben der rückfälligen Probanden zu den Rückfallursachen unterstreichen die Bedeutung der Gewichtszunahme.

In mehreren anderen Studien hatte gezeigt werden können, daß die kurzfristige Gewichtszunahme durch die Nikotinsubstitution positiv beeinflußt werden kann (Jorenby et al 1996, Leischow et al 1992). Leischow et al (1992) konnten bei Frauen innerhalb der ersten 4 Wochen nach Beginn der Raucherentwöhnung mit Placebo eine geringe Gewichtszunahme, unter Nikotinkaugummi mit 4 mg pro Stück sogar eine leichte Gewichtsreduktion feststellen.

Der fehlende Einfluß des Nikotins auf die kurzfristige Gewichtsentwicklung in der untersuchten Stichprobe könnte mit einer schlechten Compliance bei der Anwendung erklärt werden. Von größerer Bedeutung mag sein, daß das Entwöhnungsprogramm ausführliche Anleitungen zur Gewichtskontrolle enthielt. Deren konsequente Beachtung hat vermutlich einen größeren Einfluß auf die kurzfristige Gewichtsentwicklung, als die temporäre Nikotinsubstitution.

Der Einsatz des Nikotinpflasters über das Ende der Therapiephase hinaus ist auf der Basis der vorliegenden Ergebnisse eine wirksame Maßnahme zur Rückfallprophylaxe. Wie die Compliance der Teilnehmer zeigt, erscheint der Mehrzahl der Raucher die Instruktion, das Pflaster über sechs Monate hinweg anzuwenden, jedoch nicht plausibel oder nicht erforderlich. Obwohl im Rahmen einer Gruppentherapie der Nutzen des Pflasters besser vermittelt werden kann, bleibt auch hier die Dauer der Pflasterapplikation deutlich hinter den Empfehlungen zurück. Somit ist die Instruktion einer langfristigen, sechsmonatigen Anwendung des Nikotinpflasters zur Rückfallprophylaxe nicht praktikabel. Um die Compliance zu verbessern, erscheint es jedoch notwendig, die Anwendungsempfehlung zu modifizieren und die Anwendungsdauer auf einen Monat nach Beendigung der Gruppen- oder Bibliotherapie zu verkürzen. Die gesamte Anwendungsdauer umfaßt auch dann noch 13 bzw. 10 Wochen. Da, wie in der Analyse des Rückfallverlaufs gezeigt wurde, die überwiegende Mehrzahl der Teilnehmer bereits einen Monat nach Therapieende rückfällig wird, ist davon ausgehen, daß bereits durch diese Dauer der Anwendung Verbesserungen des langfristigen Therapieerfolgs erzielt werden können.

Die Analyse der Prädiktoren deckt Defizite der beiden untersuchten Behandlungsformen bei der Therapie von stark abhängigen sowie depressiven Raucher auf.

Die Stärke der Abhängigkeit, die sowohl mit dem Fagerström Test for Nicotine Dependence (FTND) als auch mit der Westmead Tolerance Scale (WTS) bestimmt wurde, ist der wichtigste Prädiktor der Abstinenz. Die Abstinenzaussichten werden durch den FTND besser abgeschätzt als durch die WTS. Der FTND mißt körperliche Aspekte der Nikotinabhängigkeit, während die WTS viele zusätzliche Variablen zur psychischen Abhängigkeit und zum Konsumverhalten integriert (DiGusto et al 1988). Damit konnten Ergebnisse vorhergehender Untersuchungen repliziert werden (Fagerström und Schneider 1989, Killen et al 1992, Unland und Stögbauer 1989). Die Prädiktorfunktion des FTND weist daraufhin, daß die körperliche Abhängigkeit unzureichend berücksichtigt wurde.

Problematisch ist auch die Entwöhnung depressiver Raucher. Zwar zeigt die statistische Analyse mit multiplen Vorhersagemodellen wie auch in manchen anderen Studien (Swan et al 1996b) aufgrund der kleinen Teilstichprobe keinen Einfluß der Depressivität auf die Prädiktion der langfristigen Ergebnisse, doch bestätigt das schlechte Abschneiden der wenigen depressiven Raucher deren vielfach in der Literatur erwähnte geringe Abstinenzaussicht. Während Lerman et al (1996) berichteten, 82% der Varianz des FTND sei durch die Depressivität erklärt, konnten diese Zusammenhänge in der vorliegenden Studie nicht reproduziert werden. Die Depressivität ist ein eigenständiger Faktor, der als solcher bei der Therapiegestaltung zu berücksichtigen ist. Killen et al (1996) hatten insbesondere für stark abhängige und zugleich depressive Raucher die geringsten Aussichten auf eine langfristige Abstinenz nachgewiesen.

Therapieverbesserungen könnten erfolgen, indem Dosis, Dauer und Applikationsform der Nikotinsubstitution besser auf die Stärke der Nikotinabhängigkeit und damit die biologische Abhängigkeit abgestimmt werden. Bei einer suffizienten Nikotinsubstitution verliert die Stärke der Abhängigkeit an prädiktiven Wert (Nørregaard et al 1993). Therapieempfehlungen werden in der abschließenden Diskussion vorgestellt.

Der negative Affekt und eine Depressivität als Prädiktor des Rückfalls könnten bei einer frühzeitigen Identifikation, z.B. mit einer psychometrischen Skala zur Quantifizierung der Depressivität, berücksichtigt werden (Rausch et al 1990). Zu erwägen wäre außerdem eine Modifikation der verhaltenstherapeutischen Bestandteile durch Integration zusätzlicher Elemente der kognitiven Therapie, die die positiven Eigenattribution bei Einhaltung der Abstinenz stärker gewichten. Verhaltenstherapeutische Strategien, die zusätzlich als Depressionsbehandlung konzipiert wären, würden jedoch das Konzept und den Rahmen der Raucherentwöhnung sprengen und zusätzliche Anforderungen an den Therapeuten stellen. Erfahrungen von Hall et al (1994, 1996) zeigen außerdem eine nur geringe, nicht signifikant höhere Abstinenzerwartung durch eine Raucherentwöhnungsbehandlung, die depressiven Rauchern in einer Kurzintervention über 10 Sitzungen Unterstützung bei der Bewältigung depressiver Stimmungsschwankungen anbietet. Bei abstinenzunfähigen, depressiven Rauchern sollten daher intensivere und längerdauernde Einzelbehandlungen, gegebenenfalls auch der Einsatz von Antidepressiva erwogen werden.

Zusammenfassend sei festgehalten, daß Raucherentwöhnung in den Regelbetrieb einer Arztpraxis integriert werden kann. Die Ergebnisse dieser Studie führen zu der Empfehlung, hierbei bevorzugt die Bibliotherapie, die sich als eine effiziente Methode erwiesen hat, einzusetzen. Sie ist mit einem vertretbarem zeitlichen Aufwand durchführbar und erzielt hohe langfristige Erfolge. Die Gruppentherapie bleibt eine wichtige Alternative bei der Behandlung von Rauchern in Arztpraxen. Insbesondere die besseren kurzfristigen Therapieerfolge rauchender Frauen in der Gruppentherapie weisen darauf hin, daß Untergruppen von Rauchern von einer intensiveren Behandlung stärker profitieren. Wie gezeigt wurde, kann die Compliance bei der Anwendung des Nikotinpflasters in der Gruppentherapie besser gefördert werden. Auch dies weist auf die Wichtigkeit einer Behandlungsform hin, die ein

Forum für den Gruppenaustausch und die Vermittlung von spezifischen Techniken bietet. Nicht zuletzt erscheint die Gruppentherapie manchen Rauchern attraktiver als ein Selbsthilfemanual und sollte deshalb weiterhin als alternative Behandlungsmöglichkeit zur Verfügung stehen.

Mit der Entwicklung des Selbsthilfemanuals verfolgte diese Studie unter anderem das Ziel, effektive, aber aufwendige Behandlungsmethoden durch leichter zu handhabende, ökonomischere und besser zu verbreitende Therapiemethoden zu ersetzen. Hajek (1994) postulierte, daß durch eine weniger intensive Therapie auch bei einer geringeren Effektivität - gemessen am therapeutischen Aufwand - höhere absolute Erfolgsquoten erzielt werden können. Führt man diesen Gedanken fort, wäre jede Form der Behandlung durch die kostengünstige Verbreitung von Selbsthilfematerialien zu ersetzen. Dagegen ist allerdings einzuwenden, daß damit zwar eine höhere Zahl von Raucher angesprochen und entwöhnt werden kann, im Grunde aber nicht das gleiche Ziel erreicht wird: Es ist anzunehmen, daß starken Rauchern, unter denen viele schwer abhängige oder depressive Raucher zu finden sind, durch diese Maßnahmen mit geringerer Wahrscheinlichkeit geholfen werden kann. Es sollte nicht vergessen werden, daß die starken Raucher unter Berücksichtigung der bekannten Dosis-Wirkungsbeziehung zwischen Tageszigarettenkonsum und Mortalität diejenigen sind, die frühzeitig versterben werden. Die gesundheitsschädigenden Folgen des Tabakkonsums und die geringen spontanen Abstinenzraten abhängiger Raucher rechtfertigen daher trotz der langfristigen Erfolgsaussichten von etwa 20% die Kosten bei der Durchführung auch aufwendiger Raucherentwöhnungsbehandlungen (Fiore und Jorenby 1992). Warner (1997) betont, daß letztlich - gemessen an den Krankheitskosten, die durch tabakassoziierte Erkrankungen entstehen - jede Form der Raucherentwöhnungsbehandlung kosteneffektiv ist. Die Einsparungen übersteigen die Kosten der Raucherentwöhnungsbehandlung in Abhängigkeit von der Form der gewählten Therapie und der angesprochenen Zielgruppe um ein Mehrfaches.

Risikogruppenspezifische Behandlungen

Aufgrund dieser Vorüberlegungen wurde das Ziel formuliert, neben den standardisierten Therapieangeboten für leicht und mittelschwer abhängige Raucher intensive und differenzierte Therapieangebote für spezielle Risikogruppen zu schaffen.

In einer zweiten Therapiestudie sollte gezeigt werden, daß der individuelle Therapieansatz eine bedeutsame Effektivitätssteigerung mit sich bringen kann, die einen höheren therapeutischen Aufwand rechtfertigt.

Unter dem Eindruck, daß einige Untergruppen der Raucher, seien es nun rauchende Frauen, schwer abhängige oder depressive Raucher, hohe Rückfallrisiken tragen, sollte das Therapieprogramm durch eine risikogruppenspezifische Adaptation des bereits vorhandenen Entwöhnungsprogramms auf die Gruppe der tabakabhängigen Frauen und insbesondere Schwangeren zugeschnitten werden.

Bereits Windsor und Orleans (1986) hatten darauf hingewiesen, daß Raucherentwöhnungstherapien nicht genug an die spezifischen Belange schwangerer Raucherinnen angepaßt würden. Es sei nicht damit getan, Informationen und Ermutigung wirken zu lassen. Risikogruppenspezifische Behandlungen müßten vielmehr versuchen, bekannte Rückfallprädiktoren durch Therapiemodifikationen zu neutralisieren. Auch Borrelli et al (1996a) wiesen darauf hin, daß die geringe Abstinenzerwartung von Frauen, die nach Ansicht der Autorinnen durch den hohen Anteil depressiver Störungen bedingt ist, maßgeschneiderte Raucherentwöhnungstherapien erforderlich macht.

Ho (1989) empfahl nach einer Analyse geschlechtsspezifischer Rauchmotive differentielle geschlechtspezifische Raucherentwöhnungstherapien. Männer, die vor allem wegen der körperlichen Abhängigkeit und wegen des Genusses rauchen, sollten während der Raucherentwöhnungsbehandlung neben einer wirksamen Bekämpfung der Entzugssymptomatik mehr Alternativen zum Rauchen vermittelt bekommen. Für Frauen hingegen sei es bedeutsamer, wirksame Coping-Strategien zu entwickeln, um dem sozialen Druck, zu rauchen, widerstehen zu können. Wie die erste Studie gezeigt hatte, ist der kurzfristige Erfolg bei Frauen nach einer Teilnahme an der Gruppentherapie höher. Auch dies unterstützt die Annahme anderer Autoren (Ho 1989), daß Frauen bei der Entwöhnung in höherem Ausmaß auf eine soziale Unterstützung angewiesen sind als Männer.

Erfahrungen aus der Vergangenheit hatten gezeigt, daß neue Strategien die bereits etablierten verhaltenstherapeutischen Bausteine nicht ersetzen, sondern ergänzen sollten (Unland et al 1991). Daher wurde versucht, durch die Integration spezifischer Therapiebausteine eine Therapie zu entwickeln, die auf Frauen mit einer außergewöhnlichen gesundheitlichen Gefährdung durch den Tabakkonsum - sei es im Rahmen einer Schwangerschaft, aufgrund einer Infertilität oder bei gleichzeitiger Einnahme von Kontrazeptiva - zugeschnitten sein sollte. Die modifizierte Behandlung vermittelte Informationen zu den spezifischen Gefährdungen, beinhaltete aber - den Anregungen von Windsor und Orleans (1986) folgend - zusätzlich neue Therapiebausteine. Diese zielten unter Beachtung der bekannten Rückfallprädiktoren auf eine Verbesserung der sozialen Unterstützung, auf eine Gewichtskontrolle durch ein Ernährungs- und Bewegungsprogramm sowie eine positive Eigenattribution durch Aufnahme von Therapieelementen aus der kognitiven Verhaltenstherapie. Der Verzicht auf die Nikotinsubstitution erfolgte trotz der bekannten Prädiktorfunktion der Nikotinabhängigkeit aufgrund der Anwendungsbeschränkung der pharmazeutischen Industrie.

Die langfristigen Ergebnisse dieser zweiten Raucherentwöhnungsstudie entsprechen mit Abstinenzquoten von durchschnittlich 31% den Erfolgen, die in der Literatur bei der Behandlung von Patienten mit Risikofaktoren berichtet werden. In einer Metaanalyse von Schwartz (1992) auf der Basis von insgesamt 416 Studien erzielen Entwöhnungsbehandlungen bei Rauchern mit Risikofaktoren langfristige Abstinenzquoten von 31%. Lediglich Raucher mit kardialen Erkrankungen verzeichnen in dieser Übersicht höhere Abstinenzquoten von durchschnittlich 43%. Das Ergebnis der Studie ist insofern bemerkenswert, als auf eine Nikotinsubstitution verzichtet worden war.

Einige Details der Studie bedürfen einer Diskussion:

Frauen ohne Risikofaktoren profitieren von der Gruppentherapie und der Einzeltherapie gleichermaßen gut. Dies ist ein Hinweis darauf, daß durch beide Bedingungen die Inhalte der Therapie in vergleichbarer Qualität vermittelt werden konnten.

Frauen mit Risikofaktoren dagegen schneiden in der gruppentherapeutischen Bedingung unter Berücksichtigung potentiell relevanter Covariablen wie der Stärke der Abhängigkeit oder der Depressivität (Borrelli et al 1996b) signifikant schlechter ab. Vermutlich können in einer Einzelbehandlung die spezifischen Risiken und Probleme bei der Entwöhnung besser kontrolliert werden, als in einer Gruppentherapie.

Trotz der Einbeziehung mehrerer Frauenkliniken und zahlreicher niedergelassener Gynäkologen ließen sich kaum schwangere Raucherinnen motivieren, an dem Behandlungsprogramm teilzunehmen. Die Abstinenzmotivation scheint in dieser Gruppe nicht ausreichend hoch zu sein. Dafür spricht auch die hohe Rückfallquote unter den schwangeren Teilnehmerinnen: 70% geben während der Schwangerschaft den Tabakkonsum auf, doch nur 30% bleiben länger als ein halbes Jahr abstinent und 90% rauchen nach der Schwangerschaft erneut. Ähnliche Erfahrungen wurden von vielen anderen Untersuchungsgruppen gemacht (Aaronson et al 1985, Valbo und Schioldborg 1991). Walsh und Redman (1993) stellten die Ergebnisse der methodisch korrekt durchgeführten Studien zur Raucherentwöhnung Schwangerer aus der Zeit zwischen 1984 und 1991 zusammen und fanden Abstinenzraten zwischen 6% und 28% am Ende der Schwangerschaft. Teilnehmerinnen an Raucherentwöhnungsprogrammen für Schwangere schneiden nicht besser ab als Schwangere, die eine Teilnahme an einem Entwöhnungsprogramm nicht nutzen wollten, wie Valbø und Schioldborg (1993) bei einer Nacherhebung feststellten. Das vordringlichste Problem der Behandlung Schwangerer scheint angesichts der hohen initialen Abstinenzquote nicht im Mangel effizienter Therapien, sondern in der Entwicklung wirksamer Motivationsstrategien zu liegen. Nicht nur die Raucherentwöhnungstherapien, wie von De Vries und

Backbier (1994) vorgeschlagen, sondern vor allem auch Präventionsprogramme müßten die geringe Abstinenzmotivation der schwangeren Frauen berücksichtigen.

Die soziale Unterstützung und die Gewichtsentwicklung haben im Rahmen des vorgestellten Behandlungsansatzes keine signifikante Bedeutung für die langfristige Abstinenz. Dies spricht dafür, daß einige der Therapiemodifikationen wirksam werden konnten. Dagegen zeigt sich, daß die Stärke der Abhängigkeit, das Rauchverlangen und die Entzugssymptome eine Abstinenz gefährden. Die Nikotinsubstitution sollte daher zu einem festen Bestandteil auch der risikogruppenspezifischen Behandlungsprogramme gemacht werden. Selbst bei schwangeren Frauen sollte trotz der restriktiven Anwendungsrichtlinien der Arzneimittelindustrie der Einsatz des Nikotinpflasters oder -kaugummis im individuellen Fall erwogen werden, insbesondere dann, wenn die Abstinenzaussichten andernfalls gering erscheinen (Benowitz 1991).

Frauen, die Mißerfolg in der Raucherentwöhnung erleben, sind depressiver als abstinente Teilnehmerinnen. Die langfristigen Ergebnisse zeigen jedoch eine umgekehrte Beziehung. Dies unterstützt die Hypothese, Frauen falle es schwerer, abstinent zu werden, da sie vermehrt zu depressiven Störungen neigten. Da das Ausmaß der Depressivität unter den rauchenden Frauen zu Beginn der Raucherentwöhnungsbehandlung keinen Einfluß auf den Therapieerfolg hat, muß angenommen werden, daß durch das Rauchen depressive Symptome unterdrückt werden (Borrelli et al 1996a). Die Tabakabstinenz ist vermutlich - wie einige Autoren berichten - durch das Auftreten der depressiven Symptome gefährdet (Glassman und Covey 1996) - nicht zuletzt verlieren tabakabstinente Frauen auch einen Teil ihrer Lebensqualität, wenn sie nach einer Raucherentwöhnungsbehandlung depressiver werden. Frauenspezifische Entwöhnungsprogramme sollten aus diesem Grund entweder stärker auf die Bekämpfung depressiver Symptome hinarbeiten oder eine Nachsorge für Raucherinnen anbieten, die eine Stimmungsverschlechterung erleben.

Auch dem Einfluß der Selbstentmutigung auf das Therapieergebnis könnte - ebenso wie dem Einfluß der Selbstsicherheit oder der Selbsteffizienzerwartung (Gritz et al 1996) - durch antidepressiv wirksame kognitive Therapiebausteine begegnet werden.

Die Daten sprechen dafür, daß die gewählte Zielpopulation rauchender Frauen mit Risikofaktoren eine Selektion von Raucherinnen darstellen, die aufgrund einer Neigung zur Depressivität, Selbstentmutigung oder der starken körperlichen Abhängigkeit nicht abstinent werden konnten.
Unter diesem Aspekt sind Standardbehandlungen wenig vielversprechend. Risikogruppenspezifische Raucherentwöhnungsbehandlungen sind damit als manualgestützte Einzelbehandlung eine zwar aufwendige, doch lohnende Form der Raucherentwöhnung.

Nach der Entwicklung der vergangen Jahre, die eine erfolgreiche Implementierung von Materialien zum Selbststudium, und die möglichst breitflächige Einführung kosten- und zeitgünstiger Behandlungsalternativen zum Ziel hatte (Berman und Gritz 1991), sollte in Zukunft wieder ein verstärktes Augenmerk auf die Entwicklung individueller Therapiekonzepte mit einer hohen Effektivität gerichtet werden.
Da unterschiedliche Ansätze bei der Suche nach Prädiktoren die Vergleichbarkeit der Ergebnisse erschweren, sollte ein Standard der Untersuchung von Rückfallprädiktoren entwickelt werden, der auch therapiespezifische Faktoren berücksichtigt.

3 Biologische Grundlagen der Tabakabhängigkeit

3.1 Stand der Forschung

3.1.1 Transmittersysteme

Nikotin hat eine suchterzeugende Wirkung, die der anderer Rauschmittel, beispielsweise Amphetaminen, Cocain oder Morphin, gleichkommt. Eine Erklärung liegt in der mittelbaren und unmittelbaren Wirkung von Nikotin auf eine Reihe von neuronalen Transmittersystemen (siehe Kapitel 1.4.2):

Die präsynaptische Aktivierung von nikotinergen Acetylcholinrezeptoren (nAChR) durch Nikotin führt über einen Anstieg des intrazellulären präsynaptischen Kalziums (Ca^{2+}) zu einer erhöhten Transmission an glutamatergen und cholinergen Synapsen (McGehee et al 1995). Neben der direkten Wirkung auf nAChR wird vor allem der Beeinflussung des dopaminergen Transmittersystems eine wichtige Rolle bei der Nikotinabhängigkeit zugeschrieben (DiChiara und Imperato 1988). Auch durch die Stimulation afferenter glutamaterger Neurone im präfrontalen Kortex (Vidal 1994) beeinflußt Nikotin letztlich wiederum mittelbar die dopaminerge Aktivität (Ziedonis und George 1997). Eine akute Nicotinzufuhr führt bei Ratten in verschiedenen Hirnregionen aufgrund einer verminderten Serotoninsynthese zu einer verminderten Konzentration von Serotonin (5-HT) und 5-Hydroxyindolessigsäure (5-HIAA) sowie zu einer Down-Regulation des Transportsystems für L-Tryptophan (Balfour 1989). Einzelne Arbeiten stellen auch bei Rauchern postmortem eine selektiv verminderte Serotonin-Konzentration im Hippocampus fest (Anderson et al 1987, Benwell et al 1990). Eine Erhöhung des Serotonin-Gehaltes in Thrombozyten (Racke et al 1992, Schmidt et al 1997) oder Interpretationen der Messergebnisse von Metaboliten im Serum oder Urin sind jedoch unsicher und korrelieren nicht zwangsläufig mit der zentralen Situation. Die Beurteilung der Funktionsänderungen zentraler Neurotransmittersysteme sollte deshalb entweder auf der Basis histochemischer Untersuchungen post-mortem oder moderner bildgebender Verfahren in vivo erfolgen (Murphy 1990a, b).

Die Befunde zu zwei der oben genannten Transmittersysteme sollen im folgenden detaillierter dargelegt werden.

3.1.1.1 Acetylcholin

Nikotinerge Acetylcholinrezeptoren sind als ringförmige Pentamere aus alpha-, beta-, gamma-, delta- oder epsilon- Proteinketten aufgebaut und im inneren Bereich des Ionen-Kanals lokalisiert (Luetje et al 1990). Sie werden in Rezeptoren mit einer hohen oder niedrigen Affinität für Nikotin eingeteilt. Die hohe Affinität zu Nikotin ist an die α-Untereinheiten 2-5, die stets mit einem ß-Protein kombiniert sind, gebunden. Nikotinrezeptoren mit einer geringeren Affinität für Nikotin beinhalten die α-Ketten 7-9, von denen beim Säugetier nur die Variante α_7 im Gehirn vorhanden ist (Balfour und Fagerström 1996, Williams M et al 1994). Diese binden neben dem Nikotinantagonisten Mecamylamin zusätzlich einen weiteren Antagonisten, das Schlangengift α-Bungarotoxin. Nikotinerge Acetylcholinrezeptoren befinden sich im Hippocampus sowohl präsynaptisch (Brown et al 1983), wo sie für eine Regulation der Acetylcholinfreisetzung verantwortlich sind, als auch postsynaptisch auf Pyramidenbahnzellen und inhibierenden Interneuronen (Hunt und Schmidt 1978).

Die Dichte der cerebralen Nikotinrezeptoren ist bei regelmäßigen Rauchern, auch bei einem Konsum von nur wenigen Zigaretten am Tag, erhöht (Benwell et al 1988). Vermutlich löst die in Intervallen erfolgende Nikotinzufuhr beim Rauchen - im Gegensatz zur kontinuierlichen Infusion von Nikotin im Tierversuch (Benwell und Balfour 1985) - die Bildung zusätzlicher nikotinerger Acetylcholinrezeptoren im Gehirn aus. Die Veränderungen erfolgen vorzugsweise im Bereich des Hippocampus, im Gyrus rectus und im cerebellären Kortex, nicht jedoch in der Medulla oblongata. Mit radioaktiv markierten Liganden wurde im Tierversuch nachgewiesen, daß diese Acetylcholinrezeptoren einer Rezeptorspezies angehören, die aus zwei α_4 und drei ß_2-Subgruppen aufgebaut ist (Wonnacott 1990a, Wonnacott et al 1989). Auch die Zahl der α_7-Rezeptoren, die vor allem im Hippocampus lokalisiert sind, wird durch die Nikotinzufuhr beeinflußt (Balfour 1994). Nikotin zeigt im

Tierversuch eine starke Bindung an $α_4β_2$-nAChR und eine mäßig starke Bindung an $α_7$-nAChR (Williams et al 1994). Lebargy et al (1996) wiesen bei Rauchern in vivo auf Granulozyten eine zusätzliche Fraktion von Nikotinrezeptoren nach. Vergleiche mit Exrauchern zeigten, daß diese strukturellen Veränderungen erst im Verlauf einer einjährigen Nikotinabstinenz verschwinden.

Das Ausmaß der Up-regulation (Wonnacott 1990b), aber auch die Affinität von Nikotin zu den vermehrt gebildeten nAChR determiniert möglicherweise die Stärke der Nikotinabhängigkeit und die Entwicklung einer Langzeittoleranz.

3.1.1.2 Dopamin

Die Wirkung von Nikotin auf die dopaminergen und glutamatergen Transmittersysteme kann angesichts der nur geringen Nikotinkonzentrationen von 10 bis 100 nMol, die zentral durch das Rauchen erreicht werden, nicht über eine postsynaptische Modulation erklärt werden. Nikotin führt vermutlich durch die Stimulation vorwiegend präsynaptischer nikotinerger Acetylcholinrezeptoren zu einer generellen Aktivierung der Erregbarkeit (McGehee et al 1995). Präsynaptische nikotinerge Acetylcholinrezeptoren (nAChR) auf dopaminergen Neuronen modulieren die Freisetzung und den Stoffwechsel von Dopamin in den mesolimbischen und nigrostriatalen dopaminergen Projektionen (Balfour 1994, Carr et al 1989, Clarke und Pert 1985, Wonnacott et al 1989). Im Schnitt sind etwa ein Drittel aller striatalen Nikotinrezeptoren an dopaminerge Neurone gebunden. Die relative Rezeptordichte ist im Bereich des Nucleus accumbens vermutlich wesentlich höher (Clarke und Pert 1985).

Eine Nikotinapplikation führt im Tierversuch an der Ratte zu einer gesteigerten Dopaminfreisetzung im mesolimbischen Bereich, z.B. in der ventralen tegmentalen Area und vor allem im Nucleus accumbens (Clarke 1987, DiChiara und Imperato 1985, DiChiara und Imperato 1988, Imperato et al 1986, Lapin et al 1989, Pontieri et al 1996). Die Wirkung ist ausgeprägter als nach einer Gabe von Morphin, Methadon und Alkohol. Amphetamin oder Cocain erhöhen durch Hemmung der Wiederaufnahme die extrazelluläre Konzentration von Dopamin in noch stärkerem Maße. Damsma et al (1989) konnten keine

Toleranzentwicklung bei einer längerdauernden Gabe feststellen, Benwell und Mitarbeiter (1995) dagegen berichten von einem Ausbleiben der Dopaminausschüttung bei einer chronischen subkutanen Nikotininfusion. Im Tierversuch korrelieren die Anstiege von Dopamin im Nucleus accumbens, geringer auch im Caudatum, nach einer subkutanen Nikotingabe von 0,6 mg/kg mit den Veränderungen in der motorischen Aktivität (Imperato et al 1986). Nach Inaktivierung des Nucleus accumbens durch die Gabe von Mecamylamin oder intracerebralen Mikroinjektionen des Nikotinantagonisten Chlorisondamin wird im Tierversuch die Selbstadministration von Nikotin unterbunden (Corrigal et al 1992). Der Nucleus accumbens ist für physiologische, lebenserhaltende Funktionen wie beispielsweise die Nahrungsaufnahme bedeutsam und stellt den Sitz des „reward systems", des Belohnungszentrums im Gehirn, dar (Corrigall et al 1992).

Es wird angenommen, daß die Dopaminausschüttung in den mesolimbischen Strukturen und insbesondere im Nucleus accumbens die Belohnungseffekte des Nikotins vermittelt, die für die Entwicklung einer Abhängigkeit von entscheidender Bedeutung sind (Balfour 1994, Nisell et al 1995, Dani und Heinemann 1996). Das Suchtpotential von Substanzen wie Nikotin, Amphetamin und Cocain ist also letztlich nach Meinung vieler Autoren von ihrer Eigenschaft abhängig, die dopaminergen Synapsen im mesolimbischen System zu beeinflussen (Wise und Bozarth 1987). Die Interpretation von Sucht als Folge einer dopaminergen Stimulation blieb allerdings nicht unwidersprochen: Joseph et al (1996) argumentierten, daß viele psychotrop wirksame Substanzen zu einer dopaminergen Stimulation führen und letztere keineswegs suchtspezifisch oder als das Kriterium für die Sucht schlechthin anzusehen sei. Die Autoren interpretieren die dopaminerge Stimulation als Epiphänomen - sie ist Ausdruck einer Reaktion auf einen Stimulus und damit nur die Folge und nicht die aufrechterhaltende Bedingung des süchtigen Verhaltens.

3.1.2 Genetische Befunde

Unzweifelhaft sind Umgebungseinflüsse wie das Rauchverhalten der Eltern oder der „peer groups", Aspekte der Erziehung und der religiösen Einstellung, die permissive Haltung der Gesellschaft oder der Einfluß der Werbung von größerer Bedeutung für den Beginn des Rauchens als genetische Variablen (Bailey et al 1993, Kendler et al 1997, Koopmans et al 1997). Starkes Rauchen oder die Unfähigkeit zur Abstinenz hingegen sind allein über Umgebungsvariablen nicht zu erklären. Hier spielen vermutlich biologische Mechanismen die entscheidendere Rolle. Diese können - wie bereits geschildert - zum Teil sekundär (Neuroadaptation, psychiatrische Störungen, medikamentöse Einflüsse), zum Teil aber auch primär und genetisch determiniert sein. Die Evidenz genetischer Faktoren ergibt sich sowohl aus epidemiologischen als auch aus neueren genetischen Studien.

3.1.2.1 Hinweise aus der Epidemiologie
Aufgrund früherer Zwillingsuntersuchungen mit sehr inkonsistenten Befunden wurde lange angenommen, daß die hereditären Einflüsse bei der Entstehung und Ausprägung des Rauchverhaltens zwar vorhanden (Gurling et al 1985), doch mit Anteilen an der Varianzaufklärung von insgesamt zwischen 22 % und 30 % minimal seien (Hughes 1986). Neuere Arbeiten auf der Basis von Zwillings- und Familienstudien legen nahe, den genetischen Einfluß höher einzuschätzen (Hannah et al 1985, Heath und Martin 1993, Heath et al 1993, Heath et al 1995).

Boomsma und ihre Mitarbeiter (1994) bestätigten in einer Zwillingsuntersuchung das elterliche Rauchverhalten als einen schwachen Prädiktor für das Rauchverhalten der Kinder. Die Entstehung des Rauchverhaltens im frühen Jugendalter unterliegt zwar in erster Linie den Umgebungseinflüssen, der Anteil genetischer Faktoren wurde allerdings mit immerhin 31 % berechnet. Zwillingsstudien aus Australien, Großbritannien, Skandinavien und den USA belegen einen genetischen Einfluß auf die Entwicklung eines regelmäßigen und abhängigen Rauchens (Heath und Martin 1993, Heath und Madden 1995, Heath et al 1995, Perkins et al 1996, Swan et al 1997, True et al 1997). Die Varianzaufklärung ergab zwischen 28-83% für den Rauchbeginn und 50-71% für ein regelmäßiges Rauchen (Heath und Martin 1993, True et al 1997). An insgesamt 2.680 Zwillingspaaren sowie 543 einzelnen Zwillingen überprüften

Heath et al (1995) den Zusammenhang zwischen Persönlichkeitsfaktoren und dem Rauchverhalten. Die nachweisbaren Zusammenhänge sind unter monozygoten Paaren deutlicher als bei dizygoten Zwillingen, was für eine gemeinsame genetische Disposition dieser Variablen spricht.

Edwards und Mitarbeiter (1995) wiesen in einer Untersuchung bei Frauen zwar ebenfalls einen genetischen Einfluß für den Beginn des Rauchens, nicht aber für die Intensität des Rauchens nach. Unterschiede zu den Ergebnissen bei den männlichen Rauchern erklärten sie mit Interaktionen zwischen genetischen und Umgebungsvariablen.

Der oft gleichzeitige zu beobachtende Mißbrauch von Tabak, Kaffee und Alkohol legt eine gemeinsame Verursachung nahe (Swan et al 1996a). Prinzipiell können auch nicht-genetische Einflüsse, z.B. situative Streßfaktoren, die den Konsum aller drei Substanzen anheben können, Persönlichkeitsstrukturen, eine verminderte Streßtoleranz oder eine Comorbidität mit anderen psychiatrischen Störungen diese Zusammenhänge erklären. Ungeachtet dieser Tatsache schätzten die Autoren unter der Annahme mehrerer verantwortlicher genetischer Loci das Ausmaß der genetischen Varianz für alle Konsumenten zwischen 28% und 64%, für die starken Konsumenten zwischen 41% und 78% (Swan et al 1997).

Wie die zitierten epidemiologischen Studien zeigen, ist eine Interpretation der Ergebnisse aufgrund der vielen, kaum zu berücksichtigenden Einflußfaktoren nur mit Vorbehalt möglich. Wie bei allen Studien, die subjektive Angaben erheben, entstehen methodische Probleme durch die eingeschränkte Validität subjektiver Angaben. Problematisch ist außerdem eine Erhebung des Rauchstatus als dichotome Variable ohne objektivierende Untersuchungen zur Stärke der Abhängigkeit auf der Basis von Fragebögen (z.B. Fagerström Test for Nicotine Dependence - FTND), CO-Messungen oder Nikotin- bzw. Cotininbestimmungen.

3.1.2.2 Genetische Veränderungen auf Rezeptorebene

Auf der Suche nach der genetischen Prädisposition für eine Tabakabhängigkeit sind aufgrund der bereits geschilderten biologischen Theorien zur Entstehung süchtigen Rauchverhaltens insbesondere das dopaminerge und das cholinerge Transmittersystem von Interesse. Quantitative oder qualitative Veränderungen der Transmitter und Rezeptoren könnten eine veränderte Sensitivität und damit eine „süchtige Veranlagung" erklären. Nachfolgend sollen Befunde zum dopaminergen und cholinergen Rezeptorsystem vorgestellt werden. Sie wurden zwar zunächst nicht an Rauchern, sondern an alkoholkranken und schizophrenen Patienten erhoben, könnten aber auch plausible Modelle für das süchtige Rauchen begründen.

A. Nikotinerge Acetylcholinrezeptoren

Neueste Untersuchungen zur Genetik nikotinerger Acetylcholinrezeptoren bei der Schizophrenie (Freedman et al 1997) gingen von den Befunden psychophysiologischer Studien aus. Da letztere versuchen, eine Verbindung zwischen Psychopathologie und der neuronalen Struktur zu schaffen, sollen die wichtigsten Befunde kurz vorgestellt werden:

Bei der Untersuchung verschiedener krankheitsrelevanter Faktoren wurde ein besonderes Augenmerk auf die sensorischen Defizite schizophrener Patienten gelegt (Adler et al 1992), sie sich sowohl in der veränderten Wahrnehmung von visuellen Mustern als auch von akustischen Reizen äußern:

Im visuellen backward masking gelingt es schizophrenen Patienten nicht, zwei hintereinander dargebotene Objekte getrennt wahrzunehmen; in der Regel überlagert die zweite Wahrnehmung die erste.

Anders als der Gesunde ist der schizophrene Patienten nicht in der Lage, bei kurzzeitig wiederholter Darbietung eines Stimulus an diesen Reiz zu habituieren (mangelnde Prepulse Inhibition). Diese Prepulse Inhibition gilt als Maß für die Fähigkeit des Organismus, sensorische Informationen auszublenden und wird als ein biologischer Marker für die Schizophrenie angesehen. Diese Veränderungen treten allerdings nicht nur im Zusammenhang mit der Psychopathologie bei Schizophrenie auf. Kumari et al (1996) beschreiben die gleichen Befunde auch bei Gesunden, die eine vermehrte Bereitschaft zur psychotischen Reaktion zeigen. Nichtraucher mit einem hohen Psychotizismuswert zeigen eine geringere Habituation des Startle-Reflexes.

Dieser Effekt ist allerdings bei Rauchern nicht nachzuweisen (Kumari et al 1996). Durch Rauchen oder die alleinige Gabe von Nikotin ist es möglich, die Prepulse Inhibition des akustischen Startle im Tierversuch und beim Menschen (bei Nichtrauchern und bei Rauchern, die über die Nacht hinweg rauchfrei geblieben waren) zu verstärken. Ungeachtet der Hypothese, mit der Prepulse Inhibition sei eine Verbindung zwischen Psychotizismus und Schizophrenie nachgewiesen, deutet dieser Befund auf die quasi-therapeutischen Möglichkeiten des Nikotins zur Normalisierung der Habituationsleistung hin (Kumari et al 1997).

„Latent inhibition" beschreibt einen Prozeß der verzögerten Adaptation an die wiederholte Darbietung irrelevanter Stimuli. Dieses bei Schizophrenen beobachtete Defizit ist Gegenstand der Erforschung von Aufmerksamkeitsstörungen. Im Tierversuch konnte gezeigt werden, daß niedrige Dosen (1,5 mg/kg) von Nikotin oder dl-Amphetamin eine „latent inhibition" bei Ratten (Weiner et al 1988) unterbrechen. Der Effekt kann durch Gabe von Haloperidol aufgehoben werden (Warburton et al 1994). Auch beim Menschen heben Amphetamin und Nikotin (Gray et al 1992, Thornton et al 1996) eine verzögerte Anpassungsleistung auf, Haloperidol hingegen verstärkt sie (Williams et al 1994a). Allan et al (1995) fanden bei Rauchern eine geringer ausgeprägte „latent inhibition" als bei Nichtrauchern. Andere Autoren (Thornton et al 1996) finden dagegen keinen Unterschied.

Ein klassisches experimentelles Design bietet über Kopfhörer Clicks an, die beim Gesunden nach der ersten Darbietung innerhalb von 50 ms eine positive Welle (p50) über dem Ableiteort CZ erzeugen. Nach einer zweiten Darbietung ist die p50 aufgrund der Habituationsleistung bedeutend schwächer ausgeprägt. Diese Habituation findet bei schizophrenen Patienten und bei vielen ihrer Angehörigen nicht im gleichen Ausmaß statt (Adler et al 1992). Dies könnte erklären, warum ein schizophren Erkrankter weniger in der Lage ist, wiederholt dargebotene akustische evozierte Potentiale zu filtern. Adler et al (1992) verweisen darauf, daß dieser Effekt auch bei Gesunden eintreten kann, wenn z.B. durch Streß oder aber durch die Gabe von Medikamenten vermehrt Katecholamine freigesetzt werden. Bei manischen Patienten kann dieser Befund in akuten Krankheitsphasen erhoben werden, normalisiert sich aber in Phasen der Gesundheit, so daß dieses Phänomen wie bei den Gesunden mit einer vermehrten katecholaminergen Aktivität erklärt werden kann. Da der pathologische Befund auch bei etwa 50% der Angehörigen von schizophrenen Patienten - vermutlich denen mit einem erhöhten Risiko für eine Erkrankung an einer schizophrenen Psychose - auftritt, nehmen Adler et al (1992) in dieser Gruppe eine genetische Ursache an.

Antidopaminerg wirksame Neuroleptika (z.B. Haloperidol) normalisieren das p50-Defizit nicht. So kann angenommen werden, daß dieses Wahrnehmungsdefizit zumindest nicht direkt mit dem dopaminergen System verbunden ist. Da andererseits das atypische Neuroleptikum Clozapin zu einer Normalisierung der Habituationsleistung führt, wurde eine Beteiligung des cholinergen Transmittersystems vermutet. Interessanterweise kann die verminderte Habituation bei Schizophrenen und bei ihren gesunden Angehörigen durch die Gabe von Nikotin (via Nikotinkaugummi) vorübergehend aufgehoben werden (Adler et al 1992, 1993). Sowohl bei gesunden Probanden als auch im Tierversuch konnte gezeigt werden, daß ein durch Amphetamingabe induzierter Verlust der Habituation durch die gleichzeitige Verabreichung von Nikotin ausgeglichen werden kann (Stevens KE et al 1995). Auch diese Befunde wurden als Hinweis auf einen Defekt im cholinergen System gewertet und der vermehrte Zigarettenkonsum schizophrener Patienten als Versuch interpretiert, Filterstörungen im sensorischen System durch die Nikotinaufnahme auszugleichen.

Tierversuche ergeben Hinweise auf die Spezifität der Acetylcholinrezeptoren. Der Generator der p50 sitzt vermutlich im Hippocampus. Durch eine radiographische Darstellung gelang es nachzuweisen, daß hier vor allem nikotinerge α_7-Acetylcholinrezeptoren (α_7-nAChR) mit einer hohen Dichte nahe dem Gyrus dentatus im Hippocampus lokalisiert sind. In postmortalen Untersuchungen an schizophrenen Patienten konnte mit 125-Jod-Alpha-

Bungarotoxin nachgewiesen werden, daß α_7-nAChR im Hippocampus von Schizophrenen vermindert ausgebildet werden (Freedmann et al 1995). Aufgrund der spezifischen Verteilung der α_7-nAChRezeptoren auf GABAerge Interneurone des Hippocampus kann vermutet werden, daß diesem Rezeptortyp einer Aufgabe bei der Filterung von sensorischen Informationen im Bereich des Hippocampus zukommt. Ein Beweis für die Bedeutung des α_7-nAChRs bei der Generierung der p50 erfolgt aus der Blockierung des α_7-nAChRs und der Habituation durch den spezifischen Antagonisten Alpha-Bungarotoxin. Mecamylamin, ein anderer, nicht α_7-nAChR-spezifischer Nikotinantagonist ist hierzu nicht in gleichem Maß in der Lage.

Auf der Suche nach der genetischen Ursache für die verminderte Ausprägung der α_7-nAChR wurden verschiedene chromosomale Regionen untersucht. Hochinteressant ist die Entdeckung des α_7-nAChR-Gens (Chini et al 1994), das über den Marker D15S1360 mit einem Polymorphismus aus 4 Allelen auf dem langen Arm des Chromosom 15 (15q14) zu charakterisieren ist. Es wird angenommen, eine nicht bekannte genotypische Konstellation könne ein funktionelles Defizit der α_7-nAChR erklären. Freedman et al (1997) konnten zeigen, daß das Allel 2 phänotypisch bei schizophrenen Patienten und gentragenden Angehörigen mit einer abnormalen Habituation der p50 auf akustische Reize assoziiert ist.

Allerdings ist das Vorliegen des Markers auch bei gesunden Angehörigen als Hinweis darauf zu werten, daß die beschriebene Auffälligkeit im Bereich der hippocampalen α_7-nAChR nicht allein entscheidend für den Ausbruch einer Schizophrenie ist. Offensichtlich müssen noch andere Faktoren kontribuierend wirksam werden. Freedman et al (1997) verweisen insbesondere darauf, daß eine Reduktion des Hippocampusvolumens stärker mit der Schizophrenie als mit der abnormalen p50-Antwort korreliert.

Abschließend sei angemerkt, daß derzeit nicht geklärt werden kann, ob der Polymorphismus im Genort des α_7-nAChR, die verminderte Ausbildung von nikotinergen α_7-Acetylcholinrezeptoren und die damit verbundene verminderte

Adaptationsleistung in den mittleren akustisch evozierten Potentialen (p50) typisch für die schizophrene Erkrankung sind.

Ebenso wäre denkbar, daß dieser Befund lediglich das Rauchverhalten von schizophrenen Patienten als eine Form der Selbsttherapie erklärt und auch bei einer Untergruppe von Rauchern ohne schizophrene Erkrankung mit einer starken Nikotinabhängigkeit nachweisbar sein könnte, ohne daß allerdings die Reizverarbeitungsstörung bei diesen Rauchern aufgrund ausreichender Kompensationsmöglichkeiten einen Krankheitswert erreichen würde.

B. Dopaminrezeptoren

Eine möglicherweise relevante genetische Variabilität im dopaminergen System zeigt sich beim D2-Dopaminrezeptorgen (DRD2) substanzabhängiger Patienten und insbesondere bei Alkoholkranken und schweren Rauchern (Noble et al 1994). George et al (1993) beschrieben außerdem eine Assoziation der Alkoholkrankheit zum D4-Dopaminrezeptor (insbesondere zum Subtyp D4(4,6) und D4(4,7)).

Die Verteilung des DRD2 erreicht im Nucleus caudatus die höchste Dichte; auf peripheren Blutzellen ist er hingegen nicht vertreten.

Der Genort des DRD2 ist auf dem Chromosom 11 lokalisiert. Der erste entdeckte Polymorphismus im Genomfragment λhD2G1 enthält die beiden Allele TaqI-A1 und -A2 (Grandy et al 1989). Während das A1-Allel in der Allgemeinbevölkerung mit einer Wahrscheinlichkeit von etwa 20% nachgewiesen wurde, sind 50-69% der Alkoholiker Träger des Allels (Blum et al 1990, 1991, 1993). Auch die Kinder von Alkoholikern zeigen eine erhöhte Prävalenz (55%) für das A1-Allel, was mit dem bekannten erhöhten familiären Risiko in Einklang steht (Blum et al 1991). Andere Autoren beschreiben geringere Prävalenzen (Bolos et al 1990: 38%, Gelernter et al 1991: 43%). Die Ergebnisse sind aufgrund der unterschiedlichen Kriterien für die Auswahl der untersuchten Probanden nur schwer vergleichbar. In einer Metaanalyse aller Publikationen bis 1991 (Cloninger 1991) wird eine signifikante Häufung des DRD2-A1-Allels bei Alkoholikern gegenüber der Allgemeinbevölkerung (45%

vs. 26%) berechnet. Das beschriebene seltene A1-Allel scheint zudem mit einer schweren Ausprägung der Alkoholkrankheit (objektiviert am Umfang der Folgeschäden) assoziiert zu sein (Blum et al 1993, Cloninger 1991, Comings et al 1991, Noble und Blum 1991, Noble 1993). Hietala et al (1997) konnten die Beziehung zur Schwere der Alkoholkrankheit an einer finnischen Population, die ethnisch als heterogen gilt, zwar nicht nachweisen, bestätigten aber wiederum die Häufung des A1-Allels bei Alkoholikern.

Es wurde gezeigt, daß die genetische Variabilität bei Alkoholikern mit einer verminderten cerebralen Ausprägung von D2-Dopaminrezeptoren einhergeht und auf diese Weise zu einem erhöhtem Risiko für eine Abhängigkeitserkrankung führt (Noble et al 1991, Pohjalainen et al 1996). Noble (1998) sieht das A1-Allel zwar nicht als alleinige Ursache einer Alkoholerkrankung, schreibt ihm aber einen wesentlichen, begünstigenden Einfluß zu.

In der Folge wurden neben den TaqI-A Allelen eine Reihe weiterer Polymorphismen isoliert (Pato et al 1993). Blum et al (1993) fanden eine Assoziation des Taq B1 Allels im Genomfragment λhD2G2 mit der Stärke des Alkoholismus. Lu et al (1992) beschrieben einen Polymorphismus aus zwei Allelen im FokI Fragment des DRD2-Rezeptorgens. Assoziationen zu einer Suchterkrankung sind nicht publiziert worden.

Nicht allein das Risiko für eine Alkoholkrankheit scheint mit dem TaqI-Allel A1 verbunden, auch Zusammenhänge mit einer Fettleibigkeit (Comings et al 1992) oder dem Rauchen konnten nachgewiesen werden:

Bei einer differenzierteren Auswertung der Befunde hinsichtlich des Rauchstatus der Alkoholkranken zeigen einige Arbeiten eine signifikant erhöhte Prävalenz des A1-Allels in der Gruppe der Alkoholkranken, die gleichzeitig rauchten oder andere Drogen konsumierten (Noble 1993, Comings et al 1996). In einer Untersuchung, die nur an Rauchern durchgeführt wurde, war sowohl bei den gegenwärtigen als auch bei den Exrauchern das A1-Allel signifikant häufiger repräsentiert als bei den Nichtrauchern. 48,7% der Raucher (25,9% der Normalbevölkerung) trugen das A1-Allel. Männer mit dem selteneren A1-

Allel begannen außerdem signifikant früher, regelmäßig zu rauchen und wiesen kürzere Abstinenzzeiten auf (Comings et al 1996). Neuere Untersuchungen (Spitz et al 1998) berichten zwar über keine signifikant erhöhte Prävalenz des A1-Allels bei Rauchern, finden allerdings eine Assoziation mit dem Beginn des Rauchens. Zu den insgesamt nicht ganz einheitlichen Befunden zur Prävalenz des DRD2 A1-Allels bei Rauchern ist anzumerken, daß die Untersucher in der Regel das Rauchen nur als dichotome Variable erfaßten und die Schwere der Nikotinabhängigkeit nicht berücksichtigten.
Bislang wurden die anderen bei Alkoholkranken beschriebenen genetischen Auffälligkeiten im dopaminergen Rezeptorsystem bei Rauchern nicht untersucht.

Noble (1993) schließt aus den bisherigen Befunden, daß für die Entstehung substanzinduzierter Störungen neben den Umgebungsvariablen, denen er einen Einfluß von 40% auf die Entstehung der Störung zubilligt, sowohl das D2-Dopaminrezeptorgen (mit 27%) als auch andere Gene (33%) maßgeblich seien. Als Erklärung wird angenommen, das A1-Allel des D2-Rezeptorgens gehe mit einer verminderten Aktivität der Dopamin D2-Rezeptoren allein durch eine geringere Rezeptordichte ohne eine Struktur- oder Funktionsänderung einher (Noble et al 1991).

3.1.3 Zusammenfassung

Rauchen und Nikotinzufuhr führt zu zahlreichen Veränderungen auf Transmitterebene. Nikotin steigert über präsynaptische nikotinerge Acetylcholinrezeptoren (nAChR) die Dopamin-Ausschüttung im Bereich des mesolimbischen Systems und insbesondere im Nucleus accumbens. Es wird angenommen, daß darüber die Belohnungseffekte des Rauchens und die hohe Suchtpotenz des Nikotins vermittelt werden. Auch ein genetisch bedingter Mangel an Dopaminrezeptoren infolge eines Polymorphismus im D2-Dopaminrezeptorgen könnte durch die exogen verursachte dopaminerge Stimulation ausgeglichen werden.

Nikotin führt zum anderen zu einer Vermehrung zentraler nikotinerger Acetylcholinrezeptoren. Ein Ausbleiben der Nikotinzufuhr führt infolge der relativen Vermehrung der nAChRezeptoren zu Entzugssymptomen. Die Up-Regulation der nikotinergen Acetylcholinrezeptoren könnte andererseits auch eine nikotinvermittelte Gegenregulation bei einem genetisch bedingten Mangel an nAChR infolge eines Polymorphismus in einem Acetylcholinrezeptorgen sein.

Die Hinweise für eine genetische Prädisposition des abhängigen Rauchverhaltens ergeben sich aufgrund zahlreicher epidemiologischer Studien sowie aus einzelnen genetischen Untersuchungen, die genetische Polymorphismen in der Lokalisation für dopaminerge D2-Rezeptoren und nikotinerge α_7-Acetylcholinrezeptoren aufdecken konnten. Der Polymorphismus im D2-Dopaminrezeptorgen geht mit einer erhöhten Prävalenz einer Alkoholerkrankung einher. Befunde, die auf eine Verbindung zwischen einem Polymorphismus im α_7-Acetylcholinrezeptorgen und nikotinsensitiven psychophysiologischen Pathologika schließen lassen, wurden bislang nur bei Patienten mit einer schizophrenen Psychose erhoben.

3.2 Eigene Forschungsergebnisse

3.2.1 Ziel der Untersuchung

A. Veränderungen im α_7-Acetylcholinrezeptorgen

Die Ergebnisse aus der jüngsten genetischen Forschung zur Ätiologie der Schizophrenie weisen auf einen Polymorphismus im α_7-nAChR-Gen auf dem Chromosom 15 hin, der phänotypisch mit einer verminderten Expression cerebraler α_7-nicotinerger Acetylcholinrezeptoren verbunden ist und unter experimentellen Bedingungen eine geringere Habituation früher akustisch evozierter Potentiale (p50) zur Folge hat (Freedman et al 1997).

Der in diesem Zusammenhang berichtete vermehrte Zigarettenkonsum schizophrener Patienten, der zu einer Normalisierung der elektrophysiologischen Befunde führt, gibt Anlaß zu untersuchen, inwieweit diese Befunde spezifisch für die Schizophrenie sind oder womöglich einen biologischen Marker für eine starke Nikotinabhängigkeit darstellen.

Unter der erwähnten Hypothese, daß der DNA-Polymorphismus zu einer verminderten Anzahl von α_7-nAChRezeptoren führt (Freedman et al 1995, 1997), wäre damit eine erhöhte Neigung für die Entwicklung eines starken, abhängigen Rauchverhaltens begründet. In diesem Fall unterläge der von Freedman et al (1997) erhobene Befund einer genetisch determinierten Reizverarbeitungsstörung hinsichtlich seiner pathogenetischen Interpretation bei der Schizophrenie einer Scheinkorrelation. Er wäre dafür bezüglich der Aufklärung abhängigen Rauchverhaltens von richtungsweisender Bedeutung.

In einer eigenen Untersuchungsreihe sollen die genetischen Untersuchungen bei schizophrenen Patienten repliziert und mit den Befunden bei stark nikotinabhängigen Rauchern verglichen werden.

Da nicht auszuschließen ist, daß die Befunde nicht nur mit einer genetischen Prädisposition für das Rauchen alleine, sondern auch für süchtiges Verhalten im allgemeinen korrelieren, wurde eine weitere Gruppe substanzabhängiger Kontrollen gewählt. Die Wahl fiel auf opiatabhängige Patienten, die stärker noch als alkoholabhängige Patienten durch eine Abstinenzunfähigkeit gekennzeichnet sind. Um die Relevanz des Befundes abzusichern, wurden außerdem gesunde Nichtraucher bzw. Gelegenheitsraucher als Kontrollen in das Untersuchungsdesign aufgenommen.

B. Veränderungen im DRD2-Rezeptorgen

Die von mehreren unabhängigen Autoren beschriebenen Untersuchungen zu Veränderungen im D2-Dopaminrezeptorgen Suchtkranker bezogen sich mehrheitlich auf alkoholkranke Patienten (Comings et al 1991, Bolos et al 1990, Noble et al 1991, Spitz 1998). Erst in den letzten Jahren wurden auch Raucher in die Untersuchungen einbezogen (Comings et al 1996).

Von Interesse ist die Frage, ob gesunde starke Raucher, Drogenabhängige und schizophrene Raucher in gleichem Maße die in der Literatur berichtete Assoziation mit dem TaqI-Allel A1 aufweisen. Die vorliegende Untersuchung soll die bekannten Befunde bei Rauchern überprüfen und durch einen zweiten Marker im Bereich des Rezeptorgens validieren. Darüber hinaus überprüft werden, ob rauchanamnestische Charakteristika wie die Stärke der Abhängigkeit, der Beginn des Rauchens bereits in jungen Jahren oder die Zahl der täglich konsumierten Zigaretten, Assoziationen mit einem Polymorphismus im D2-Rezeptorgen aufweisen.

3.2.2 Hypothesen

(A) Die Assoziationen im Polymorphismus des Genmarkers D15S1360 beim α_7-Acetylcholinrezeptorgen auf dem Chromosom 15 sind nicht nur bei schizophrenen Rauchern, sondern auch bei psychisch gesunden, abhängigen Rauchern, nicht jedoch bei gesunden und drogenabhängigen Kontrollen vorhanden.

(B) Bei stark abhängigen Rauchern, nicht jedoch bei nicht-abhängigen Rauchern oder nichtrauchenden Kontrollen, liegt eine Assoziation von rauchanamnestischen Faktoren zu einem Polymorphismus des Genmarkers TaqI im DRD2 Gen auf dem Chromosom 11 vor.

3.2.3 Methode

Insgesamt wurden 253 Probanden aus folgenden Diagnosegruppen untersucht:

- Patienten mit einer schizophrenen Störung (N=42)
  Einschlußkriterien: gesicherte Diagnose nach ICD 10; regelmäßiger Zigarettenkonsum
- Drogenabhängige (N=32)
  Einschlußkriterien: gesicherte Diagnose nach ICD 10; regelmäßiger Zigarettenkonsum
- Abhängige Raucher (N=110)
  Einschlußkriterien: starker Zigarettenkonsum und hohe Nikotinabhängigkeit, definiert durch:
  a) Konsum von mindestens 30 Zigaretten/die und ein FTND-Wert >6 oder:
  b) mehrfache vergebliche Versuche, das Rauchen - auch mit professioneller Hilfe - aufzugeben
- Nicht oder wenig rauchende gesunde Kontrollen (N=69)
  Einschlußkriterien: Nieraucher oder leichte Raucher (FTND-Wert<3, Zigarettenkonsum bis maximal 20 Zigaretten/die) mit einem Mindestalter von 30 Jahren (die wenigsten Raucher beginnen erst nach dem 30. Lebensjahr zu rauchen)

Die Rekrutierung der schizophrenen und drogenabhängigen Patienten erfolgte unter den stationären und ambulanten psychiatrischen Patienten der Universitätsklinik für Psychiatrie und Psychotherapie. Die Raucher hatten entweder an einer Raucherentwöhnungstherapie des Arbeitskreises Raucherentwöhnung der Universität Tübingen teilgenommen oder hatten sich nach einem Zeitungsbericht über die Studie freiwillig gemeldet. Als gesunde Kontrollen stellten sich Mitarbeiter der Klinik und andere Freiwillige zur Verfügung. Alle Probanden unterzeichneten nach einer mündlichen Aufklärung über die Fragestellung der Untersuchung eine schriftliche Einverständniserklärung, mit der sie einer genetischen Untersuchung und der Verwertung der Daten für wissenschaftliche Zwecke zustimmten.

Entnommen wurden 2x8 ml EDTA-Blut für die humangenetische Untersuchung. Die EDTA-Proben wurden bis zur Analyse bei -20°C tiefgefroren.

Dokumentiert wurden soziodemographischen Daten (Alter, Geschlecht, Schulbildung, Arbeitssituation), allgemeine Angaben zur Diagnose, zum Drogenkonsum, zum Erkrankungsbeginn und zu den psychiatrischen Erkrankungen in der Familie (Depressionen, schizophrene Psychosen, Suchterkrankungen). Die Exploration der Raucheranamnese umfaßte die Zahl der Zigaretten am Tag der Blutentnahme, die Rauchdauer und die Stärke der Abhängigkeit mittels des FTND (Heatherton et al 1991, Anlage Tab.A-1).

Genetische Untersuchungsmethoden

Die genetischen Untersuchungen wurden in der Abteilung für Molekulare Humangenetik der Ruhr-Universität Bochum durchgeführt.

A. α_7-Acetylcholinrezeptorgen

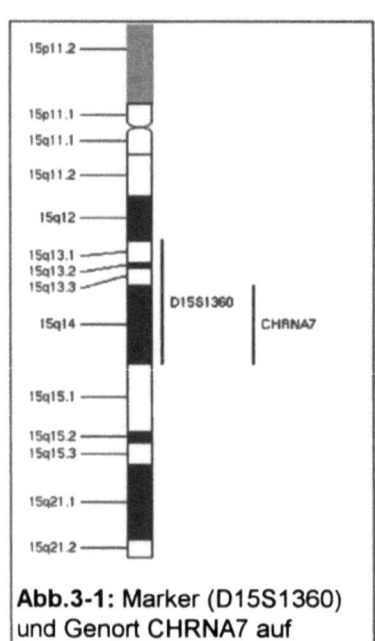

Abb.3-1: Marker (D15S1360) und Genort CHRNA7 auf Chromosom 15

Die wahrscheinlichste Lokalisation des α_7-nAChR-Gens (CHRNA7) liegt in einem 2cM-Intervall auf Chromosom 15q14 zwischen den Markern D15S1031 und D15S1010. In diesem Bereich liegt in unmittelbarer Nähe des α_7-nicotinergen Rezeptors (α_7-nAChR) auf Chromosom 15 in der Region 15q13-q14 auch der Marker D15S1360. Dieser beinhaltet einen Polymorphismus, ein (CA)n-Dinucleotid-Repeat mit 4 Allelen in verschiedenen Repeatlängen (Abb.3-1). Die Häufigkeiten für die Allele 1 (111bp), 2 (113bp), 3 (115bp) und 4 (117bp) betragen 0,6 %, 52,8 %, 37,6 % und 9% (Leonard 1996). Die Heterozygotierate beträgt 0,57.

Zur Bestimmung des Polymorphismus wurde genomische DNA aus Lymphozyten aus EDTA-Blut isoliert. In einer radioaktiv markierten Polymerase

Chain Reaction (PCR; Inkorporation von alpha-dCTP, Amersham) wurde ein polymorpher Mikrosatellitenmarker vervielfältigt und die PCR-Fragmente anschließend mit einer Polyacrylamidgelelektrophorese getrennt. Als Größenstandard dienten radioaktiv sequenzierte M13-DNA und zwei Kontrollpersonen, deren Genotypen bereits für diese Marker bestimmt worden waren (sogenannte CEPH- Familien (Codes CEFA41, CEFA93, CEFA103, CEFA117 des Centre d'étude du Polymorphisme Humain, Paris)).

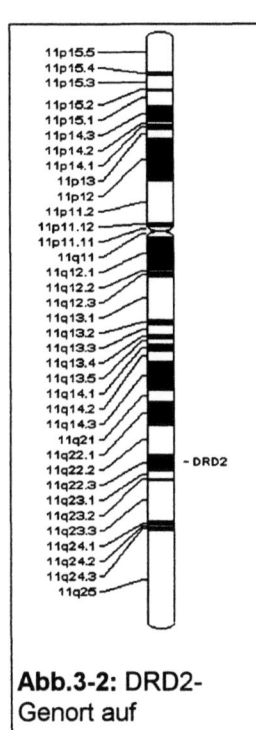

Abb.3-2: DRD2-Genort auf Chromosom 11

B. DRD2-Rezeptorgen

Das Dopaminrezeptor D2-Gen (DRD2) wurde auf Chromosom 11 im Bereich 11q22.2 - 11q22.3 lokalisiert (Bolos et al 1990). Untersucht wurden zwei Genmarker, die als TaqI-A und FokI bezeichnet werden. Beide weisen nur zwei Allele („1" und „2") auf. Die beiden TaqI-A Allele 1 und 2 sind in der Region q22-q23 auf dem langen Arm des Chromosoms 11 lokalisiert. Der A1/A1-Genotyp ist durch ein 310bp-Fragment, der A2/A2-Genotyp ist durch die Fragmente 180bp und 130bp charakterisiert. Der A1/A2-Mischtyp weist alle drei Fragmente (310bp, 180bp und 130bp) auf. Die Allelfrequenz für das Allel 1 beträgt 13%, die Heterozygotierate 24,5%. (Grandy et al 1989)

Zur Bestimmung des Taq IA Polymorphismus wurden bei der Amplifikation einer 310bp Region die Primer 971 (5′ CCGTCGACGGCTGGCCAAGTTG-TCTA 3′) und 5014 (5′ CCGTCGACCCTTCCTGAGTGTCATCA 3′) benutzt. Die PCR wurde mit 100 ng genomischer DNA in einem Standardpuffer (16mM $(NH_4)_2SO_4$, 67 mM Tris-HCl pH=8.8, 0.01% Tween-20) mit 1,5 mM $MgCl_2$, je 8 pmol Primer, 160 nmol dNTPs und 2 U Taq Polymerase in einem Reaktionsansatz von 20µl durchgeführt. Das PCR-Protokoll umfaßte 35 Zyklen einer Denaturierung von 1 Min bei 95°C, eines Annealing von 1 Min bei 58°C und einer Extension von 1 Min bei 72°C in einem Robocycler (Stratagene). Das PCR-

Produkt wurde dann mit 4 U Taq I NEB über mindestens 4 Stunden verdaut. Anschließend wurden die Fragmente in einem 2% Agarose Gel aufgetrennt.

Der Polymorphismus FokI liegt in zwei Allelen im Übergang von Exon 4 /Intron 4 des DRD2 Gens vor. Bei Auftreten des Alleltyps 1 wird ein 882bp Fragment mittels PCR amplifiziert. Das Allel 2 geht mit einer Kombination aus den zwei korrespondierenden Fragmenten 536bp und 346bp einher. Das seltene Allel 1 wird in 3% aller Fälle bestimmt, die Heterozygotierate beträgt 4% (Lu et al 1992).

Bei der Bestimmung des Fok I Polymorphismus wurden zur Amplifikation eines 882 bp Fragments die Primer DRD2 Fok I F (5´ AGAACGAGTGCATCATTGCC 3´) und DRD2 Fok I R (5´ TCTCACGTGGAATCCTCAAG 3´) verwendet. Die PCR wurde mit 100 ng genomischer DNA unter den o.g. Bedingungen durchgeführt. Anschließend wurde das PCR-Produkt über Nacht mit 2 U Fok I NEB restrigiert.

3.2.4 Ergebnisse

Stichprobenbeschreibung

Die gesamte Stichprobe umfaßt 253 Individuen. Durch vereinzelte Bestimmungsfehler reduziert sich die Teilstichprobe für die Bestimmung des Acetylcholinrezeptorgens auf 248 Personen, für die Bestimmung des D2-Dopaminrezeptorgens auf 244 Personen. Die Stichprobencharakteristika ändern sich durch die geringfügigen Unterschiede in der Zusammensetzung der Teilstichproben nur unwesentlich.

Die soziodemographischen und rauchanamnestischen Charakteristika aller untersuchten Probanden sind im Anhang (Tab.C-1) dargestellt.

Männer sind in der erfaßten Stichprobe unter den Rauchern nur gering häufiger vertreten als Frauen (54%), in der Gruppe der Nichtraucher mit 29% unter-, bei den schizophrenen (69%) und drogenabhängigen Patienten (78%) jedoch überrepräsentiert. Den höchsten Tageszigarettenkonsum weisen die starken Raucher auf (32 Stück), schizophrene und drogenabhängige Patienten rauchen signifikant weniger (24 bzw. 27 Zigaretten, p<0,0001). Starke Raucher beginnen früher als schizophrene, aber später als drogenabhängige Patienten zu rauchen (p=0,011). Die FTND-Werte der abhängigen Raucher liegen bei 6,6 Punkten, drogenabhängige und schizophrene Patienten erzielen signifikant geringere FTND-Scores (5,3 bzw. 5,1 Punkte; p<0,0001). 79% der abhängigen Raucher und 87,5% der drogenabhängigen Patienten haben rauchende Angehörige ersten Grades. Die schizophrenen Patienten (57%) und gesunden Nichtraucher (50%) sind diesbezüglich deutlich weniger belastet (p=0,002).

A. α_7-Acetylcholinrezeptorgen

Entgegen den bisherigen Befunden (Leonard 1996) konnten in den untersuchten Gruppen nicht vier, sondern zusätzlich ein fünftes Allel mit einer Repeatlänge von 109bp bestimmt werden. Die Varianten 4 und 5 waren mit einer geringeren Häufigkeit (in 3,6% bzw. 0,4% aller Probanden) als erwartet vertreten. Die Allelfrequenz ist in Tabelle 3-1 dargestellt. Signifikante Unterschiede ergeben sich für die Allele 1, 3 und 4. Die berechnete Heterozygotierate beträgt 51,6%. Die statistischen Unterschiede sind darauf zurückzuführen, daß die CEPH-Familien französischer Herkunft sind und damit einem andern genetischen Hintergrund entstammen.

Bei der folgenden Auswertung wurde der Patient mit der seltenen Variante des Allels 5 aus statistischen Gründen nicht berücksichtigt.

Die Anzahl der Träger der Allele 1 - 4 zeigt zwischen allen vier Diagnosegruppen, ebenso wie die zwischen Rauchern und Nichtrauchern sowie zwischen schizophrenen Patienten und psychisch Gesunden (Rauchern und Nichtrauchern) keine statistisch signifikanten Unterschiede (Tab.3-2). Auch die Verteilung der Allelkombinationen ist in den genannten Gruppen nicht voneinander verschieden (Tab.3-3).

Allel (%)	CEPH-Frequenz (N=178)	vorliegende Frequenz (N=496)	Fisher's Exact Test
1 (111bp)	0,6	4,2	p=0,0096
2 (113bp)	52,8	50,2	n.s.
3 (115bp)	37,6	43,8	p=0,0251
4 (117bp)	9,0	1,6	p<0,0001
5 (109bp)	0,0	0,2	-
Heterozygotie	57,2	51,6	-

Tab.3-1: Allelfrequenzen in der untersuchten Population im Vergleich mit den Informationen der Gendatenbank (CEPH-Frequenz, Identifikationsnummer: GDB 1313522)

Allel	Raucher N=107	Nichtraucher N=67	Schizophrene N=42	Opiatabhäng. N=32	Gruppenvergleich DF=3	Raucher/ Nichtraucher DF=1	Schizophrene/ Gesunde DF=1
1	7,5	7,5	7,1	15,6	Chi^2=2,43 n.s.	Chi^2=0,00 n.s.	Chi^2=0,01 n.s.
2	75,7	70,2	78,6	62,5	Chi^2=3,12 n.s.	Chi^2=0,65 n.s.	Chi^2=0,45 n.s.
3	66,4	67,2	59,5	75,0	Chi^2=1,97 n.s.	Chi^2=0,01 n.s.	Chi^2=0,76 n.s.
4	3,7	0,0	4,8	6,3	Chi^2=3,58 n.s.	Chi^2=2,56 n.s.	Chi^2=0,76 n.s.

Tab.3-2: Anteil der Träger des Allels (%). Kein Vergleich ist signifikant.

Allelkombination	Raucher N=107	Nichtraucher N=67	Schizophrene N=42	Opiatabhängige N=32
12	6,2	3,0	4,7	6,2
13	9,4	4,5	2,4	9,4
22	18,8	29,8	30,9	18,8
23	37,5	37,3	38,1	37,5
24	0,0	0,0	2,4	0,0
25	0,0	0,0	2,4	0,0
33	21,9	25,4	16,7	21,9
34	6,2	0,0	2,4	6,2

Tab.3-3: Verteilung der Allelkombinationen (%). Chi^2-Test: alle Gruppen: Chi^2=17,4; DF=21; n.s.; Raucher/Nichtraucher: Chi^2=4,1; DF=7; n.s., Schizophrene/Gesunde: Chi^2=5,6; DF=7; n.s.

Aufgrund der vorliegenden Auswertung können keine diagnosespezifischen Unterschiede festgestellt werden. Ergänzend wurden der Einfluß der einzelnen Allele und Allelkombinationen auf anamnestische Faktoren (Rauchanamnese, Familienanamnese, Krankheitsverlauf) untersucht. Als Grundlage diente hierfür die gesamte Stichprobe (N=248).

Die Prüfung der Allelverteilung in Abhängigkeit von der mit dem FTND bestimmten Stärke der Abhängigkeit (zwischen 0 und 10 Punkte) führt zu sehr kleinen Gruppen. Aus diesem Grund werden die elf Klassen in 4 Kategorien überführt (nicht oder gering abhängig = 0-2 Punkte, N=77 /mittlere Abhängigkeit = 3-5 Punkte, N=49 /starke Abhängigkeit = 6-8 Punkte, N=98 /sehr starke Abhängigkeit = 9-10 Punkte, N=24). Träger des Allels 2 sind in der Gruppe der Raucher mit einer sehr starken Abhängigkeit signifikant seltener vertreten (p=0,0143; Anhang Tab.C-3).

In einer ergänzend durchgeführten orientierenden korrelativen Untersuchung zeigen sich Zusammenhänge zwischen der Häufigkeit des Allels 2 und einigen rauchanamnestische Faktoren: das Alter zu Beginn des regelmäßigen Rauchens (Kendall Tau b 0,18; p=0,0041) und eine starke Abhängigkeit mit mindestens 9 Punkten im FTND (Kendall Tau b -0,17; p=0,0078) korrelieren signifikant mit der Prävalenz des Allels 2.

In einem 2x2 faktoriellen Modell, das sich auf die Kriterien „sehr starke Abhängigkeit" und „Träger des Allels 2" beschränkt, sind unter stark abhängigen Rauchern signifikant seltener Träger des Allels vorhanden (50,0% versus 75,4%; N=248; Chi^2=7,119; p=0,0076; Tab.3-4). Dieser Befund bleibt signifikant, wenn er in der Gruppe der starken Raucher (Chi^2=5,73, p=0,0167) und der psychiatrischen Patienten (Chi^2=4,21, p=0,0402) getrennt überprüft wird. Dies reduziert die Wahrscheinlichkeit eines falsch positiven Ergebnisses und erhärtet die Relevanz des Befundes.

Beim Vergleich der Allelfrequenz (Häufigkeit eines Allels in der Population) bestätigt sich dieser signifikante Unterschied: In der nicht stark abhängigen Population beträgt der Anteil 52,2%, bei den stark abhängigen Rauchern 31,25% (Chi^2=7,635; p=0,0057).

		keine starke Abhängigkeit N=224	starke Abhängigkeit N=24	Chi² (Pearson)	p
Träger des Allels	1	8,0	13,0	0,69	n.s.
	2	75,4	50,0	7,12	0,0076
	3	64,9	82,6	2,94	n.s.
	4	3,1	4,4	0,10	n.s.
Genotyp	12	4,4	4,4	0,00	n.s.
	13	3,6	8,7	1,43	n.s.
	22	28,9	13,0	2,63	n.s.
	23	40,4	30,4	0,88	n.s.
	24	1,33	0,0	0,31	n.s.
	33	19,2	37,5	4,38	0,0363
	34	1,8	4,4	0,70	n.s.

Tab.3-4: Verteilung der Träger des Allels (%) und der Genotypen (%) in Abhängigkeit von den Punktwerten im FTND. Mehr als 8 Punkte werden als starke Abhängigkeit klassifiziert.

Der Beginn des Rauchens liegt in der Gruppe der Träger des Allels signifikant etwa 2,6 Jahre später (Wilcoxon Test: z=-2,87; p=0,0041).

Eine starke Abhängigkeit und der Beginn des Rauchens sind statistisch nicht voneinander abhängig (Wilcoxon Test: z=-1,014; p=0,30). In einer schrittweisen logistischen Regression unter Einbeziehung aller rauchanamnestischen und soziodemographischen Daten lassen sich diese beiden Faktoren als signifikante Prädiktoren für das Fehlen des Allels 2 isolieren (p=0,0004; Anhang Tab.C-2). Die Unabhängigkeit der Variablen gestattet die Prüfung des gemeinsamen Vorhersagemodells.

Etwas schwächer stellt sich eine Beziehung zwischen dem homozygoten Vorkommen des Allels 3 (bezeichnet als „33") und dem Beginn des Rauchens (Kendall Tau b -0,15; p=0,0151) sowie der starken Abhängigkeit (Kendall Tau b 0,13; p=0,0367) dar. Die homozygoten Träger des Allels 3 beginnen signifikant früher zu rauchen (16,3 versus 18,6 Jahre; z=-2,43; p=0,0151). In der schrittweisen logistischen Regression unter Einbeziehung aller rauchanamnestischen und soziodemographischen Daten lassen sich wiederum diese beiden Faktoren als relevante Prädiktoren isolieren (p=0,0055; Anhang Tab.C-4).

Die Wahrscheinlichkeit für ein abhängiges Rauchen ist diesen Befunden zufolge mit dem Allel 2 des Polymorphismus im Marker D15S1360 des α_7-nicotinergen Rezeptorgens assoziiert.

B. DRD2-Rezeptorgen

Die Allelfrequenzen für die beiden untersuchten Genmarker FokI und TaqI-A sind in Tabelle 3-5 dargestellt. Die berechnete Heterozygotierate beträgt 11,0% bzw. 26,6%. Die Vergleiche mit den in der Literatur berichteten Frequenzen sind auf Populationsunterschiede zurückzuführen, da die Probanden der Autoren Comings et al (1991) und Lu et al (1992) einem anderen genetischen (US-amerikanischen und französischen) Hintergrund entstammen.

Die Gruppenvergleiche der Allelfrequenzen FokI-1 und FokI-2 sowie TaqI-A1 und TaqI-A2 zeigen keine statistisch signifikanten Unterschiede (Tab.3-6). Die Aufteilung in die Kategorien „Rauchern" und „Nichtraucher" sowie zwischen schizophrenen Patienten und psychisch Gesunden (Rauchern und Nichtrauchern) zeigt ebenfalls keinen Unterschied der Allelfrequenzen. Auch die Verteilung der Allelkombinationen ist in den genannten Gruppen nicht voneinander verschieden (Tab.3-7 und Tab.3-8).

Allel	erwartete Frequenz (%)	vorliegende Frequenz (%) (N=488)	Fisher's Exact Test
FokI -1	3,0*	8,3	p=0,0005
FokI -2	97,0*	91,7	
Heterozygotie	4,0*	11,0	-
TaqI-A1	13,0**	33,3	p=0,0353
TaqI-A2	87,0**	66,7	
Heterozygotie	24,5**	26,6	-

Tab.3-5: Allelfrequenzen in der untersuchten Population im Vergleich mit Ergebnissen einer Untersuchung von *Lu et al (1992) (N=214) und dem Resultat einer Metaanalyse von **Comings et al (1991) (N=314).

Allel	Raucher N=110	Nicht-raucher N=60	Schizo-phrene N=42	Opiat-abhäng. N=32	Gruppen-vergleich DF=3	Raucher/ Nicht-raucher DF=1	Schizo-phrene/ Gesunde DF=1
FokI-1	14,3	11,9	22,0	3,3	*	$Chi^2=0,15$ n.s.	$Chi^2=1,71$ n.s.
FokI-2	94,3	100	100	100	*	$Chi^2=1,47$ n.s.	$Chi^2=1,73$ n.s.
TaqI-A1	28,6	36,2	23,8	31,3	$Chi^2=2,0$	$Chi^2=3,46$ n.s.	$Chi^2=0,89$ n.s.
TaqI-A2	97,1	93,1	97,6	100	$Chi^2=3,5$	$Chi^2=1,43$ n.s.	$Chi^2=0,33$ n.s.

Tab.3-6: Verteilung der Allelfrequenzen (%). Kein Vergleich ist signifikant.
*Voraussetzungen für Chi^2-Test wegen zu geringer Zellbesetzung nicht erfüllt

Allelkombination	Raucher N=110	Nichtraucher N=60	Schizophrene N=42	Opiat-abhängige N=32
FokI 11	5,7	0,0	0,0	0,0
FokI 12	8,6	11,9	22,0	3,3
FokI 22	85,7	88,1	78,0	96,7
TaqI-A11	2,9	6,9	2,4	0,0
TaqI-A12	25,7	29,3	21,4	31,3
TaqI-A22	71,4	63,8	76,2	68,7

Tab.3-7: Verteilung der Genotypen (%).

Gruppenvergleiche	FokI	TaqI-A
alle Gruppen:	*	*
Raucher / Nichtraucher:	$Chi^2=1,49$; DF=2; n.s.	$Chi^2=3,46$; DF=2; n.s.
Schizophrene / Gesunde:	$Chi^2=5,99$; DF=2; p=0,0502	$Chi^2=0,98$; DF=2; n.s.

Tab.3-8: Statistischer Vergleich der Genotypen (Chi^2-Tests).
*Voraussetzungen für Chi^2-Test wegen zu geringer Zellbesetzung nicht erfüllt.

Aufgrund der vorliegenden Auswertung können keine diagnosespezifischen Unterschiede festgestellt werden. Ergänzend wurden auch hier Verbindungen zwischen anamnestische Einflußfaktoren (Rauchanamnese, Familienanamnese, Krankheitsverlauf) und den einzelnen Allelen und Allelkombinationen gesucht.

In der orientierenden korrelativen Untersuchung zeigen sich Zusammenhänge zwischen der Häufigkeit der Allelkombination FokI-11 und einigen rauchanamnestische Faktoren. Beziehungen bestehen zum Alter bei Beginn des regelmäßigen Rauchens (Kendall Tau b 0,12; p=0,057) und zu einer starken Abhängigkeit mit mindestens 9 Punkten im FTND (Kendall Tau b -0,13; p=0,0578) sowie der Zahl der täglich konsumierten Zigaretten (Kendall Tau b -0,13; p=0,025).

In einer schrittweisen logistischen Regression unter Einbeziehung aller rauchanamnestischen und soziodemographischen Daten läßt sich nur die Zahl der täglich konsumierten Zigaretten als signifikanter Prädiktor für die Allelkombination 11 isolieren (p=0,0013; L-R Chi²=10,4, Varianz 0,19).

Zur Überprüfung der statistischen Sicherheit des Befundes wurden Nichtraucher aus der Stichprobe ausgeschlossen. Durch eine logarithmische Transformation des täglichen Zigarettenkonsums wurde die Normalverteilung als Voraussetzung für ein parametrisches Testverfahren erreicht (Abb.3-3). Der t-Test zeigt einen signifikanten Unterschied in der täglich konsumierten Zigarettenzahl beider Gruppen (Mittelwerte: 25,9 versus 39,0 Zigaretten/die; t=2,216; p=0,0280). Die Homozygotie des Allels 1 erhöht die durchschnittlich am Tag konsumierte Zigarettenzahl um den Faktor 1,5 (95%-Konfidenzintervall: 1,05 - 2,16)

Das Vorhandensein des FokI-Allels 1 erhöht nach diesen Ergebnissen das Risiko für einen hohen Tageszigarettenkonsum.

Neben den Allelkombinationen (Genotypen) wurde auch die Verteilung der vier Haplotypen aus FokI und TaqI (FokI-1/TaqI-1; FokI-1/Taq-2; FokI-2/TaqI-1; FokI-2/Taq-2) bestimmt. Diagnosespezifische Unterschiede oder Beziehungen zu den rauchanamnestischen Daten ließen sich nicht feststellen.

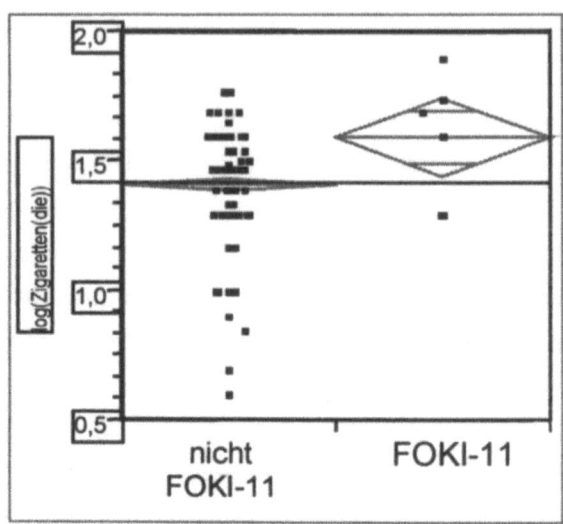

Abb.3-3: Zahl der täglich konsumierten Zigaretten (Logarithmus) in Abhängigkeit von der Homozygotie des Allels FokI-1.

3.2.5 Zusammenfassung

Mit den vorliegenden Ergebnissen kann die Eingangshypothese einer diagnosespezifischen Variabilität eines Polymorphismus im α_7-Acetylcholinrezeptorgen bei schizophrenen oder drogenabhängigen Patienten, starken Rauchern und nichtrauchenden gesunden Kontrollen nicht bestätigt werden. Allerdings finden sich signifikante Hinweise auf eine Veränderung im Genmarker D15S1360 bei einer Untergruppe von Rauchern. Die statistischen Ergebnisse zeigen eine signifikant verringerte Prävalenz des Allels 2 und ein häufigeres Vorkommen der Allelkombination 33. Letztere hat eine geringere statistische Relevanz. Die betroffene Untergruppe von Rauchern ist durch einen hohen FTND-Wert (Stärke der Abhängigkeit) sowie einen frühen Beginn des Rauchverhaltens charakterisiert. Beide Variablen können als Kennzeichen einer Nikotinabhängigkeit interpretiert werden.

Die in der Fachliteratur berichtete Häufung des TaqI-A1 Allels des D2-Dopaminrezeptorgens läßt sich in der vorliegenden Untersuchung an schwer abhängigen Rauchern nicht feststellen. Dagegen ist der Höhe des täglichen Zigarettenkonsums mit einer Homozygotie für das Allel FokI-1 verbunden.

3.3 Diskussion

Zwei zentrale Transmitter- bzw. Rezeptorsysteme haben eine wichtige Bedeutung bei der Vermittlung der spezifischen Nikotinwirkung.

Nikotin entfaltet eine unmittelbare Wirkung an Acetylcholinrezeptoren. Zu den positiven Wirkungen zählt Pomerleau (1992) eine Steigerung der Leistungsfähigkeit und der Gedächtnisfunktionen. Kognitive Störungen beim M. Alzheimer (Whitehouse et al 1986, Wilson et al 1995) und Informationsverarbeitungsstörungen bei der schizophrenen Psychose werden zum Teil mit Störungen im nikotinergen Transmittersystem erklärt (Adler et al 1992, Freedman et al 1997). Im Gegenzug vermag das Rauchen (oder eine Nikotinzufuhr) in beiden Fällen den Krankheitsverlauf möglicherweise positiv zu beeinflussen (Neuwirth et al 1995, Sahakian et al 1989, Sandyk und Kay 1991, Wilson et al 1995).

Viele Autoren sehen statt dessen in der nikotinvermittelten Stimulation dopaminerger Kerngebiete und des damit verbundenen sogenannten „reward systems" die Grundlage für die psychotropen Verstärkerwirkungen des Rauchens (DiChiara und Imperato 1988).

Beide Wirkungen unterliegen einer Adaptation - die Vermehrung nikotinerger Acetylcholinrezeptoren (Benwell und Balfour 1985, Wonnacot 1990a) und die Unterschiede in der Dopaminausschüttung bei einer akuten oder chronischen Nikotinapplikation (Balfour 1994) sprechen dafür, daß das Rauchen beide Transmittersysteme modulieren und vermutlich damit eine Nikotinabhängigkeit begründen kann. Das Auftreten körperlicher Entzugssymptome ist eine Folge dieser Adaptation. Die erneute Zufuhr von Nikotin beseitigt die aversiv erlebten Entzugssymptome - an diesem Punkt sind psychologische und biologische Verstärkermechanismen kaum mehr voneinander zu trennen (Joseph et al 1996). Auch Nebenwirkungen regelmäßig eingenommener Psychopharmaka, die durch das Rauchen antagonisiert werden können, unterstützen die Entwicklung einer Nikotinabhängigkeit (Jarvik et al 1996, Salokangas et al 1997).

Dieses Modell der Suchtentwicklung geht von einer biologischen Ursache des abhängigen Rauchens aus, die als „sekundär" bezeichnet werden kann - in dem Sinne, daß sie Folge einer exogenen Einwirkung des Rauchens selbst, aber auch einer Medikamenteneinnahme sein kann. Ein weiterer Forschungsansatz berücksichtigt primäre - nicht erworbene - Dispositionen zum Rauchen infolge genetisch begründeter Veränderungen auf Rezeptorebene. Die Rechtfertigung dieses Forschungsansatzes ergibt sich aus einer großen Zahl epidemiologischer Studien, die einen genetischen Einfluß hinreichend belegen (Heath und Madden 1995, Swan et al 1997, True et al 1997). Die Untersuchungen zum Einfluß genetischer Polymorphismen auf das Rauchen sind dagegen in ihrer Zahl noch sehr gering und beschränken sich auf den Dopaminrezeptor D2 (Comings et al 1996, Noble et al 1994).

Die bislang von zwei unabhängigen US-amerikanischen Autorengruppen vorgestellte erhöhte Prävalenz des TaqI-Allels A1 des DRD2 bei Rauchern (Comings et al 1996, Noble et al 1994) kann durch die vorliegende Studie nicht bestätigt werden. Allerdings besteht ein Zusammenhang zwischen der Zahl täglich konsumierter Zigaretten und einem homozygoten Auftreten des FokI-Allels 1. Dieser Befund darf keinesfalls überinterpretiert werden, zumal die statistischen Zusammenhänge sehr schwach und nicht durch objektive Parameter (Cotininspiegel) validiert werden konnten. Darüber hinaus existieren bislang neben dieser Untersuchung keine Publikationen zur Bedeutung dieses Polymorphismus. Es ist nicht bekannt, ob dieser Polymorphismus phänotypisch mit einer relevanten Konsequenz - beispielsweise mit einer verminderten Expression des DRD2-Rezeptors - verbunden ist. Letzteres ließe sich allerdings der Hypothese vereinbaren, das Rauchen erfolge mit dem Ziel einer dopaminergen Stimulation durch den Zigarettenkonsum.

Die Schlußfolgerung von Noble (1993), das TaqI A1-Allel des DRD2-Rezeptorgens sei als Risikogen für substanzinduzierte Störungen zu verstehen, sollte allerdings sehr kritisch diskutiert werden. Trotz der eindrücklichen Ergebnisse muß das Vorkommen dieses Allels nicht zwangsläufig mit einer genetischen Prädisposition zum Rauchen gleichgesetzt werden. Denkbar ist auch eine Assoziation des Taql A1-Allels mit einer psychischen Störung, beispielsweise einer Persönlichkeitsstörung, die sekundär im Rahmen der Psychopathologie („Neurotizismus" oder „sensation seeking") mit einer vermehrten Bereitschaft zum Tabakkonsum verbunden ist.

Die genetische Untersuchungen zum nicotinergen α_7-Acetylcholinrezeptorgen wurden durch Befunde angeregt, die bei schizophrenen Patienten erhoben worden waren. Die Ergebnisse der eigenen genetischen Untersuchung bestätigen die berichteten Auffälligkeiten bei schizophrenen Patienten zwar nicht, weisen dafür aber auf eine Variabilität im α_7-Acetylcholinrezeptorgen hin, die durch einer verminderten Frequenz des Allels 2 im Marker D15S1360 gekennzeichnet ist. Diese könnte im Zusammenhang mit den von Freedman et al (1997) erhobenen Befunden eine Relevanz für das abhängige Rauchen haben. Die Autoren fanden eine Assoziation des Allels 2 mit einer pathologischen Habituation in den mittleren akustisch evozierten Potentialen (p50). Trotz der gegensinnigen Assoziation liegt ein Hinweis auf eine genetisch bedingte Störung in der Ausbildung des nikotinergen α_7-Acetylcholinrezeptors mit der Folge einer erhöhten Vulnerabilität für die Auswirkungen des Nikotins vor. Dies wäre ein erster biologischer Beleg auf eine quasi therapeutische Funktion des Nikotins in einer Gruppe von Rauchern. Wenn ein Rezeptormangel durch die Nikotinzufuhr kompensiert würde, sei es durch die Rezeptorstimulation oder durch eine nikotininduzierte Upregulation, könnte dies den frühen Beginn des Rauchens und eine hohe Nikotinabhängigkeit erklären.
Freedman et al (1997) hatten ihre Beobachtung als Hinweis auf eine genetisch bedingte Störung in der akustischen Reizverarbeitung bei Patienten mit einer schizophrenen Psychose verstanden. Kritisch anzumerken ist, daß sie keine Information darüber geben, wie hoch der Anteil an Rauchern in der von ihnen untersuchten Population von 9 Familien mit schizophrenen Angehörigen war, und insbesondere keine Kontrollgruppen in ihr Untersuchungsdesign aufgenommen hatten. Somit ist die Interpretation der von Freedman et al (1997) erhobenen Befunde unsicher.

Die Relevanz der Befunde zur verminderten Prävalenz des Allels 2 bei starken Rauchern und der Zusammenhang mit den von Freedman und Mitarbeitern (1997) publizierten Daten könnte durch eine Bestimmung der p50 bei starken Rauchern überprüft werden.

Abschließend soll betont werden, daß die Ergebnisse einzelner genetischer Untersuchungen stets nur in beschränktem Umfang generalisierbar sind: Wie Metaanalysen der Untersuchungen zum DRD2-Rezeptorgen an Alkoholkranken (Comings et al 1991, Pato et al 1993) belegen, sind die einzelnen Studienergebnisse keineswegs konsistent, sondern sehr vom Untersuchungsdesign und der Auswahl der untersuchten Population abhängig. Die bisherigen Befunde weisen noch keinen Zusammenhang eines Genortes mit einer Suchterkrankung nach. Sie sprechen aber für eine Assoziation eines Polymorphismus im TaqI-Allel des DRD2-Rezeptorgens mit einem süchtigen Verhalten, die durch eine verringerte Densität der D2-Rezeptoren zu erklären sein könnte (Noble et al 1991).

Die vorgestellten, neuen Befunde bedürfen zunächst einer weiteren Absicherung durch unabhängige Untersucher. Insbesondere wäre interessant, ob der berichtete Zusammenhang des FokI-Allels 1 mit der Zahl der täglich konsumierten Zigaretten durch die Bestimmung objektiver Parameter zur Intensität des Zigarettenkonsums (Kohlenmonoxidspiegel in der Ausatemluft, Serumcotininkonzentrationen) erhärtet werden kann.

Die Zahl der Untersuchungen und der bislang untersuchten Probanden ist zu klein, um von sicheren Zusammenhängen sprechen zu können. Dennoch sind sowohl die in der Literatur berichteten und in den vorgestellten Untersuchungen erhobenen Befunde mit Modellen des abhängigen Rauchens in Einklang zu bringen.

Raucher können nach Russell (1990) anhand des Konsummusters unterteilt werden in:

- „peak seekers", die einen intermittierenden oder episodischen, starken Zigarettenkonsum betreiben, und dabei starke Schwankungen im Serumnikotinkonzentrationen aufweisen, sowie
- „trough maintainers", die versuchen, durch einen gleichmäßigen Tabakkonsum eine konstante Serumnikotinkonzentration aufrechtzuerhalten.

Anknüpfend an diese Unterteilung, können auch die erhobenen Befunde auf Transmitter- und Rezeptorebene diesen beiden Gruppen zugeordnet werden:
- „peak seekers" zielen durch einen starken, intermittierenden Zigarettenkonsum auf die dopaminerge Stimulation,
- „trough maintainers" versuchen, das Auftreten von Entzugssymptomen, die nach der Up-Regulation der Acetylcholinrezeptoren bei einer Nikotinabstinenz auftreten, durch einen gleichmäßigen Zigarettenkonsum zu vermeiden, oder (Wahrnehmungs-)Defizite, die sich aus einer verminderten Ausprägung von α_7-Acetylcholinrezeptoren ergeben, zu kompensieren.

Die vorgestellten Befunde unterstützen diese Hypothesen, erklären diese Modelle aber sicherlich nicht vollständig auf. Insbesondere dir geringe Varianz der statistischen Untersuchungen macht deutlich, daß - wenn überhaupt - nur für einen kleinen Teil aller Raucher diese biologischen Ursachen ursächlich oder zumindest wesentlich für die Unfähigkeit zur Abstinenz sind. Die Vielzahl der Interaktionen mit Persönlichkeitsfaktoren, Umweltbedingungen und situativen Einflüssen erschwert die Interpretation. Für eine kleine Population der abhängigen Raucher indes könnte das Wissen um eine prinzipiell mögliche biologische Vulnerabiltät relevant werden: dann, wenn bei stark abhängigen Rauchern therapeutische Konsequenzen bei der Raucherentwöhnung durch eine Auswahl des optimalen Therapieverfahrens gezogen werden sollen oder bei abstinenzunfähigen Rauchern langdauernde Nikotinsubstitutionstherapien im Sinne einer „harm reduction" erwogen werden müssen.

Die neuen Ergebnisse haben weniger eine konfirmative als hypothesengenerierende Funktion. Sie sollten aber anregen, existierende Modelle der Sucht und des Rückfalls zu überdenken und zu adaptieren.

4 Tabakabhängigkeit bei psychiatrischen Patienten

(s.a.: Batra (1999) Tabakabhängigkeit und Raucherentwöhnung bei psychiatrischen Patienten. Fortschr Neurol Psychiatr, 67)

4.1 Stand der Forschung

Psychiatrische Patienten stellen eine Risikopopulation für eine hohe Raucherprävalenz und starkes Rauchen dar. Die Raucherprävalenz unter allen psychiatrischen Patienten wird in den verschiedenen Arbeiten mit 35-54% angegeben und ist damit deutlich höher als in der Allgemeinbevölkerung westlicher Industrieländer mit Raucherquoten zwischen 23% (z.B. Schweden), 27% (z.B. Deutschland) und 37% (z.B. Dänemark) (World Health Organization 1997).

Verschiedene epidemiologische Untersuchungen belegen den Zusammenhang zwischen einzelnen psychiatrischen Erkrankungen und einer erhöhten Raucherprävalenz. Vor allem unter den alkohol- und drogenabhängigen Patienten (Brown et al 1996a, Hurt et al 1995a), aber auch unter den Patienten mit schizophrenen Psychosen (Goff 1992, Hughes 1986) oder Depressionen (Breslau et al 1993b, Kendler et al 1993) liegen die Prävalenzen sowohl im stationären als auch im ambulanten Bereich in mehreren übereinstimmenden Untersuchungen weit über dem Erwartungswert (de Leon et al 1995, Hamera et al 1995, Lohr und Flynn 1992, Ziedonis et al 1994). Einzig bei Vorliegen einer Doppeldiagnose aus einer mittelschweren bis schweren geistigen Behinderung und einer psychiatrischen Erkrankung sind die Raucherprävalenzen deutlich niedriger (18%) als in der Allgemeinbevölkerung. Zusammenhänge wurden auch zwischen dem Rauchstatus und der Häufigkeit suizidaler Handlungen (Beratis et al 1997, Tanskanen et al 1998) sowie generalisierten Angststörungen (Breslau et al 1994, Brown et al 1996b, Koopmans et al 1997) entdeckt, wobei allerdings ungeklärt ist, ob diese Comorbiditäten nicht durch Covariablen wie depressiven Störungen oder einer Alkoholabhängigkeit erklärt werden können.

Rauchen und Übersterblichkeit unter psychiatrischen Patienten

Die hohe Raucherprävalenz ist im Hinblick auf ihre pathogenetische Bedeutsamkeit für die bekannte Übersterblichkeit psychiatrischer Patienten im

Vergleich mit der Allgemeinbevölkerung aus medizinischer Sicht hochrelevant (Herrman et al 1983, Jeste et al 1996, Schwalb et al 1987, Tsuang et al 1983). Alkoholiker erfahren durch einen stärkeren Tabakkonsum eine überadditive Steigerung des Mortalitätsrisikos für verschiedene Karzinome: während das relative Risiko für einen vorzeitigen Tod an einem Karzinomleiden bei Rauchern das 11,0-fache und bei nichtrauchenden Alkoholikern das 17,0-fache des Risikos von Nichtrauchern bzw. nichtabhängigen Alkoholkonsumenten beträgt, erhöht es sich bei rauchenden Alkoholikern auf das 26,4-fache (Rosengren et al 1988). Da beide Noxen bekanntermaßen für sich alleine schon schwere Gesundheitsschäden verursachen können, ist diese deutliche Steigerung des relativen Risikos bei einem kombinierten Vorliegen zu erklären.

Untersuchungen zur Übersterblichkeit psychiatrischer Patienten mit affektiven oder schizophrenen Psychosen beziehen sich zumeist auf dauerhospitalisierte Patienten (Tsuang et al 1983), die gleichzeitig auch eine Selektion von pflegebedürftigen und multimorbiden Patienten darstellen. Während früher dauerhospitalisierte Patienten häufig an einer Lungentuberkulose verstarben (Alstrom 1942), wird die Mortalität heute von der Suizidalität, daneben aber auch von kardiovaskulären Erkrankungen und Atemwegserkrankungen (vor allem Pneumonien), von Verletzungen und Vergiftungen vor allem unter den jüngeren Patienten, sowie plötzlichen Todesfällen an sogenannten „unklaren Todesursachen" bestimmt (Hermann et al 1983, Hussar 1996, Schwalb et al 1987).

Obwohl dauerhospitalisierte Patienten häufig die Risikofaktoren Rauchen, Übergewicht und Immobilität aufweisen, können nicht alle Autoren die erhöhte Sterblichkeit an kardiovaskulären Erkrankungen nachweisen (Schwalb et al 1987). Steinert und Mitarbeiter (1996) erklären dies mit einer protektiv wirksamen streßfreien Umgebung, in der sich die Dauerhospitalisierten aufhalten und die in Verbindung mit diätetischen Maßnahmen eine verminderte kardiovaskuläre Gefährdung durch eine Hypertonie oder Hypercholesterinämie mit sich bringt.

Die in früheren Arbeiten wiederholt beschriebene verringerte Sterblichkeit der Schizophrenen an Karzinomen mußte nach einer kontroversen Diskussion in den letzten Jahren relativiert werden. Die Mortalität schizophrener Patienten an Karzinomen entspricht nach methodischen Bereinigungen (Berücksichtigung der Übersterblichkeit an Atemwegserkrankungen und ungeklärten Ursachen) der Sterblichkeitsziffer in der Allgemeinbevölkerung (Gulbinat et al 1992). Bemerkenswert und noch nicht aufgeklärt ist das verringerte Risiko schizophrener Patienten, an Bronchialkarzinomen zu versterben (Herrman et al 1983, Schwalb et al 1987, Tsuang et al 1983).

Ein nicht unerhebliches Problem in der Gesundheitsversorgung schizophrener Patienten ist ihre Indolenz gegenüber körperlichen Beschwerden und Erkrankungen. Diese werden allerdings häufig nicht allein von den Patienten, sondern auch von den betreuenden Personen und Therapeuten nur unzureichend wahrgenommen (Jeste et al 1996).

Die hohe Rauchprävalenz unter psychiatrischen Patienten, die mit diesem geringen Gesundheitsbewußtsein einhergeht, kann das erhöhte Risiko für Atemwegs- und kardiovaskuläre Erkrankungen erklären.

Die Ursachen des vermehrten Rauchens bei psychiatrischen Patienten sind bis heute noch nicht ganz aufgeklärt. Zahlreiche Hypothesen berücksichtigen Umgebungsvariablen, spezifische Wirkungen des Nikotins, eine ätiologische Relevanz der psychiatrischen Grunderkrankung, Interaktionen mit Psychopharmaka, sowie biologische Befunde auf Transmitter- und genetische Befunde auf Rezeptorebene. Nachstehend werden die bisherigen Befunde und Hypothesen zum Rauchverhalten bei verschiedenen psychiatrischen Diagnosen in einem Überblick dargestellt.

4.1.1 Schizophrene Psychosen

Schizophrene Patienten rauchen besonders häufig - die meisten Untersucher berichten Raucherprävalenzen zwischen 68% und 94% (Tab.4-1), dem zwei- bis dreifachen der Raucherprävalenz in der Allgemeinbevölkerung, die in den Industrieländern (Abb.2-2) bei durchschnittlich 30,3% angesiedelt ist. Die relative Erhöhung der Prävalenz, jedoch nicht die Prävalenz des Rauchens, scheinen kultur- und bevölkerungsunabhängig zu sein. Auch nach einer chinesischen Erhebung (Chong und Choo 1996) steigt die Wahrscheinlichkeit des Rauchens unter Patienten mit einer schizophrenen Psychose (31,8%) auf das Doppelte des Erwartungswertes in der gesunden Kontrollgruppe (16%).

Publikation	Zahl der Patienten (N)	Raucheranteil
Hughes 1986	24 ambulante Patienten	88%
Goff et al 1992	78 ambulante Patienten	73%
Ziedonis et al 1994	265 ambulante Patienten	68%
de Leon et al 1995	201 stationäre Patienten	85%
Hamera et al 1995	17 ambulante Patienten	94%

Tab.4-1: Untersuchungen zur Raucherprävalenz von Patienten mit schizophrenen oder schizoaffektiven Psychosen

Der Raucherstatus zeigt eine negative Korrelation mit dem Alter und korreliert positiv mit dem frühzeitigen Beginn der Erkrankung (Jeste et al 1996, Sandyk und Kay 1991). Etwa 50% der schizophrenen Patienten beginnen schon vor der ersten schizophrenen Episode zu rauchen (de Leon 1996b). Die Abstinenzerwartung ist gering, der Anteil der Exraucher unter den schizophrenen Patienten ist niedriger als bei Gesunden (21% versus 48%, Jeste et al 1996). Leiden die schizophrenen Patienten zusätzlich an einer Alkoholabhängigkeit oder einer geringen geistigen Behinderung, sind die Raucherprävalenzen erhöht. Schizophrene Raucher sind zwei- bis viermal häufiger als nichtrauchende Schizophrene auch von anderen psychotropen Substanzen abhängig (Ziedonis et al 1994) und weisen im Vergleich mit der Normalbevölkerung ein 3,9-fach erhöhtes Risiko für einen Alkoholmißbrauch oder eine Alkoholabhängigkeit auf (Jeste et al 1996).

Neben den Daten über die erhöhte Prävalenz des Rauchens bei Patienten mit schizophrenen Psychosen wurden Befunde erhoben, die auf einen starken Tabakkonsum hinweisen, so zum Beispiel Cotininspiegel im Serum oder Urin. Olincy et al (1997) beschrieben signifikante Erhöhungen des Cotininspiegels im Urin bei schizophrenen Rauchern im Vergleich zur psychisch gesunden Bevölkerung. Einschränkend muß allerdings bemerkt werden, daß der Abbau von Nikotin zu Cotinin großen inter- und intraindividuellen Schwankungen unterworfen ist. Insbesondere der Versuch, die Cotininausscheidung im Urin durch die Bestimmung des Kreatinins zu kontrollieren ergibt keine befriedigend verläßlichen und stabilen Parameter. Ungeachtet methodischer Mängel - unsichere Bestimmungsmethoden der Cotininspiegel, ungleiche Geschlechterverteilungen in den untersuchten Populationen - sind die Ergebnisse als ein wichtiger Hinweise auf eine vermehrte Nikotinaufnahme bei schizophrenen Rauchern zu werten.

Die Zahl der täglich konsumierten Zigaretten korreliert mit der Dosis eingenommener Benzodiazepine (Lekka et al 1997), mit der Höhe der täglichen neuroleptischen Medikation (Goff et al 1992, Jeste et al 1996) und mit dem Auftreten von Prodromalsymptomen der Psychose (Hamera et al 1995).

Besonderheiten des Rauchens bei schizophrenen Patienten

Rauchende schizophrene Patienten tragen ein erhöhtes Risiko für das Auftreten von tardiven Dyskinesien und Akathisien (Goff et al 1992, Yassa et al 1987). Der Nikotinkonsum korreliert mit dem Ausmaß der Dyskinesie insbesondere im Bereich des Halses und Oberkörpers. Ursächlich wird eine Stimulation der Dopaminausschüttung durch Nikotin angenommen (Yassa et al 1987). Ein Parkinsonismus hingegen tritt bei schizophrenen Patienten seltener auf (Goff et al 1992, Ziedonis et al 1994).

Rauchende Schizophrene zeigen sowohl vermehrt produktive als auch negative Symptome. (z.B. in der Brief Psychotic Rating Scale (BPRS) und Scale for Assessment of Positive Symptoms (SAPS), ausgeprägtere paranoid-halluzinatorisch akzentuierte Basissymptome in der Hamburger Basissymptomliste (HBL); Goff et al 1992, Neuwirth et al 1995, Ziedonis et al 1994). Sie werden häufiger stationär behandelt als Nichtraucher (Goff et al 1992). Die Krankheit beginnt bei diesen Patienten etwa 4 Jahre früher als bei nichtrauchenden Schizophrenen (Goff et al 1992, Ziedonis et al 1994).

Hypothesen zu den Ursachen des gesteigerten Rauchverhaltens schizophrener Patienten

Neben dem Einfluß der neuroleptischen Medikation (Goff et al 1992, Jeste et al 1996) werden eine Reihe von krankheitsspezifischen Gründen für die erhöhte Raucherprävalenz und die Intensität des Rauchens unter schizophrenen Patienten genannt, die den Medikamenteneffekt überlagern (de Leon et al 1995). Die wichtigsten Hypothesen zur Ätiologie des Rauchens bei schizophrenen Patienten sind:

- Situative Faktoren, wie die geringe Ablenkung oder Langeweile während eines stationären Aufenthaltes, oder aber die „Verführung" der meist jungen schizophrenen Patienten durch rauchende Mitpatienten, erhöhen die Raucherprävalenz und verstärken das Rauchverhalten (de Leon et al 1995, de Leon 1996a, Smith 1996)
- Schizophrene Patienten haben größere Schwierigkeiten, abstinent zu werden, als psychisch gesunde Raucher (de Leon 1996b, Jeste et al 1996)
- Schizophrene Patienten weisen einen hohen Grad an „novelty seeking" auf. Dieser Faktor geht auch in der gesunden Bevölkerung mit einem gesteigerten Konsum von Tabak und Kaffee einher (van Ammers et al 1997).
- Anhedonie und autistische Tendenzen begünstigen die Entwicklung des Rauchverhaltens. Schizophrene Patienten mit einer starken Minussymptomatik sind besonders gefährdet, da sie die Stimulation durch den Tabakkonsum zur Antriebssteigerung nutzen (de Leon 1996b)
- Schizophrene Patienten nutzen Nikotin, um die Negativsymptomatik zu überwinden (Sandyk und Kay 1991). Ein vermehrter Nikotinkonsum stellt somit den Versuch eines Selbstmanagements der Krankheitssymptome dar. Durch die stimulierenden Effekte der chronischen Nikotinzufuhr auf die Dopaminausschüttung im präfrontalen Kortex - weniger durch die vor allem mit einer akuten Gabe von Nikotin verbundene Dopaminfreisetzung im Nucleus accumbens (McEvoy et al 1995a, Vezina et al 1992) - wird der reduzierte Antrieb ausgeglichen. In diesem Zusammenhang ist interessant, daß verschiedene 5-HT$_2$-Rezeptor-Antagonisten ebenfalls Negativsymptome der

Schizophrenie bessern können. Nisell et al (1995) schlagen vor, diesen Effekt auch in der Raucherentwöhnung einzusetzen.

- Patienten nutzen Nikotin als Selbstmedikation, um durch den nikotinvermittelten inhibitorischen Effekt eine psychotische Übererregtheit im emotionalen Bereich zu dämpfen (Neuwirth et al 1995).
- Patienten unter Neuroleptikaeinfluß profitieren insofern vom Tabakkonsum, als dadurch die biologische Halbwertszeit der hochpotenten Neuroleptika gesenkt wird und die extrapyramidalmotorischen Nebenwirkungen weniger quälend empfunden werden (Erdmann 1995, Jarvik et al 1996, McEvoy et al 1995a)
- Schizophrene Patienten reduzieren durch die zentrale Wirkung des Nikotins das neuroleptikainduzierte Parkinsonoid (Goff et al 1992, Sandyk 1993, Ziedonis et al 1994)
- Ein Nikotinentzug wird vermieden, da hierdurch einer Exacerbation psychotischer Symptome provoziert wird (Lohr and Flynn 1992). Andererseits kann auch die produktive Symptomatik in einer akuten Krankheitsphase durch eine Nikotinzufuhr gesteigert werden.
- Nikotin vermag die kognitiven Einschränkungen, die sich durch die Gabe von Haloperidol ergeben, zu verbessern (Levin 1992, Levin et al 1996, Sandyk 1993). Tierversuche bestätigen den Hinweis auf eine positive Beeinflussung kognitiver Leistungen durch Nikotin (Zarrindast et al 1996).
- Schizophrene Patienten könnten durch die im Tierversuch gefundene vermehrte Freisetzung und Zunahme von Dopamin im mesolimbischen System und insbesondere im Nucleus accumbens (DiChiara und Imperato 1988) eine Verstärkerwirkung erfahren, die stärker ausgeprägt ist als bei gesunden Rauchern.
- Eine familiäre Belastung für eine Schizophrenie erhöht gleichzeitig das Risiko, zum Raucher zu werden (de Leon 1996b, Freedman et al 1994)
- Neue genetische Studien zur Genese der Schizophrenie finden bei den Erkrankten und ihren Angehörigen einen Zusammenhang zwischen der Expression eines auf dem Chromosom 15 codierten cerebralen α_7-Acetylcholinrezeptors und dem Tabakmißbrauch. Der damit verbundene

neurophysiologisch meßbare Defekt in Form einer verminderten Habituationsleistung bei wiederholter Darbietung akustisch evozierter Potentiale kann durch eine Nikotingabe beeinflußt werden (Freedman et al 1994, 1997). Eine vermehrte Nikotinaufnahme dient der Selbsttherapie durch eine vermehrte Stimulation cerebraler α_7-Acetylcholinrezeptoren (Olincy et al 1997).

4.1.2 Depressive Erkrankungen

Die Prävalenz des Rauchens ist sowohl bei depressiven Störungen als auch bei einer Neigung zu depressiven Reaktionen im Vergleich zur Allgemeinbevölkerung erhöht, wenn auch die Raucherquoten nicht ganz so hoch wie bei den Abhängigkeitserkrankungen (Alkoholismus oder Drogenabhängigkeit) oder schizophrenen Störungen gefunden wurden (Breslau et al 1993b, Glassman et al 1990, Glassman 1993, Hughes 1986, Kendler et al 1993). In einer Studie an über 3.200 Personen (ECA-Programm, St. Louis Epidemiologic Catchment Area Survey) konnten Glassman et al (1990) zeigen, daß 74% aller Patienten, die jemals in ihrem Leben eine depressive Episode durchlebten, schon einmal geraucht hatten. Dagegen hatten nur 53% der psychisch Gesunden jemals geraucht. Die Depression erweist sich als ein stärkerer Prädiktor für das Rauchen als das Geschlecht (Romans et al 1993).

Insbesondere Jugendliche mit depressiven oder Angsterkrankungen tragen das doppelte Risiko, zu Rauchern zu werden (Patton et al 1996).

Depressionen und depressive Episoden in der Anamnese sowie das kombinierte Vorliegen beider Störungen sind zudem mit einem starken und abhängigen Rauchen verbunden (Breslau et al 1991, 1993c, 1994, Breslau 1995, Lumley et al 1994). Andererseits entwickeln Raucher häufiger depressive Ersterkrankungen im Sinne einer Major Depression. Fast 34% aller Probanden einer Raucherentwöhnungsstudie von Dalack et al (1995) hatten in der Vergangenheit Symptome einer Major Depression erlebt und weitere 4,6% litten zum Untersuchungszeitpunkt an einer Major Depression.

Die spontane Abstinenzerwartung und die Abstinenzaussichten im Rahmen einer Raucherentwöhnungsbehandlung sind im Zusammenhang mit depressiven Störungen gemindert (Anda et al 1990, Breslau et al 1993b, Glassman et al 1990, Glassman 1993, Pomerleau et al 1978). Vereinzelt wird von bisher psychisch Gesunden berichtet, die nach einer Raucherentwöhnung eine behandlungsbedürftige Depression entwickelten (Bock et al 1996). Insbesondere aber Raucher mit einer Vorgeschichte von depressiven Episoden werden bei dem Versuch, mit dem Rauchen aufzuhören, häufig erneut depressiv (Stage et al 1996). Sie sind, schon nach nur einer depressiven Episode in der Vorgeschichte, bei dem Versuch, das Rauchen mit oder ohne professionelle Unterstützung aufzugeben, weniger erfolgreich als Raucher ohne depressive Symptome (Covey et al 1990, 1993, Killen et al 1996): In einer epidemiologischen Untersuchung an 1.167 Rauchern konnten im Laufe eines neunjährigen Beobachtungszeitraumes 9,9% der depressiven und 17,7% der nicht depressiven Raucher tabakabstinent werden (Anda et al 1990). Nur 14% der depressiven Patienten, aber 31 % der Patienten ohne psychiatrische Diagnose wurden in einer Raucherentwöhnungsbehandlung von Glassman et al (1993) abstinent.

Derzeit existiert noch keine befriedigende Erklärung für die hohe Raucherprävalenz bei Menschen mit depressiven Störungen bzw. den hohen Anteil von depressiven Störungen bei Rauchern. Es ist noch ungeklärt, ob Rauchen als Folge von Depressionen oder Angststörungen auftritt, ob diese Erkrankungen eine Folge des Tabakkonsums darstellen können, ob ein zugrunde liegender pathogenetisch wirksamer Faktor für alle diese Störungen angenommen werden kann (Breslau et al 1993b), oder ob die hohe Prävalenz lediglich eine niedrige Abstinenzerwartung widerspiegelt.

Da Raucher mit depressiven Störungen in der Vorgeschichte nicht selten bei dem Versuch, den Tabakkonsum aufzugeben, bereits in der ersten Woche erneut depressive Symptome entwickeln, ist anzunehmen, daß entweder die Entzugsphänomene eine labiles Gleichgewicht stören, oder aber einige Raucher den Tabakkonsum mehr oder minder bewußt in therapeutischer Absicht als „Antidepressivum" fortgesetzt haben (Covey et al 1990, Glassmann et al 1993). Insbesondere junge Frauen nutzen nach Ansicht von Patton et al (1996) den Tabakkonsum, um Depressivität und Ängstlichkeit zu bekämpfen.

Die Ergebnisse von Zwillingsuntersuchungen (Kendler et al 1993) unterstützen die Hypothese, daß zumindest bei Frauen eine gemeinsame hereditäre Belastung sowohl zum Rauchen als auch zu depressiven Verstimmungszuständen prädisponiert. Frauen rauchen häufiger, wenn sie depressiv sind oder an Angststörungen leiden. Beobachtet wurde aber auch, daß rauchende Frauen - eventuell aufgrund eines therapeutischen Effekts des Tabakkonsums - bei einer depressiven Erkrankung schneller gesunden (Romans et al 1993).

Kausale Zusammenhänge zwischen der Depressivität und dem Rauchverhalten werden im antidepressiven Effekt der Supression und Inhibition der Monoaminoxidasen (MAO) A und B bei Rauchern vermutet (Berlin et al 1995b), die Berlin et al (1997) dem Tabakkonsum zuschreiben konnten. Eine hereditär bedingte Erniedrigung der MAO-Spiegel könnte nach Ansicht von Berlin et al (1995b) ein begünstigender Faktor für die Entwicklung starken Rauchens sein.

4.1.3 Rauchen und andere Abhängigkeitserkrankungen

Die Comorbidität zwischen Rauchen und dem Konsum anderer psychotroper Substanzen (Alkohol, Cannabis, Cocain und Opiate) wurde vielfach beschrieben (Breslau et al 1991, 1994, Brown et al 1996a, Kozlowski et al 1986, 1989, Koopmans et al 1997). Obwohl die Raucherprävalenz von Alkoholikern und Drogenabhängigen in den letzten Jahrzehnten eine Reduktion entsprechend der Entwicklung in der Allgemeinbevölkerung erfahren hat (DiFranza und Guerrera 1990), rauchen immer noch zwischen 75% und 90% dieser Patienten (Bobo 1989, Burling und Ziff 1988, Covey et al 1997, DiFranza und Guerrera 1990). Im Vergleich mit alters- und geschlechtsgematchten Populationen rauchen Alkoholkranke mehr Zigaretten pro Tag, erweisen sich in Tests wie dem Fagerström Test für Nikotinabhängigkeit (FTQ oder FTND) als stärker abhängig und erreichen höhere Serumnikotin- und Serumcotininkonzentrationen (Hurt et al 1995a).
Eine Tabakabhängigkeit geht mit einem erhöhten Risiko zur Entwicklung eines Alkoholismus einher (Breslau et al 1994). Alkohol und Tabak gelten als Einstiegsdroge für andere, illegale Substanzen, wenn sie bereits in frühen

Lebensabschnitten konsumiert werden (Henningfield et al 1990, Bailey 1992). Nikotinabhängige Alkoholiker und Drogenabhängige erkranken häufiger an schweren depressiven Störungen und Phobien (Breslau et al 1991).

Die Mehrheit der drogen- und alkoholabhängigen Patienten ist kaum in der Lage, langfristig tabakabstinent zu leben (DiFranza und Guerrera 1990) und schätzt einen Verzicht auf Zigaretten schwerwiegender ein, als die Entwöhnung von der Droge oder von Alkohol, obgleich der Zigarettenkonsum zugleich weniger lustvoll oder befriedigend beschrieben wird (Kozlowski et al 1989). Alkoholiker rauchen auch nach einer langdauernden Alkoholabstinenz mehr als der Durchschnitt der Allgemeinbevölkerung. Die Tabakabstinenz ist bei Menschen mit einer Neigung zu exzessivem Trinken hochgradig gefährdet (Murray et al 1995).

Tabakabhängigkeit tritt in Familien mit einer familiären Belastung für Alkoholismus gehäuft auf (Sher et al 1996). Diese familiäre Comorbidität konnte auch in Zwillingsstudien bestätigt werden (Koopmans et al 1997).

Hypothesen zur Erklärung der erhöhten Comorbidität der Tabakabhängigkeit mit dem Alkoholismus gehen davon aus, daß entweder eine generelle Vulnerabilität für beide Störungen vorliegt oder aber das Vorhandensein einer der beiden Störungen das Auftreten der anderen Abhängigkeit begünstigt (Sher et al 1996). So könnte beispielsweise der Tabakgenuß dazu dienen, sowohl alkoholbedingte Störungen der Konzentration und der kognitiven Fähigkeiten auszugleichen als auch ein exzessives Trinken verträglicher zu machen (Madden et al 1995). Auf der anderen Seite könnte das Craving für eine der beiden Substanzen auch das Verlangen nach der anderen Substanz verstärken (Wise 1988) und der Konsum der einen Substanz als Hinweisreiz (Cue) für den Genuß der anderen Substanz wirksam werden (Gulliver et al 1995b). Biologisch orientierte Hypothesen sehen eine wesentliche Erklärung für die Comorbidität in der gleichsinnigen Beeinflussung des „reward systems" und erklären die Suchtentwicklung über dopaminerge Verstärkermechanismen (Joseph et al 1996).

4.1.4 M. Alzheimer und M. Parkinson

Die geringere Prävalenz der Raucher unter Patienten mit einer Alzheimer-Erkrankung oder Morbus Parkinson wird nur zum Teil durch die Übersterblichkeit der Raucher erklärt (Graves und Mortimer 1994, Morens et al 1995, Smith und Giacobini 1992). Nichtraucher tragen etwa das doppelte Risiko für beide Erkrankungen (Grawes und Mortimer 1994, Riggs 1996).

An Zwillingspaaren, die zum Untersuchungszeitpunkt für die Alzheimer'sche Demenz diskordant waren, konnte unter der Gruppe der rauchenden Individuen ein deutlich reduziertes Risiko für das Auftreten einer Alzheimerdemenz nachgewiesen werden. Da der Unterschied in der Gruppe der monozygoten Zwillingen weniger deutlich ausgeprägt war, wird gefolgert, daß ein oder mehrere Gene einerseits die Wahrscheinlichkeit des Rauchens reduzieren, zum anderen das Risiko einer Alzheimerdemenz erhöhen (Plassman et al 1995a,b).

Ätiologisch bedeutsam ist möglicherweise der bei den Alzheimerpatienten auftretende Verlust nikotinerger Acetylcholinrezeptoren (nAChR) (Whitehouse et al 1986) und die sowohl postmortem bestimmte als auch in vivo mittels Positronenemissionstomographie gemessene reduzierte ^{11}C-Nikotinbindung an korticale Acetylcholinrezeptoren (Übersicht in Giacobini 1990, Nordberg et al 1990). In der zum Teil noch kontroversen Diskussion zu den protektiven Effekten von Nikotin wird angenommen, Nikotin induziere die Synthese des Nerve Growth Factor (NGF) und des NGF-Rezeptors (Terry und Clarke 1994, Williams M et al 1994), vermehre die Zahl der nikotinergen ACh-Rezeptoren sowohl in korticalen als auch in subkorticalen Bereichen (Benwell et al 1988, Smith et al 1995, Wonnacott 1990a), vermöge den zerebralen Blutfluß zu steigern (Linville et al 1993) und die kognitiven Fähigkeiten sowohl im Tierversuch (Levin 1992, Zarrindast et al 1996) als auch beim gesunden (Warburton 1992) und alzheimerkranken Menschen (Sahakian et al 1989, Wilson et al 1995) zu verbessern.

Balfour und Fagerström (1996) interpretieren in einer Übersichtsarbeit die bisherigen Studien zur Verwendbarkeit von Nikotin als Therapeutikum bei Alzheimerpatienten (Wilson et al 1995) als vielversprechend. Die gelegentlich beobachteten Nebenwirkungen in Form von Angst oder Depressivität seien durch die nur geringe Adaptation der Probanden an dieses Agens bedingt und durch kontinuierliche Gaben von Nikotin via Pflaster zu beseitigen.

Künftige Studien mit neuen Nikotinagonisten, die spezifische Wirkungen an zentralen nAChR entfalten, ohne periphere Nebenwirkungen zu provozieren (z.B. ABT 418), können vielversprechende Resultate erbringen (Newhouse et al 1997).

Die geringere Inzidenz des M. Parkinson bei Rauchern könnte durch die in PET-Untersuchungen bei Rauchern nachgewiesene Inhibition der Monoaminooxidase B um 40% im Vergleich zu Nichtrauchern erklärt werden (Fowler et al 1996, Graves und Mortimer 1994, Glassman und Koob 1996). Nur vereinzelt wurden allerdings therapeutische Erfolge durch die Gabe von Nikotin bei Parkinsonpatienten berichtet (Fagerström et al 1994).

4.1.5 Rauchen und Psychopharmaka

Tabakkonsum hat Einfluß auf die Tagesdosis, die Blutspiegel und die Nebenwirkungen von Neuroleptika und Antidepressiva. Die klinische Erfahrung, daß rauchende Patienten mit einer schizophrenen Psychose höhere Dosen an Neuroleptika erhalten, wird durch zahlreiche Studien belegt (Glassman 1993, Goff et al 1992, Hughes et al 1986, Hughes 1993a, Ziedonis et al 1994). Bei rauchenden Patienten ist auch im Alter der Tagesbedarf an Neuroleptika erhöht (Salokangas et al 1997), während bei nichtrauchenden schizophrenen Patienten mit zunehmendem Alter die tägliche neuroleptische Dosis sinkt; der geringere Bedarf an Neuroleptika in höherem Alter korrespondiert mit der Reduktion von D2-Dopaminrezeptoren im Striatum.

Auf der anderen Seite steigert die Verordnung von Haloperidol die Intensität des Zigarettenkonsums (Jarvik et al 1996) bei schizophrenen und nicht schizophrenen Patienten, soweit dies durch Nikotinplasmaspiegel oder Kohlenmonoxidmessung der Ausatemluft objektiviert werden kann (McEvoy et al 1995a). Der Dopaminagonist Bromocriptin dagegen senkt den Zigarettenkonsum.

Rauchende schizophrene Patienten erleben durch den Zigarettenkonsum eine Reduktion einiger typischer Nebenwirkungen und Wirkungen der Medikation. Sie leiden seltener unter einem neuroleptikainduzierten Parkinsonismus und benötigen geringere Dosen an Anticholinergika als Nichtraucher (Balfour 1994). Starkes Rauchen korreliert aber auch mit signifikant niedrigeren Haloperidolserumspiegeln und einem geringeren Ansprechen auf eine Behandlung mit Haloperidol. Die Clearance von Haloperidol ist durch den Zigarettenkonsum um den Faktor 1,44 (Jann et al 1986) bis 1,62 erhöht (Miller et al 1990), ohne daß allerdings die Tagesdosis angepaßt wird.

Rauchen senkt auch die Plasmaspiegel von Antidepressiva, z.B. von Amitriptylin und Nortriptylin, Imipramin und Desipramin (Linnoila et al 1981).

Der erhöhte Medikamentenbedarf ist auf einen beschleunigten hepatischen Abbau einiger Neuroleptika (wie zum Beispiel Clozapin, Fluphenazin, Thiothixene oder Haloperidol) sowie Phenacetin oder Theophyllin infolge der Induktion microsomaler Enzyme der Cytochrom P450 1A2-Isoform (CYP1A2) durch die polyzyklischen aromatischen Kohlenwasserstoffe im Tabakrauch zurückzuführen (Ereshefsky et al 1991, Jann et al 1986, Jarvick und Schneider 1992, Nemeroff et al 1996). Dieser Befund ließ sich allerdings in chinesischen Populationen nicht reproduzieren: Chinesische Raucher und Nichtraucher zeigten bei Gabe von klassischen Neuroleptika keine signifikanten Dosisunterschiede (Chong und Choo 1996). Rauchen reduziert außerdem die Plasmaproteinbindung einiger Psychopharmaka (z.B. Nortriptylin; Perry et al 1986).

Die Reduktion der Nebenwirkungen klassischer Neuroleptika (Butyrophenone und Phenothiazine) durch die von den Begleitstoffen im Tabakrauch vermittelte Enzyminduktion klärt nur einen Aspekt der Beziehung zwischen Neuroleptikadosis und Tabakkonsum. Nikotin dient Patienten unter Behandlung mit Neuroleptika zur kompensatorischen Dopaminfreisetzung. Dies hat zum einen eine erneute Höherdosierung der neuroleptischen Dosis zur Folge. Zum anderen begünstigt sie möglicherweise die Entwicklung einer Nikotinabhängigkeit, die nach den Befunden im Tierversuch an die Dopaminausschüttung im Nucleus accumbens gebunden ist (Wonnacott et al 1989, 1990a).

Anders als Haloperidolserumspiegel bleiben Clozapinserumspiegel durch den Tabakkonsum unbeeinflußt (Hasegawa et al 1993), oder werden nur leicht gesenkt (Haring et al 1990).

Diese Befunde sind allerdings nicht einheitlich, da chinesische Patienten mit einer Schizophrenie unter Tabakabstinenz höhere Clozapinspiegel als europäische Patienten zeigen (Chong et al 1997); diese Besonderheit bei chinesischen Patienten könnte durch ethnische Unterschiede in der Pharmakokinetik, beispielsweise Unterschiede in der Aktivität der CYP1A2, erklärt werden.

Bei Gabe von Clozapin und insbesondere nach Umstellung der Medikation von Haloperidol auf Clozapin vermindert sich darüber hinaus die Rauchintensität (George et al 1995, McEvoy et al 1995b). Hierfür werden verschiedene Hypothesen formuliert:

- In einer Studie von Wilkins (1997) reduziert Clozapin den kompensatorischen Substanzmißbrauch von Cocain oder Nikotin. Dieser Befund wird mit der Besserung der Negativsymptomatik durch eine Blockade von D1-Dopaminrezeptoren und 5HT-2 Rezeptoren erklärt. Allerdings muß kritisch angemerkt werden, daß dieser Befund, der nach einer Umstellung auf Clozapin erhoben wurden, auch durch eine Besserung im Krankheitsverlauf und einen dadurch geringeren Bedarf an Nikotin erklärt werden kann.
- Clozapin erhöht die Nikotinspiegel und damit die Nikotinwirkungen durch eine Interaktion in der Pharmakokinese. Der Abbau von Nikotin wird durch die Clozapingabe verzögert, so daß hieraus höhere Nikotinplasmaspiegel resultierten (George et al 1995).
- Verstärkereffekte von Nikotin gehen durch die Gabe von Clozapin verloren. Im Tierversuch kann die stimulierende Wirkung des Nikotins durch eine gleichzeitige Verabreichung von Clozapin nicht mehr diskriminiert werden. Die Verstärkerwirkung des Nikotins bleibt aus. Dieser Effekt ist bei anderen Neuroleptika (beispielsweise Haloperidol oder Flupentixol) nicht zu beobachten (Brioni et al 1994).

- Tierversuche zeigen, daß Clozapin eine nikotininduzierte dopaminerge Neurotransmitterausschüttung im Nucleus accumbens, in der ventralen tegmentalen Area sowie im präfrontalen Kortex begünstigt und damit zu einer Einsparung von Nikotin führt (Corrigal et al 1992).

Die Interaktionen von Nikotin und anderen Inhaltsstoffen des Zigarettenrauchs mit den beschriebenen Psychopharmaka sind relevant, wenn eine Änderung in den Rauchgewohnheiten der Patienten auftritt (Miller et al 1986). Durch ein Rauchverbot in psychiatrischen Krankenhäusern, aber auch durch eine ambulante Raucherentwöhnung bei Patienten, die auf Neuroleptika eingestellt sind, können nach dem Rauchstopp durch den Anstieg der Medikamentenplasmaspiegel vermehrt typische Nebenwirkungen der klassischen Neuroleptika (Parkinsonismus) oder - im Falle einer Medikation mit Clozapin - Krampfanfälle auftreten (McCarthy 1994).

4.1.6 Zusammenfassung

Psychiatrische Patienten mit schizophrenen, substanzinduzierten und depressiven Störungen zeigen sowohl eine erhöhte Prävalenz des Rauchens als auch ein intensiveres Rauchverhalten. Dies wird durch mehrere differentielle krankheitsspezifische Faktoren erklärt. Zum einen bestehen Hinweise auf genetisch determinierte biologische Variabilitäten im Rezeptor- und Transmittersystem, die zu einer erhöhten Empfindlichkeit für Wirkungen von Nikotin oder anderen Tabakbegleitstoffen führen, zum anderen sind vermutlich sekundäre Effekte wie Umgebungsvariablen und die Interaktionen zwischen dem konsumierten Tabak und der psychopharmakologischen Behandlung pathogenetisch wirksam.

Die bislang zum Teil noch widersprüchlichen epidemiologischen und biologischen Befunde gestatten derzeit keine Aufklärung der Ursachen des starken Rauchens unter psychiatrischen Patienten. Unabhängig davon hat der erhöhte Zigarettenkonsum durch die damit verbundene gesundheitliche Gefährdung und die nachgewiesene Übersterblichkeit psychiatrischer Patienten eine erhebliche Bedeutung.

4.2 Eigene Forschungsergebnisse

4.2.1 Epidemiologie des Rauchen bei psychiatrischen Patienten

4.2.1.1 Ziel der Untersuchung

Durch die Befragung aller stationären Patienten in der Universitätsklinik für Psychiatrie und Psychotherapie Tübingen soll ein repräsentatives Bild der Raucherprävalenz in einem akutpsychiatrischen Krankenhaus gewonnen werden.

Die Besonderheiten dieser Studie sind in folgenden Charakteristika zu sehen:

- In Deutschland ist das Rauchen, anders als in US-amerikanischen Kliniken, in psychiatrischen Krankenhäusern nicht verboten. Das Rauchverhalten der psychiatrischen Patienten unterliegt in den Kliniken nur wenigen Reglementierungen.

- In den bisherigen Untersuchungen wurden die Raucherprävalenzen der psychiatrischen Patienten mit der durchschnittlichen Raucherprävalenz der Allgemeinbevölkerung verglichen, ohne daß die diagnosespezifischen Alters- und Geschlechtsverteilungen in der Population der psychiatrischen Patienten berücksichtigt worden wären. Die vorliegende Untersuchung soll durch einen Vergleich mit epidemiologischen Daten zum Rauchverhalten in der Allgemeinbevölkerung klären, ob die Raucherprävalenz stationärer psychiatrischer Patienten unter Berücksichtigung der Alters- und Geschlechtsverhältnisse in den verschiedenen Diagnosegruppen tatsächlich deutlich erhöht ist.

- Die Prävalenz des Rauchens bei psychiatrischen Patienten ist möglicherweise von zahlreichen Umgebungsvariablen beeinflußt und ist somit als Hinweis auf eine biologische Determinante des vermehrten Rauchens schlecht geeignet. Die vorliegende Untersuchung wählt daher die Stärke der Nikotinabhängigkeit (FTND nach Heatherton et al 1991) als präzisere Zielvariable für die Hypothese, daß Rauchen bei psychiatrischen Patienten stärker von biologischen Ursachen determiniert ist.

In dieser Untersuchung wird unter den eingangs geschilderten Bedingungen der Frage nachgegangen, ob der Rauchstatus und die rauchanamnestischen

Variablen, das heißt Zahl der Zigaretten/die; Stärke der Abhängigkeit, vor allem durch soziodemographische Daten, durch die Diagnose oder aber durch die Höhe einer neuroleptischen Medikation zu erklären sind. Darüber hinaus wird geprüft, ob die Zahl der täglich konsumierten Zigaretten während des stationären Aufenthaltes zunimmt, und dieser Effekt alle Diagnosegruppen gleichermaßen betrifft.

Außerdem wird untersucht, ob Patienten durch Umgebungsvariablen im psychiatrischen Krankenhaus zu Rauchern werden. Für die Gruppe der schizophrenen Patienten wird die Hypothese überprüft, ob das Rauchen in dieser Gruppe deswegen besonders häufig auftritt, weil diese Patienten frühzeitig in der Klinik mit dem Rauchen konfrontiert werden.
Hierzu werden die Raucherquoten der erstmals und der zum wiederholten Male stationär aufgenommenen Patienten miteinander verglichen.

4.2.1.2 Hypothesen
1. Die Raucherprävalenz und die Stärke der Abhängigkeit der alkoholabhängigen, drogenabhängigen, schizophrenen und depressiven Patienten sind im Vergleich mit der Allgemeinbevölkerung erhöht. Bei Patienten mit anderen Diagnose läßt sich kein Unterschied feststellen.
2. Der Raucherstatus, die Zahl der täglich konsumierten Zigaretten und die Stärke der Abhängigkeit werden stärker von der Diagnose als von soziodemographischen Daten bestimmt.
3. Die Höhe des täglichen Zigarettenkonsums wird von der neuroleptischen Medikation, das heißt von Substanzgruppe und Dosis, beeinflußt.
4. Psychiatrische Patienten erlernen das Rauchen im Rahmen der stationären Aufenthalte.

4.2.1.3 Methode

Mittels dreier Punkterhebungen im Abstand von jeweils 6 Wochen wurden der Rauchstatus und die Rauchgewohnheiten aller stationären Patienten in der Universitätsklinik für Psychiatrie und Psychotherapie Tübingen erfaßt. Durch mehrfache Nachbefragungen der Patienten und des Pflegepersonals gelang eine komplette Erhebung des Rauchstatus aller stationären Patienten. Dadurch konnte ein Bias durch eine Beschränkung auf eine auskunftsbereite und somit selektierte Population vermieden werden.

Die soziodemographischen und rauchanamnestischen Daten wurden mit einem standardisierten Interview erhoben. Erfaßt wurden soziodemographische (Alter, Geschlecht, Nationalität, Bildung, Beruf, Familienstand, Wohnsituation, Arbeitssituation) und rauchanamnestische Daten (Rauchstatus, Zahl der Zigaretten/die, Rauchdauer), die Stärke der Abhängigkeit (FTND), die Diagnose (verschlüsselt nach ICD-10, Dilling et al 1991) und die aktuelle Medikation.

Die am häufigsten rezeptierten Psychopharmaka wurden mit der Höhe der Tagesdosis erfaßt. Dazu gehörten: Haloperidol, Clozapin, Perphenazin, Perazin, Amitriptylin, Doxepin, Trimipramin, Lithium, Carbamazepin, Diazepam und Lorazepam. Andere Medikamente wurden protokolliert, bei der Auswertung angesichts der jeweils nur geringen Teilstichprobengröße aber nicht berücksichtigt. Die Dosis der neuroleptischen Medikation (Phenothiazine und Butyrophenone) wurde in Chlorpromazineinheiten (CPZ) umgerechnet (Rey et al 1989).

Die nach ICD 10 verschlüsselte Diagnose wurde retrospektiv nach der Entlassung aus den Krankenakten gewonnen. In Anlehnung an andere Untersuchungen (de Leon 1995, Hamera et al 1995) wurden Patienten mit einer schizophrenen oder schizoaffektiven Psychose zu einer Gruppe zusammengefaßt. Weiterhin wurden unterschieden: Patienten mit einer Major Depression, Alkoholabhängigkeit, Drogenabhängigkeit (ohne Differenzierung nach der bevorzugten Substanzgruppe) oder Demenz. Alle übrigen Diagnosen wurden zu einer Gruppe zusammengefaßt.

Unter Berücksichtigung der doppelt erfaßten Personen konnten die Angaben von 368 Patienten ausgewertet werden.

Statistische Methoden

Die Raucherprävalenz unter psychiatrischen Patienten wurde zur Ermittlung des relativen Risikos alters- und geschlechtskorrigiert mit den Angaben des Statistischen Bundesamtes zur Raucherprävalenz in der westdeutschen Bevölkerung verglichen. Dazu wurden alters- und geschlechtsgematchte Kontrollgruppen aus der letzten Erhebung des Statistischen Bundesamtes im Jahr 1995 zu den Rauchergewohnheiten der Bundesbürger aus den alten Bundesländern (Statistisches Bundesamt 1996) gebildet und die relativen Risiken (Odds Ratios) für jede der Diagnosegruppen berechnet.

Die Stärke der Nikotinabhängigkeit in der Allgemeinbevölkerung wurde mit 3,6 Punkten angenommen (Fagerström et al 1996). Der Vergleich mit dem Erwartungswert wurde bei einer Normalverteilung mit einem t-Test, anderenfalls mit dem Wilcoxon Vorzeichenrangtest als zweiseitiger Test durchgeführt.

Ausgehend von dem gesamten Datenmaterial sollte geprüft werden, ob sich rauchende und nichtrauchende psychiatrische Patienten hinsichtlich soziodemographischer Merkmale, der Diagnose und Medikation voneinander unterscheiden. Untersucht wurde insbesondere der Zusammenhang rauchanamnestischer Variablen mit der Diagnose und der Medikation. Außerdem wurde überprüft, inwieweit der Zigarettenkonsum Einfluß auf die Dosis der verabreichten Medikation (insbesondere der Präparate Haloperidol, Clozapin, Lorazepam und Doxepin) nimmt.

Die statistische Auswertung erfolgte mit dem Programmpaket SAS JMP 3.2®.

Für alle relevanten Variablen wurden die geeigneten Kennwerte berechnet (Minimum, Median, Maximum, Mittelwert und Standardabweichung).

Wenn die Anpassungstests (Shapiro-Wilk W Test) erhebliche Abweichungen von der Normalverteilung ergaben, wurden nichtparametrische Testverfahren zur Analyse der Daten herangezogen. Gruppenvergleiche auf Intervallskalenniveau wurden mit dem Wilcoxon-Test für unabhängige Stichproben durchgeführt. Vergleiche von Prävalenzen erfolgten mit Hilfe von Chi^2-Tests und Fisher's Exact Test. T-Tests und Varianzanalysen wurden als parametrische Testverfahren eingesetzt. Einzeltests nach Mehrgruppenvergleichen intervallskalierter Daten erfolgten bei Normalverteilung mit Dunnet's T-Tests, andernfalls mit multiplen Vergleichen nach Tukey-Kramer. Darüber hinaus wurden korrelative Maße nach Spearman und im Falle nominal skalierter Daten mittels Kendall Tau b berechnet. Die Überprüfung multipler Einflußfaktoren auf die Zielvariable erfolgte unter Anwendung der (schrittweisen) logistischen Regression. Für die Interpretation der Vergleiche wurden Likelihood Chi^2-Werte herangezogen.

Stichprobenbeschreibung

Die Daten der 368 stationären psychiatrischen Patienten der Universitätsklinik für Psychiatrie und Psychotherapie Tübingen wurden zwischen Juni und Oktober 1996 erhoben.

207 (56,25%) der 368 befragten Patienten waren Raucher, 192 (92,75%) der 207 Raucher machten Angaben zu den Rauchgewohnheiten. Die soziodemographischen Basisdaten sind im Anhang (Tab.D-1) dargestellt.

Der Anteil der Männer betrug 49% (N=181), 90% der Patienten hatten die deutsche Staatsbürgerschaft, das durchschnittliche Alter betrug 43.2 Jahre (SD=16.9). Die Patienten wiesen im Durchschnitt 3,5 stationäre Aufenthalte auf (Median: 2 Hospitalisationen, Minimum: 1, Maximum: 40). Mehr als 49% der Patienten (N=182) erhielten Neuroleptika, 31,5% (N=116) bekamen Antidepressiva und 27,2% (N=100) nahmen Tranquilizer ein.

31,3% (N=115) der Patienten hatten eine schizophrene oder schizoaffektive Psychose, 23,1% (N=88) wurden wegen einer Alkoholkrankheit behandelt, 18,5% (N=68) erhielten die Diagnose einer Depression. Patienten mit dementiellen Störungen (5,2%, N=19) oder einer Drogenabhängigkeit (5,7%, N=21) waren etwa gleich gering vertreten. Alle anderen Patienten mit Verhaltens-, Persönlichkeits- oder anderen Störungen (16,3%, N=60) wurden zu einer Gruppe zusammengefaßt (Anhang Tab.D-2).

4.2.1.4 Ergebnisse

Unterschiede in den soziodemographischen Daten

65,2% der Männer und 47,6% der Frauen rauchen. Der Unterschied in der Prävalenz der Raucher ist signifikant (Chi²=5,8, p=0,0007). Raucher sind signifikant jünger als Nichtraucher (36,9 versus 51,2 Jahre; z=6,87, p<0,0001). Unter den Rauchern befinden sich mehr Ausländer (13,5% versus 5,0%, Chi²=7,3, p=0,0061) und Arbeitslose (33,8 versus 12,4%, Chi²=22,4; p<0,0001). Die Zahl der stationären Aufnahmen, die Schulbildung, Berufsausbildung, Wohnsituation und Partnerschaft sowie die Zahl der im Haushalt wohnenden Personen unterscheiden sich nicht. Signifikante Unterschiede ergeben sich lediglich bezüglich des Familienstandes (Chi²=40,4, p<0,0001). (Anhang Tab.D-1)

Raucherstatus und Diagnose

Die höchsten Raucherquoten sind unter den drogenabhängigen (90,5%) und alkoholabhängigen Patienten (75,3%) zu finden. Nur 32,35% der depressiven Patienten, aber 63,5% der schizophrenen und schizoaffektiven Patienten rauchen (Abb.4-1). Keiner der 19 untersuchten geriatrischen Patienten mit einer Demenz raucht, allerdings sind 26,3% dieser Patienten Exraucher. Alle übrigen psychiatrischen Patienten rauchen mit einer Wahrscheinlichkeit von 48,3%. Der Unterschied in der Verteilung ist signifikant (Chi²=66,7; p<0,0001). (Anhang Tab.D-2)

Die Raucherprävalenz im Vergleich mit der Allgemeinbevölkerung

Beim Vergleich mit den Daten aus der Allgemeinbevölkerung ergeben sich signifikant erhöhte relative Risiken für den Rauchstatus der Diagnosegruppen: es beträgt für depressive Patienten 1,48, für schizophrene und schizoaffektive Patienten 3,28, für Alkoholiker 5,11, für Drogenabhängige 14,0 und für alle anderen Patienten 1,88 (Abb.4-1 und Tab.4-2)

Diagnose	Odds Ratio	Konfidenzintervall	Chi²	p
Schizophrenie	3,28	2,24 - 4,84	39,00	p<0,0001
Alkoholismus	5,11	3,17 - 8,54	50,19	p<0,0001
Drogenabhängigkeit	14,00	4,09 - 23,36	23,36	p<0,0001
Depression	1,48	0,87 - 2,43	2,1426	p=0,1433
andere	1,88	1,13 - 3,11	5,76	p=0,0359

Tab.4-2: Relative Risiken für den Raucherstatus bei psychiatrischen Patienten

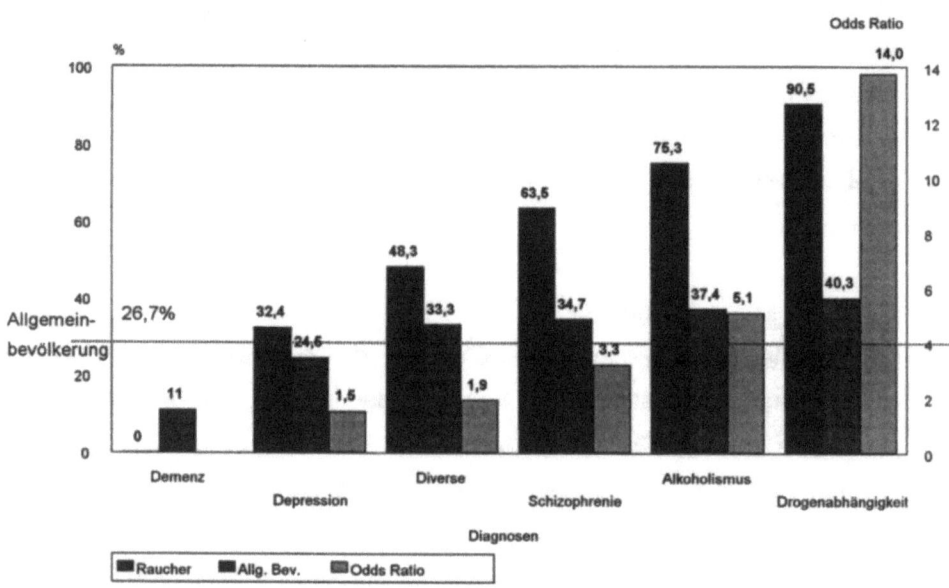

Abb.4-1: Raucherprävalenzen psychiatrischer Patienten (Allg. Bev.: alters- und geschlechtsgematchte Allgemeinbevölkerung)

Der Anteil der Exraucher - ein Hinweis auf die Abstinenzfähigkeit?

Der Anteil der Exraucher ist in der Gruppe der dementen (74%) und depressiven Patienten (60%) am höchsten (Tab.4-3). Der Exraucher-Status wird in einer nominalen Regression mit den Faktoren Diagnose, Alter, Geschlecht sowie den Interaktionen aus Diagnose und Geschlecht bzw. Diagnose und Alter durch die Alters- (p<0,0001) und Geschlechtsverteilung (p=0,0006) erklärt. Mit diesem Modell können 74,5% der Exraucher vorausgesagt werden, die adjustierte Varianz beträgt 0,12 (Anhang Tab.D-4).

Die Diagnose hat keinen signifikanten Einfluß auf die Abstinenzfähigkeit.

	Nieraucher (%)	Exraucher (%)	Raucher (%)
Demenz	26,32	73,68	0,00
Depression	7,35	60,29	32,35
andere Diagnosen	8,33	43,33	48,33
Schizophrenie	7,83	28,70	63,48
Alkoholabhängigkeit	5,88	18,82	75,29
Drogenabhängigkeit	9,52	0,00	90,48

Tab.4-3: Anteil der Exraucher (%) in den einzelnen Diagnosegruppen

Prädiktoren des Rauchens

Bei einer schrittweisen logistischen Regression (stepwise forward und backward) zur Isolierung der für die Prädiktion des Rauchstatus relevanten Diagnosen wurde auf die Einbeziehung der Diagnose „Demenzerkrankung" aus inhaltlichen Gründen verzichtet. Es ist naheliegend, daß bei diesen Patienten die geringe Raucherprävalenz weniger durch das verringerte Rauchverlangen als durch die krankheitsbedingte Behinderung des Rauchens erklärt ist.

In der schrittweisen logistischen Regression für die Bestimmung relevanter Diagnosen konnte die beste Prädiktion durch ein mehrfaktorielles Modell mit den Diagnosen Schizophrenie (Log Likelihood Ratio=21,7; $p<0,0001$; OR 3,3 (Range 2,0-5,5)), Alkohol- (Log Likelihood Ratio=36,8; $p<0,0001$; OR 5,7 (Range 3,2-10,6)) und Drogenabhängigkeit (Log Likelihood Ratio=25,2; $p<0,0001$; OR 17,9 (Range 4,9-115,0)) erzielt werden.

Zur Hypothesengenerierung wurde zunächst nach Zusammenhängen zwischen dem Rauchstatus und allen soziodemographischen sowie krankheitsrelevanten Variablen gesucht. Da die Variable „Familienstand" aufgrund der ungleichen Zellenbesetzung und der unsicheren Wertigkeit der Kategorie „ledig" eine nur geringe inhaltliche Relevanz besitzt, wurde in der folgenden Auswertung aus inhaltlichen Gründen auf die Kategorie „feste Partnerschaft (ja/nein)" Bezug genommen.

Wie sich zeigt, ist der Raucherstatus signifikant mit den Variablen Alter, Geschlecht, Nationalität und der Zahl der stationären Aufnahmen verbunden (Anhang Tab.D-3).

Unter Berücksichtigung der signifikanten Variablen sowie der relevanten Diagnosen (Schizophrenie, Drogen- und Alkoholabhängigkeit) zeigen sich in einem Modell mit den Faktoren Alter, Geschlecht, Nationalität, Arbeitslosigkeit und Zahl der Aufnahmen sowie den Interaktionen der Diagnosen mit den Faktoren Alter, Geschlecht, Arbeitslosigkeit, neuroleptische Medikation (ja/nein), Nationalität und Zahl der Aufnahmen folgende Ergebnisse:
Prädiktive Relevanz erlangen die Variablen Alter ($p<0,0001$), die schizophrene Psychose ($p=0,0082$), die Drogen- ($p=0,0005$) und Alkoholabhängigkeit ($p<0,0001$) sowie die Arbeitslosigkeit ($p=0,0556$) (Anhang Tab.D-5). Mit diesem Modell kann der Rauchstatus aller Patienten mit einer Sicherheit von 72,3% vorausgesagt werden, die adjustierte Varianz beträgt 0,20).
In einem alternativ getesteten Modell, das statt der Drogenabhängigkeit die Depression als diagnostische Kategorie aufnimmt, bestätigt sich deren bereits eingangs geschilderte fehlende statistische Signifikanz für die Prädiktion des Rauchstatus.

Die Höhe der neuroleptischen Medikation wurde bei der Auswertung aller Patienten zunächst nicht berücksichtigt. In einem Modell, das sich auf die Patienten mit einer neuroleptischen Medikation beschränkt, konnte kein signifikanter Einfluß der Neuroleptika (in Chlorpromazineinheiten) auf den Rauchstatus festgestellt werden (Anhang Tab.D-6). In der Untersuchten Teilgruppe (N=127) zeigen das Alter ($p<0,0001$), die Zahl der Aufnahmen ($p=0,044$) und die Nationalität ($p=0,040$) einen Einfluß auf den Raucherstatus (die Diagnose wurde in dieser durch die Medikation eingeschränkten Patientenauswahl nicht berücksichtigt).

Raucheranamnestische Daten und Diagnose

Die diagnosespezifischen Auswertungen sind in Tabelle D-7 (Anlage) dargestellt. Der durchschnittliche Tageszigarettenkonsum betrug vor der stationären Aufnahme 19,4 Zigaretten und stieg während des stationären Aufenthaltes auf 22,6 Zigaretten. Die Dauer der Raucherkarriere lag im Mittel bei 17,1 Jahren (SD=10.0 Jahre; Median: 16 Jahre; Minimum. 1 Jahr; Maximum: 47 Jahre). Die Stärke der Abhängigkeit (FTND) wurde mit durchschnittlich 4,7 Punkten bestimmt (SD 2,6; Median: 5; Minimum: 0; Maximum: 10 Punkte). 27,1% aller Raucher waren mit mindestens 7 Punkten im FTND stark nikotinabhängig, 76,4% hatten bislang noch keinen Abstinenzversuch unternommen.

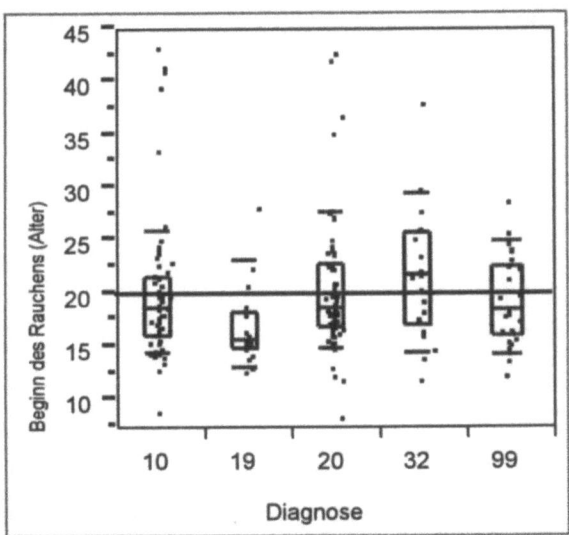

Abb.4-2: Beginn des regelmäßigen Zigarettenkonsums (Jahre) in Abhängigkeit von der Diagnose. 10: Alkoholiker; 19: Drogenabhängige; 20: schizophrene und schizoaffektive Psychosen; 32: Depressionen; 99: andere. Dargestellt werden die Häufigkeitsverteilungen mit den Quantilen.

Drogenabhängige beginnen etwa drei Jahre früher mit dem regelmäßigen Zigarettenkonsum als alle anderen Patienten, signifikante Unterschiede ergeben sich im Vergleich mit anderen Diagnosegruppen nicht (Abb.4-2). Signifikante Differenzen in der Rauchdauer sind auf Unterschiede in der Alterszusammensetzung zurückzuführen. Die Zahl der Abstinenzversuche unterscheidet sich gering zwischen den Gruppen (p=0,023).

Den höchsten Tageszigarettenkonsum vor der stationären Aufnahme zeigen die Drogenpatienten mit 27,1 Zigaretten pro Tag, gefolgt von den Alkoholpatienten (23 Zigaretten/die), den depressiven (19,4 Zigaretten/die) und den schizophrenen Patienten (16,5 Zigaretten/die). Nach der stationären Aufnahme verändert sich das Konsumverhalten: die schizophrenen Patienten rauchen jetzt 21,7 Zigaretten pro Tag, die Depressiven 22,1, die Drogenpatienten nur noch 26,3 und die Alkoholabhängigen 25,1 Zigaretten am Tag. Alkoholkranke Raucher konsumieren signifikant mehr Zigaretten als die Gruppe der anderen, nicht näher klassifizierten Diagnosen (p<0,05; Anhang Tab. D-7, Abb.4-3).

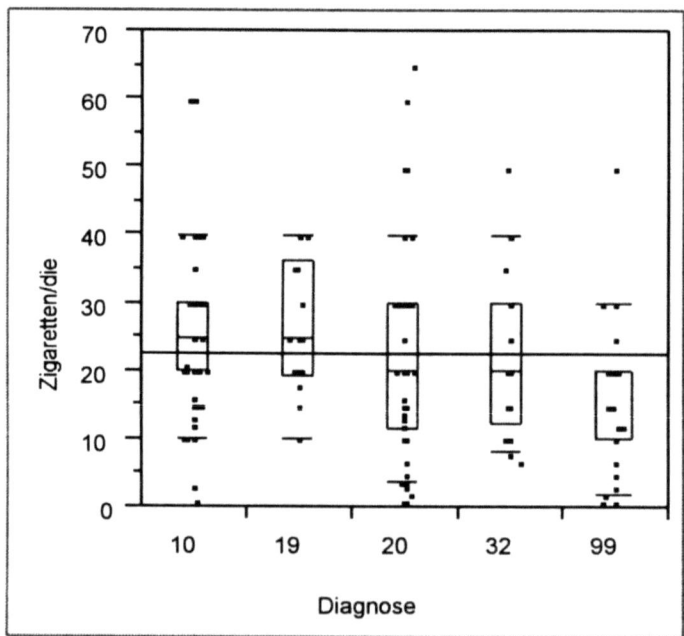

Abb.4-3: Zahl der Zigaretten/die während des stationären Aufenthaltes bei rauchenden Patienten. 10: Alkoholiker; 19: Drogenabhängige; 20: schizophrene und schizoaffektive Psychosen; 32: Depressionen; 99: andere. Dargestellt werden die Häufigkeitsverteilungen mit den Quantilen.

Die größte Zunahme der Menge täglich konsumierter Zigaretten zeigen die schizophrenen Patienten; sie rauchen pro Tag 5,2 Zigaretten mehr als zuvor, während die Drogenpatienten angeben, weniger zu rauchen (-1,6 Zigaretten). Der Unterschied zwischen diesen beiden Gruppen ist signifikant (Chi²=6,2, p=0,013). Der Vorher-Nachher-Vergleich ergibt in den einzelnen Diagnosegruppen signifikante Unterschiede sowohl für die Alkoholiker (p=0,0267), für die Schizophrenen (p<0,0001) als auch die Gruppe der anderen psychiatrischen Patienten (p=0,192), nicht jedoch für die Depressiven oder die Drogenabhängigen.

<u>Stärke der Abhängigkeit</u>
Bei der Untersuchung der Stärke der Tabakabhängigkeit weisen die Drogenabhängigen die höchsten Werte mit 5,8 Punkten auf, gefolgt von den Alkoholabhängigen mit 4,9, den Schizophrenen mit 4,8 und den Depressiven mit 4,7 Punkten. Signifikante Unterschiede ergeben sich zwischen den drogenabhängigen und den nicht näher klassifizierten psychiatrischen Patienten (Abb.4-4).
Im Vergleich mit der Allgemeinbevölkerung zeigen sowohl depressive (t=2,18; p=0,0415), schizophrene und schizoaffektive (t=3,59; p=0,0007) als auch drogen- (t=3,95; p=0,0010) und alkoholabhängige (t=3,92; p=0,0002) Patienten signifikant erhöhte Werte im FTND. Alle übrigen Patienten zeigen keine Abweichungen vom Erwartungswert (t=-0,46; n.s.).
Die meisten stark abhängigen Raucher (FTND ≥7) finden sich in der Gruppe der Drogenabhängigen (50,0%), bei den Alkoholabhängigen sind es 31,8%, bei den Schizophrenen 27,4%. Deutlich weniger sind es in der Gruppe der übrigen psychiatrischen Patienten mit nur 7,1% und den depressiven Patienten mit 19,5%. Der Unterschied über alle Gruppen ist signifikant (Chi²=11,8, p=0,019; Anhang Tab.D-3).

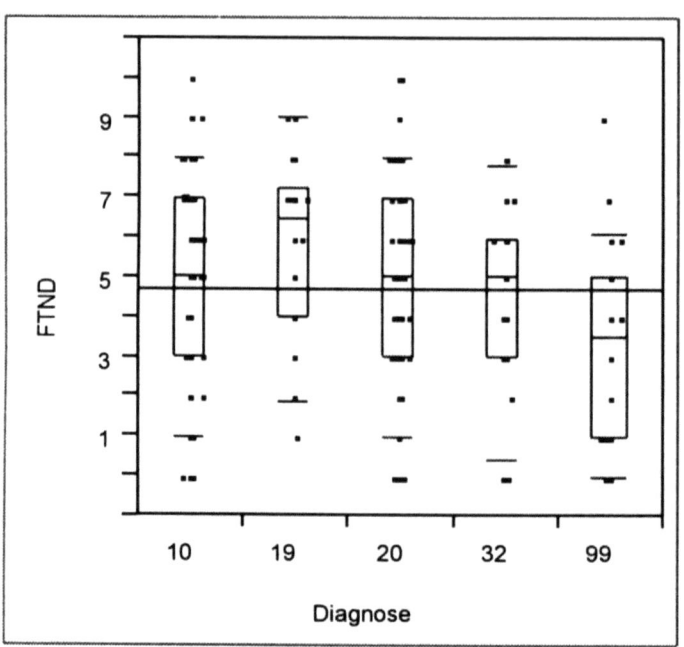

Abb.4-4: Stärke der Abhängigkeit (FTND) bei rauchenden Patienten. 10: Alkoholiker; 19: Drogenabhängige; 20: schizophrene und schizoaffektive Psychosen; 32: Depressionen; 99: andere. (Häufigkeitsverteilungen und Quantile).

<u>Prädiktoren für die Stärke der Abhängigkeit und den Tageszigarettenkonsum</u>

Folgende Eingangsbedingungen wurden für die Überprüfung der multiplen Vorhersagemodelle festgelegt:

Die Auswertung wird auf die Gruppe der Raucher, von denen vollständige Datensätze vorliegen (N=192), beschränkt.

Durch die vorbereitenden univariaten Analysen hatten sich Alter, Geschlecht, Nationalität, die Zahl der Aufnahmen und Beginn sowie Dauer des Rauchens neben der Diagnose als relevante Bestandteile eines Vorhersagemodells isolieren lassen (Anhang Tab.D-3). Da jeweils zwei der Variablen Alter, Dauer und Beginn des Rauchens die Dritte erklären, wurde auf die Dauer des Rauchens, das in den vorbereitenden Auswertungen die geringste Bedeutung gezeigt hatte, verzichtet.

In der folgenden Analyse wird die „Stärke der Abhängigkeit" zusätzlich in eine dichotome Größe gewandelt. Da keine Sicherheit darüber besteht, ob mit dem FTND in den unteren Bereichen der Skala zwischen 0 und 10 tatsächlich noch eine biologische Komponente der Abhängigkeit gemessen wird, andererseits verschiedene Arbeiten einen cut-off point für eine „starke Abhängigkeit" bei 7 Punkten finden konnten (Fagerström et al 1996, Oxley 1997), wird als Kriterium für eine „starke Abhängigkeit" ein Minimum von sieben Punkten definiert.

Die „starke Abhängigkeit" zeigt signifikante univariate Beziehungen zur Zahl der stationären Aufnahmen (p=0,0023), dem Alter zu Beginn des Rauchens (Rauchbeginn; p=0,030), der Dauer des Rauchens (p=0,024) und der Diagnose (p=0,019) (Anhang Tab.D-3).
In einer logistischen Regression sind Alkohol- (p=0,0082) und Drogenabhängigkeit (p=0,05), gering auch die schizophrene Psychose (p=0,096), sowie der Beginn des Rauchens (p=0,029) und die Zahl der Aufnahmen (p=0,0007) bedeutsam (Anhang Tab.D-9). Mit diesem Modell gelingt eine Vorhersage der „starken Abhängigkeit" mit 74,9%iger Wahrscheinlichkeit.

Die Höhe des FTND-Scores wird in den univariaten Analysen durch die Diagnose (p=0,0294), die Zahl der stationären Aufnahmen (p<0,0001), das Alter zu Beginn des Rauchens (p<0,0001) und die Nationalität (p=0,0038) beeinflußt (Anhang Tab.D-3).
In der schrittweisen logistischen Regression mit dem Eingangskriterium p<0,10 für alle Variablen sagen die Anzahl der stationären Aufnahmen (p=0,0004), das Alter zu Beginn des Rauchens (p=0,0007), eine ausländische Staatsbürgerschaft (p=0,0012) und eine Ehescheidung (p=0,0037) eine starke Abhängigkeit voraus, während die Zugehörigkeit zu einer beliebigen anderen Diagnose als einer Demenz, Substanzabhängigkeit, Schizophrenie oder Depression die Stärke der Abhängigkeit mindert (p=0,0398; Anhang Tab.D-10). Alle genannten Faktoren erklären gemeinsam 21,7% der adjustierten Varianz.

Die Vorhersage des FTND-Wertes korreliert mit r=0,49 (p<0,0001) mit dem beobachteten FTND-Score.

Die Höhe des Zigarettenkonsums wird in den univariaten Analysen durch das Geschlecht (p=0,0337), die Zahl der stationären Aufnahmen (p=0,0002), das Alter zu Beginn des Rauchens (p=0,0009), die Zahl der Jahre regelmäßigen Rauchens (Rauchdauer) (p=0,0173) und die Diagnose (p=0,0175) beeinflußt (Anhang Tab.D-3).

Die Prädiktoren des täglichen Zigarettenkonsums werden in einer schrittweisen Regression bestimmt. Eingang finden alle Variablen mit einer Wahrscheinlichkeit von p<0,10. Als signifikante positive Prädiktoren erweisen sich ein Alkoholismus (p=0,0009), die Zahl der Aufnahmen (p<0,00001), das Alter zu Beginn des Rauchens (p=0,0005) und die Nationalität (p=0,048). Die Verordnung einer Medikation mit Haloperidol entgeht in der statistischen Prüfung nur knapp einer Signifikanz (p=0,054 (Anhang Tab.D-11). Gemeinsam klären die Prädiktoren 16,8% der adjustierten Varianz auf. Die Vorhersage des täglichen Zigarettenkonsums korreliert mit r=0,44 (p<0,0001) mit dem beobachteten Wert.

Rauchen und stationäre Aufenthalte
In der logistischen Regression hatte sich die Zahl der stationären Aufnahmen nicht als prädiktiv wirksam für den Raucherstatus erwiesen. Dies findet in der Einzelanalyse bei den schizophrenen Patienten eine Entsprechung. Nichtrauchende schizophrene Patienten werden häufiger stationär aufgenommen (5,5 versus 4,7 Aufnahmen). Der Unterschied ist nicht signifikant. 65,6% der erstmals (N=32) und 62,7% der wiederholt aufgenommenen (N=83) schizophrenen Patienten rauchen.

Rauchen und Medikation

Raucher erhalten höhere Dosen von Haloperidol, Perazin, Amitriptylin, Doxepin und Trimipramin, die Unterschiede sind jedoch nicht signifikant. Signifikant ist allein der Unterschied in der Verabreichung von Lorazepam. Auffälligerweise erhalten rauchende Patienten jedoch weniger Clozapin oder Carbamazepin und gleich viel Perphenazin sowie Lithium (Tab.4-4).

Signifikante Korrelationen zwischen der Tagesdosis der Medikamente und dem FTND bzw. der Zahl der aktuell konsumierten Zigaretten ergeben sich nicht. Die Korrelationskoeffizienten sind in Tabelle D-12 (Anhang) dargestellt.

Die Höhe der Chlorpromazineinheiten pro Tag zeigt in der univariaten Auswertung eine schwache Korrelation mit der Zahl der Zigaretten/die ($r=0,24$; $p=0,06$; $N=65$) und korreliert nicht mit der Stärke der Abhängigkeit ($r=0,16$; n.s.; $N=65$).

Um den Einfluß der Medikation auf die Stärke der Abhängigkeit und den täglichen Zigarettenkonsum unter Berücksichtigung der anderen Variablen zu bestimmen, werden die oben beschriebenen multiplen Vorhersagemodelle analog in der Gruppe der rauchenden Patienten mit einer Neuroleptikamedikation überprüft. Auf die Diagnose als Eingangskriterium wird verzichtet, da durch das Zielkriterium „Neuroleptikakonsum" die Diagnose auf die schizophrenen Patienten eingeengt ist. Der Neuroleptikakonsum wird durch die Zahl der Chlorpromazineinheiten quantifiziert.

Die Nationalität ($p<0,0001$), die Zahl der Aufnahmen ($p=0,0002$), eine Arbeitslosigkeit ($p=0,0107$) bzw. Berufstätigkeit ($p=0,0167$) und der Beginn des Rauchens ($p=0,0019$) bestimmen in der Gruppe der Patienten mit Neuroleptika die <u>Stärke der Abhängigkeit</u>. Die adjustierte Varianzaufklärung beträgt 39,6%.

Der <u>Tageszigarettenkonsum</u> wird in dieser Subgruppe von der Zahl der Aufnahmen ($p=0,0027$), der Nationalität ($p=0,0311$), einem Schulabschluß mit mittlerer Reife ($p=0,0471$) und dem Beginn des Rauchens ($p=0,0497$) bestimmt. Die signifikanten Prädiktoren erzielen eine adjustierte Varianzaufklärung von 25,8%.

Auch in einer alternativen Auswertung, die sich angesichts der eventuell negativen Beeinflussung des Rauchverhaltens durch Clozapin nur auf Neuroleptika aus der Gruppe der Butyrophenone und der Phenothiazine beschränkt, zeigt die Höhe der Medikation in der Untergruppe der Patienten, die auf Neuroleptika eingestellt sind, keinen Einfluß auf die Stärke der Abhängigkeit oder die Zahl der täglich konsumierten Zigaretten (Anhang Tab.D-12a/b).

		Raucher	Nichtraucher
Haloperidol	N	18	15
Dosis (mg)	MW (SD)	25,1 (22,6)	18,1 (16,9)
Perazin	N	20	13
Dosis (mg)	MW (SD)	232,5 (124,8)	188,5 (124,8)
Perphenazin	N	20	12
Dosis (mg)	MW (SD)	25,3 (12,1)	25,1 (13,2)
Clozapin	N	23	13
Dosis (mg)	MW (SD)	273,9 (134,1)	292,3 (176,9)
Amitriptylin	N	5	11
Dosis (mg)	MW (SD)	140,0 (37,0)	95,5 (40,0)
Doxepin	N	17	15
Dosis (mg)	MW (SD)	123,5 (65,8)	103,3 (55,8)
Trimipramin	N	7	7
Dosis (mg)	MW (SD)	135,7 (45,3)	114,3 (47,6)
Lorazepam*	N	**28**	**24**
Dosis (mg)	MW (SD)	1,2 (0,7)	2,1 (1,2)
Carbamazepin	N	15	6
Dosis (mg)	MW (SD)	616,7 (320,5)	916,7 (491,6)
Lithium	N	9	10
Dosis (mg)	MW (SD)	1033 (361)	1075 (507)

Tab.4-4: Medikation und Raucherstatus. *z=-2,76; p=0,0058
MW: Mittelwert, SD: Standardabweichung

4.2.2 Rauchen und Psychopharmaka

4.2.2.1 Ziel der Untersuchung

Die explorative Befragung der stationären Patienten hatte Hinweise auf eine geringe Interaktion einer Haloperidol-Medikation mit dem Tageszigarettenkonsum ergeben. In der Literatur wird berichtet, daß schizophrene Patienten unter Haloperidol deutlich höhere Kohlenmonoxid(CO)-Spiegel in der Ausatemluft als Korrelat eines gesteigerten Zigarettenkonsums aufweisen (McEvoy et al 1995a) als Patienten ohne Medikation, daß hingegen nach Umstellung der Medikation von klassischen Neuroleptika auf Clozapin der CO-Gehalt der Ausatemluft als Hinweis auf einen gesunkenen Tageszigarettenkonsum absinkt (McEvoy et al 1995b). Dies weist auf eine tiefere Inhalation und damit auf eine stärkere Nikotinaufnahme hin. Von diesen Befunden ausgehend soll in der vorliegenden Untersuchung die Nikotinaufnahme bei Patienten mit Clozapin und Haloperidol überprüft werden. Um die Befunde zu objektivieren, wurden sowohl Serumcotininkonzentrationen als auch die Medikamentenspiegel von Patienten bestimmt, die auf Monotherapien mit Haloperidol oder Clozapin eingestellt waren. Ziel war die Berechnung korrelativer Zusammenhänge der Stärke der Abhängigkeit (FTND), der gerauchten Zigaretten pro Tag, des Cotininspiegels, der neuroleptischen Medikation und deren Serumkonzentrationen.

4.2.2.2 Hypothesen

(1) Die Nebenwirkungen der Medikation führen zu einer kompensatorischen Steigerung des Zigarettenkonsums.

Erwartete Konsequenz: Die Serumkonzentrationen und die oralen Dosen der Medikamente korrelieren mit dem Cotininspiegel und der Zahl der täglich gerauchten Zigaretten.

(2) Nur die Nebenwirkungen einer Medikation mit Haloperidol werden durch das Rauchen antagonisiert.

Erwartete Konsequenz: Patienten unter Medikation mit Haloperidol zeigen einen höheren Tageszigarettenkonsum und höhere Cotininspiegel als alkoholkranke Kontrollen oder Patienten, die auf Clozapin eingestellt sind.

(3) Durch die Enzyminduktion ist der relative Abbau von Haloperidol und Clozapin beschleunigt.

Erwartete Konsequenz: Der Tageszigarettenkonsum und die Cotininspiegel korrelieren stärker mit der oralen Dosis als mit den Serumkonzentrationen. Es erfolgt eine Dissoziation von Serumkonzentrationen und oraler Medikation.

(4) Die Enzyminduktion durch die Medikamente senkt die Halbwertszeit von Nikotin.

Erwartete Konsequenz: Die Patienten mit einer neuroleptischen Medikation rauchen stärker, erzielen aber die gleichen Serumcotininspiegel wie die Kontrollen. Die Zigaretten/die korrelieren mit der Medikation und den Serumkonzentrationen, nicht jedoch die Cotininspiegel. Es erfolgt eine Dissoziation von Halbwertszeit und Zigarettenkonsum.

(5) Die Medikation reduziert das Rauchverlangen.

Erwartete Konsequenz: Zigaretten/die und Cotininspiegel korrelieren negativ mit der Medikation und den Serumkonzentrationen der Medikamente.

4.2.2.3 Methode

Probanden

Ausgewählt wurden rauchende Patienten, die neben Haloperidol bzw. Clozapin keine neuroleptische oder antidepressive Beimedikation erhielten und die sich im steady state befanden, das heißt seit wenigstens 5 Tagen keine Änderung der Dosierung von Haloperidol bzw. Clozapin erfahren hatten. Nach einer 6-10stündigen Rauchkarenz wurde bei rauchenden schizophrenen Patienten mit Clozapin (N=31) und bei schizophrenen Rauchern unter Behandlung mit Haloperidol (N=21) am Morgen vor Einnahme der Medikation und vor der ersten Zigarette Blut entnommen. Als Kontrollen dienten rauchende alkoholkranke Patienten (N=23).

Allen ausgewählten Patienten wurde der Fragebogen zur Stärke der Nikotinabhängigkeit (FTND) vorgelegt. Erhoben werden neben den Variablen Geschlecht, Alter, Diagnose und Art bzw. Dosis der Medikation weitere rauchanamnestische Daten (Zahl der täglich konsumierten Zigaretten, Rauchdauer).

Laborbestimmungen
Die Bestimmung der Serumkonzentrationen von Clozapin, Haloperidol und Cotinin erfolgte mittels einer Hochleistungsflüssigkeitschromatographie (HPLC) nach flüssig / flüssig - Extraktion. Hierzu wurden publizierte Methoden entsprechend modifiziert (Clark et al 1994, Harlharan et al 1988, Pommery et al 1990, Stevens I et al 1995, Vatassery et al 1988).

Statistik
Die Stärke der Abhängigkeit wird als intervallskalierte Größe eingeführt. Zusätzlich wird der Effekt einer dichotomem Einteilung in „stark abhängig" (FTND ≥7) und „nicht stark abhängig" untersucht.
Gruppenvergleiche zur Charakterisierung der Stichprobe wurden mit Chi^2-Tests bzw. im Fall intervallskalierter Daten mit dem nichtparametrischen Wilcoxon Rangsummen (Mann Whitney-U) Test durchgeführt. Univariate Beziehungen zwischen den oralen Medikamentendosen, den Serumspiegeln und den Charakteristika der Rauchanamnese (Zigarettenzahl, Stärke der Abhängigkeit, Rauchdauer) sowie den Cotininspiegeln erfolgten mit einer Korrelation nach Spearman-Rho. Darüber hinaus wurden Interaktionen zwischen soziodemographischen Charakteristika, der oralen Medikation, der Rauchanamnese, der Stärke der Abhängigkeit und der Zigarettenzahl sowie den Serumcotinin- und Medikamentenspiegeln mit einer schrittweisen logistischen Regression kalkuliert.

Stichprobenbeschreibung
In allen drei Untersuchungsgruppen überwog der Anteil der Männer (65-74%). Die Verteilung unterschied sich zwischen den drei Gruppen nicht signifikant. Die alkoholkranken, nicht-medizierten Kontrollen waren signifikant älter als die

schizophrenen Patienten unter Behandlung mit Haloperidol oder Clozapin (p=0,0052). Unterschiede hinsichtlich der Schulbildung, der Zahl der täglich gerauchten Zigaretten und der Stärke der Abhängigkeit ergaben sich nicht, die Rauchdauer hingegen war wiederum bei den Alkoholkranken signifikant länger als in den anderen beiden Gruppen (p=0,0026). Das Alter zu Beginn des Rauchens war ohne signifikanten Unterschied (Anhang Tab.D-13).

4.2.2.4 Ergebnisse

<u>Rauchanamnestische Daten und Cotininspiegel</u>
Alkoholkranke weisen signifikant höhere Cotininspiegel auf als schizophrene Patienten mit Haloperidol oder Clozapin (p=0,016). In der Gesamtgruppe korrelieren die Zahl der Zigaretten, die Stärke der Abhängigkeit (FTND) und die Cotininspiegel sämtlich signifikant miteinander. Der Cotininspiegel bildet die Zahl der täglich gerauchten Zigaretten und die Stärke der Abhängigkeit gleichermaßen gut ab. Signifikante Beziehungen zwischen der Rauchdauer und der Zahl täglich konsumierter Zigaretten bestehen nicht. Die einzelnen Ergebnisse sind im Anhang (Tab.D-14b) dargestellt.

In der gruppenspezifischen Auswertung zeigen sich relevante Unterschiede:
In allen drei Gruppen ergeben sich signifikante Korrelationen zwischen der Stärke der Abhängigkeit und der Zahl täglich konsumierter Zigaretten (r=0,54-0,82; Anhang Tab.D-15). Allerdings ist diese Korrelation bei den mit Clozapin medizierten Patienten schwächer ausgeprägt als bei den anderen Gruppen. Dies kann ein Hinweis auf ein geändertes Rauchverhalten dieser Patienten sein.

In der unmedizierten Kontrollgruppe der Alkoholiker liegen erwartungsgemäß hohe, signifikante Korrelationen zwischen der Zahl der täglich konsumierten Zigaretten und dem Cotininspiegel vor (r=0,65, p=0,0007). Der Cotininspiegel bildet auch die Stärke der Abhängigkeit signifikant ab (r=0,51, p=0,012).

In der Gruppe der mit Haloperidol medizierten Patienten bleiben diese signifikanten Beziehungen bestehen, allerdings verschlechtert sich die Beziehung zwischen Cotinin im Serum und der Zahl täglich konsumierter Zigaretten (r=0,54, p=0,012). Die mit Clozapin medizierten Patienten hingegen zeigen keine signifikante Beziehung zwischen Cotininspiegel und FTND bzw. täglichem Zigarettenkonsum. Der Abbau von Nikotin zu Cotinin mag gestört oder die Aufnahme von Nikotin aus den Zigaretten infolge einer Veränderung der Intensität des Rauchen beeinflußt sein. Zur Veranschaulichung wurden nichtparametrische Darstellungen der Verteilungsfunktion des Cotininspiegels in Abhängigkeit von der Zahl der Zigaretten/die gewählt (Abb.4-5a-c). Der Vergleich zeigt, daß Patienten mit einer Clozapinmedikation zum einen eine geringere Variabilität des Zigarettenkonsums aufweisen und zum anderen eine größere Variabilität des Cotininspiegels erkennen lassen.

Medikamentendosis und -spiegel

Die orale Medikation korreliert bei Haloperidol schwach (r=0,42) ohne statistische Signifikanz mit den Serumspiegeln. Die Korrelation der oralen Clozapindosierung und dem Clozapinserumspiegel (r=0,62) dagegen ist signifikant (p=0,0004; Anhang Tab.D-14b).

Medikamenteneinnahme und Tabakkonsum

Cotininspiegel bzw. die Zahl der täglich gerauchten Zigaretten korrelieren nicht signifikant mit der Haloperidolmedikation. Clozapin hingegen zeigt einen schwachen, negativ korrelierten Einfluß auf die Zahl der täglich gerauchten Zigaretten (p=0,051) und den Cotininspiegel (p=0,062) (Anhang Tab.D-14b). Dies kann als Hinweis auf ein geändertes Rauchverhalten in Abhängigkeit von der Dosierung des Medikaments angesehen werden oder als Ergebnis einer Interaktion des Rauchens mit dem Abbau und einer kompensatorischen Dosissteigerung von Clozapin.

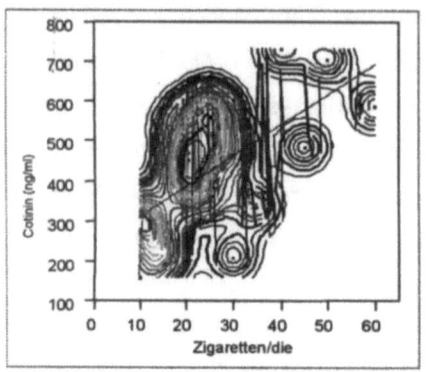
Abb.4-5a: Alkoholkranke Kontrollen

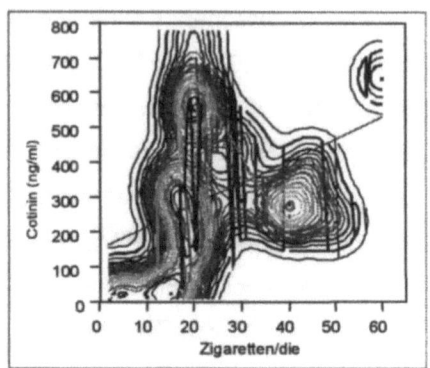
Abb.4-5b: Haloperidolpatienten

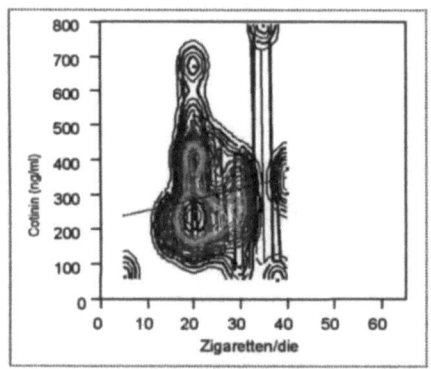
Abb.4-5c: Clozapinpatienten

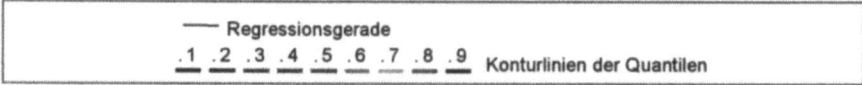

Abb.4-5 a-c: Cotininspiegel in Abhängigkeit vom Tageszigarettenkonsum

In der schrittweisen logistischen Regression wird die Höhe des Cotininspiegels von der Stärke der Abhängigkeit (p=0,0002), aber auch von einer Behandlung mit einer der beiden Neuroleptika (Haloperidol: p=0,0045; Clozapin: p=0,0029) beeinflußt. Die Zahl der täglich konsumierten Zigaretten wird von dem Alter zu Beginn des Rauchens (p=0,0432), der Zahl der Aufnahmen (p=0,0181) und einer Behandlung mit Lorazepam (p=0,0003) bestimmt (Anhang Tab.D-15).

Die orale Dosis der Haloperidolmedikation erfährt eine Beeinflussung durch rauchanamnestische Daten (Rauchdauer (p=0,027), Stärke der Abhängigkeit (p=0,042) und Zigaretten / die (p=0,062)) und das Alter (p=0,072). Die Serumkonzentration wird nur durch die orale Dosis (p=0,037) und die Rauchdauer (p=0,0139) beeinflußt. Die orale Clozapindosis steht dagegen nur mit dem Alter (p=0,048) in Zusammenhang. Die Clozapinserumkonzentration dagegen wird alleine durch die orale Dosis (p=0,0044) vorhergesagt (Anhang Tab.D-16).

<u>Zusammenfassend</u> lassen sich die Hypothesen wie folgt beantworten:

- Cotinin ist ein objektives Maß für die Stärke des Rauchens und die Höhe des Zigarettenkonsums.
- Mit Haloperidol oder Clozapin medizierte Patienten rauchen genauso viele Zigaretten wie alkoholkranke Kontrollen, weisen aber geringere Cotininspiegel auf.
- Die Ergebnisse geben Hinweise auf eine Beeinflussung des Cotininspiegels durch die Medikation mit Clozapin und etwas geringer auch durch Haloperidol, die jedoch nicht dosisabhängig ist. Die Interaktion der Medikation mit den Cotininserumspiegeln kann Folge einer veränderten Intensität des Rauchens (Inhalationstiefe) oder eines gestörten Metabolismus des Nikotinabbaus sein.
- Eine starke Nikotinabhängigkeit geht mit höheren oralen Dosen von Haloperidol einher.
- Die Medikation mit Clozapin ist von der Stärke des Rauchens und der Nikotinabhängigkeit nicht beeinflußt.

4.2.3 Zusammenfassung

Im Vergleich mit der Allgemeinbevölkerung sind die Raucherprävalenzen unter psychiatrischen Patienten signifikant erhöht. Vor allem Patienten mit einer schizophrenen bzw. schizoaffektiven Psychose und einer Alkohol- oder Drogenabhängigkeit tragen ein deutlich erhöhtes Risiko, Raucher zu werden. Depressive Patienten zeigen entgegen den Berichten in der Literatur bei Berücksichtigung der Alters- und Geschlechtsverteilung keine erhöhte relative Raucherprävalenz, allerdings einen hohen Anteil von Exrauchern. Der Anteil der Nieraucher ist mit weniger als 10% in diesen Diagnosegruppen außerordentlich niedrig. Die Raucherprävalenz unter dementen Patienten liegt deutlich unter dem Erwartungswert, ist jedoch angesichts der Behinderung des Rauchens durch die Grunderkrankung nicht als krankheitsspezifische Beeinflussung des Rauchverlangens zu interpretieren. Unterschiede in der Abstinenzfähigkeit bei den einzelnen Diagnosen (gemessen am Anteil der Exraucher) sind durch die Alters- und Geschlechtsverteilung befriedigend zu erklären.

Die Stärke der Nikotinabhängigkeit (FTND) ist bei schizophrenen, depressiven und substanzabhängigen Patienten höher als in der Allgemeinbevölkerung.

Bei der Kalkulation multipler Vorhersagemodelle unter Beachtung soziodemographischer Charakteristika und krankheitsrelevanter Faktoren zeigt sich, daß innerhalb der Population psychiatrischer Patienten der Rauchstatus vom Alter und von der Diagnose einer Abhängigkeitserkrankung oder einer schizophrenen Psychose bestimmt wird.

Das Rauchen wird allerdings nicht erst in der Psychiatrie gelernt. Die Zahl der Aufnahmen spielt keine Rolle bei der Entwicklung des Rauchverhaltens. Insbesondere schizophrene Patienten erlernen das Rauchen nicht im Zuge mehrerer stationärer Aufenthalte, sondern weisen bereits vor der ersten Hospitalisation eine erhöhte Raucherquote auf.

Auch die Zahl der täglich gerauchten Zigaretten wird signifikant von krankheitsrelevanten Faktoren (Alkoholismus, häufige Hospitalisierungen und tendenziell auch von einer neuroleptischen Medikation) und dem Alter zu Beginn des Rauchens beeinflußt. Die Veränderung des Zigarettenkonsums während des stationären Aufenthaltes ist bei schizophrenen Patienten besonders stark ausgeprägt.

Die Variabilität der Stärke der Abhängigkeit zwischen den einzelnen Patientengruppen unterliegt mehr soziodemographischen (Staatsbürgerschaft, Familienstand, Alter) als krankheitsrelevanten Faktoren (Zahl der Aufnahmen). Die Höhe einer neuroleptischen oder antidepressiven Medikation bestimmt weder die Entwicklung noch die Stärke des Rauchens, nimmt aber tendenziell Einfluß auf den Umfang des Zigarettenkonsums.

Obwohl die Datenlage zu den Medikamentendosierungen keine sicheren Interpretationen gestattet, inwieweit der Zigarettenkonsum die Höhe der Medikation beeinflußt, bestehen Hinweise darauf, daß rauchende Patienten mehr Butyrophenone, jedoch weniger Clozapin erhalten. Außerdem benötigen Raucher deutlich höhere Dosierungen an Benzodiazepinen (Lorazepam).
Die aus diesem Grund ergänzend durchgeführten Untersuchungen der Serumcotininspiegel und Serumkonzentrationen von Clozapin und Haloperidol weisen auf einen Veränderung in der Intensität des Rauchens oder eine Störung in der Metabolisierung des Nikotins im Zuge einer Behandlung mit Clozapin hin. Die Zusammenhänge zwischen der Medikation und den rauchanamnestischen Charakteristika sowie den Cotininserumspiegeln sind nur sehr schwach. Erkennbar ist eine geringe Abhängigkeit der Haloperidolverordnung von der Stärke der Abhängigkeit und der Zahl der täglich konsumierten Zigaretten. Der Zigarettenkonsum wird durch Haloperidol oder Clozapin nicht, dafür aber durch eine Verordnung von Lorazepam beeinflußt.
Vereinfachend kann gesagt werden, daß die Entwicklung des Rauchens und einer Nikotinabhängigkeit bei psychiatrischen Patienten durch die psychische Erkrankung und damit verbundene Bedingungen begünstigt wird. Die Stärke der Nikotinabhängigkeit unterliegt dagegen biographischen und rauchanamnestischen Einflüssen. Die Höhe des Zigarettenkonsums wird durch krankheitsspezifische Faktoren sowie die Art der Medikation beeinflußt.
Die neuroleptische Medikation mit Haloperidol intensiviert das Rauchen, Clozapin stört den Abbau von Nikotin.

4.3 Diskussion

Die vorgestellten Ergebnisse stehen bezüglich der Raucherprävalenz unter den schizophrenen und substanzabhängigen Patienten im Einklang mit bisherigen Studien (Ziedonis et al 1994, Goff et al 1992), wenngleich das Rauchen unter den schizophrenen Patienten nicht ganz so häufig zu beobachten ist, wie aus der Literatur zu erwarten gewesen wäre (Tab.4-1).
Durch den Vergleich der Daten mit alters- und geschlechtsgematchten Kontrollen gewinnen die vorliegenden Ergebnisse zum relativen Risiko der schizophrenen und substanzabhängigen Patienten, zum Raucher und insbesondere zum starken Raucher zu werden, zusätzlich an Aussagekraft. Substanzabhängige Patienten sind stärker noch als Patienten mit schizophrenen Störungen gefährdet, deutlich mehr und stärker zu rauchen, als die Allgemeinbevölkerung.
Entgegen den Berichten in der Fachliteratur (Breslau 1995, Lumley et al 1994) rauchen bemerkenswerterweise depressive Patienten nach der vorliegenden Ergebnissen nicht signifikant häufiger als die Allgemeinbevölkerung. Sie zeigen zwar erhöhte Werte im FTND, gehören aber seltener zur Gruppe der stark nikotinabhängigen Raucher (mit mehr als 7 von 10 Punkten) als Patienten mit schizophrenen Störungen oder einer Substanzabhängigkeit.

Wie die statistischen Analysen zeigen, besteht in Abhängigkeit vom Lebensalter ein erhöhtes Risiko, infolge einer schizophrenen oder schizoaffektiven Psychose, einer Drogen- oder Alkoholabhängigkeit zum Raucher und insbesondere zum stark abhängigen Raucher zu werden, oder im Rahmen des stationären Aufenthaltes vermehrt Zigaretten zu konsumieren. Die genannten Diagnosen unterscheiden sich in ihren rauchanamnestischen Charakteristika (Tab.4-5). Die meisten Drogenabhängigen rauchen, viele davon sind sehr stark abhängig. Die Zahl der rauchenden und nikotinabhängigen Alkoholkranken ist hoch; sie konsumieren im Mittel mehr als die anderen Patienten. Schizophrene haben ein erhöhtes Risiko, zum (nikotinabhängigen) Raucher zu werden; viele von ihnen rauchen im Verlauf der stationären Behandlung mehr als zuvor. Diese Unterschiede in der Prävalenz und der Intensität des Rauchens können als Folge unterschiedlicher Prädiktoren für eine Tabakabhängigkeit angesehen werden.

Die Prädiktoren des Rauchens, der Nikotinabhängigkeit und der Höhe des Zigarettenkonsums können auf der Basis der Untersuchungsergebnisse in primäre (unabhängige) und sekundäre (von den primären Bedingungen abgeleitete) Faktoren eingeteilt werde. Darüber hinaus gelingt eine Differenzierung in soziodemographische und krankheitsspezifische Charakteristika (Tab.4-6). Während die Prävalenz des Rauchens durch die genannten Diagnosen und das Alter vorhergesagt werden kann, wird das Risiko für eine starke Abhängigkeit auch von der Zahl der stationären Aufnahmen beeinflußt. Letztere ist naturgemäß mit Faktoren wie dem Alter und der Dauer des Rauchens sowie einer Chronifizierung der psychiatrischen Erkrankung verbunden. Auch für die Intensität des Rauchens ist die Dauer der Raucheranamnese, beeinflußt durch das Alter zu Beginn des Rauchens sowie die Zahl der Aufnahmen, als auch die Diagnose einer Alkoholabhängigkeit neben der Schwere der psychiatrischen Störung (erklärt durch die Faktoren: Zahl der Aufnahmen und Höhe der neuroleptischen Medikation) von Bedeutung.

Das erhöhte Risiko der psychiatrischen Patienten, zum Raucher zu werden und insbesondere auch eine starke Tabakabhängigkeit zu entwickeln, wird somit im wesentlichen durch <u>krankheitsrelevante Faktoren</u> erklärt.

Im Sinne der einleitenden Fragestellung sind unter Beachtung der Charakteristika des Rauchens bei psychiatrischen Patienten (hohe Prävalenz, starke Abhängigkeit und ein hoher Tageszigarettenkonsum) diagnose- spezifische Theorien für die Genese der Tabakabhängigkeit zu diskutieren. Folgende Hypothesen zur Erklärung der hohen Raucherprävalenz einerseits, sowie des starken und abhängigen Rauchens andererseits stehen im Vordergrund der Diskussion:

1. Situative Einflüsse (Hospitalisierung / Langeweile / Modellernen)
2. Stimulation des „reward systems" durch eine vermehrte Dopaminfreisetzung im Nucleus accumbens
3. Stimulation des cholinergen Systems mit einer konsekutiven Verbesserung des Antriebs und der kognitiven Leistung
4. Minderung extrapyramidaler Nebenwirkungen der Neuroleptika durch deren beschleunigten Abbau infolge einer hepatischen Enzyminduktion

	Prävalenz	Zigaretten /die	FTND	Stationäre Zunahme des Rauchens
Drogenabhängigkeit	++	+	++	-
Alkoholismus	++	+	+	+
Schizophrenie	+	(+)	+	++
Depression	=	(+)	+	+
Demenz	-	-	-	=
Andere	(+)	=	=	+
Normalbevölkerung (Vergleichswerte)	26,7	15-20	3,6	0

Tab.4-5: Diagnosespezifische Rauchcharakteristika in Bezug zur Normalbevölkerung. Einteilung in: weniger (-), gleich (=), gering mehr ((+)), mehr (+) und deutlich vermehrt (++)

1. Rauchen aufgrund biologischer oder situativer und sozialer Einflüsse?

Ein wesentlicher Einwand gegen die Theorie, die erhöhten Raucherprävalenzen seien auf krankheitsimmanente Faktoren zurückzuführen, stützt sich auf die Tatsache, daß insbesondere schizophrene Patienten erstmals in einem Alter erkranken und stationär aufgenommen werden, in welchem sie ein hohes Risiko tragen, für die „attraktiven" Aspekte des Rauchens empfänglich zu sein. Es wird argumentiert, die Aufnahme des Rauchens werde durch „Modelle" im stationären Umfeld gebahnt (de Leon et al 1995).

Aus den anfänglichen Betrachtungen zur Epidemiologie des Rauchens wissen wir, daß eine hohe Prävalenz des Rauchens in den Industrieländern mit einem niedrigen durchschnittlichen Zigarettenkonsum und einer geringen durchschnittlichen Stärke der Abhängigkeit einhergeht (Abb.1-2). Dies stellt ein Abbild der sozialen Akzeptanz des Rauchens dar: ist Rauchen gesellschaftsfähig, wird von vielen - im Bevölkerungsmittel jedoch weniger intensiv - geraucht. Wird das Rauchen dagegen wirksam bekämpft, bestimmen starke (abhängige) Raucher die Durchschnittswerte des Tageszigarettenkonsums und den Grad der Abhängigkeit.

Die gegensätzliche Beziehung zwischen einer hohen Raucherprävalenz und einem hohen Anteil stark nikotinabhängiger Raucher in der vorgestellten Erhebung ist auf der Basis dieser Vorüberlegungen als ein Indiz für ein biologisch determiniertes Risiko anzusehen. Situativer oder sozialer Faktoren reichen nicht aus, um die Entwicklung einer comorbiden Tabakabhängigkeit bei psychiatrischen Patienten zu erklären.

Da außerdem die Raucherprävalenz keine gleichsinnige Erhöhung in allen Diagnosegruppen erfährt, kann ausgeschlossen werden, daß ein ubiquitär vorhandenes Problem wie die Langeweile oder die Beschäftigungslosigkeit im Verlauf der stationären Behandlung die Entwicklung des Rauchens oder der Tabakabhängigkeit in nur einigen Diagnosegruppen fördert. Dieser Einwand gegen die von de Leon et al (1995) vorgetragene Hypothese, die erhöhte Prävalenz des Rauchens bei schizophrenen Störungen sei das Resultat der besonderen Situation einer längerdauernden Hospitalisierung, die mit einer Beschäftigungslosigkeit einhergehe, war bereits Inhalt einer Kontroverse zwischen Smith (1996) und de Leon (1996a). Da das Konzept der „Langeweile (boredom)" von de Leon danach weiter gefaßt und auf die „Institutionalisierung" im Verlauf der Erkrankung bezogen wurde, kann nur der Vergleich zwischen Erst- und Mehrfachhospitalisierten klären, ob schizophrene Patienten durch die Krankheitsgeschichte, die Hospitalisierung und die damit verbundene Inaktivität zu Rauchern werden. Auch hierfür geben die vorliegenden Daten keine ausreichende Evidenz: weder beeinflußt die Zahl der Aufnahmen in den statistischen Modellen die Wahrscheinlichkeit, zum Raucher zu werden, noch ist der Abteil der Raucher unter den mehrfach aufgenommenen schizophrenen Patienten höher als bei den erstmals aufgenommenen Patienten.

		Prävalenz des Rauchens %	starke Nikotinabhängigkeit FTND-Score>7	Intensität des Zigarettenkonsums Zigaretten/die
Krankheitsrelevante Faktoren	primäre	• Alkoholismus • Drogenabhängigkeit • Schizophrenie	• Alkoholismus • Drogenabhängigkeit • Schizophrenie	• Alkoholismus
	sekundäre		• Zahl der Aufnahmen	• Zahl der Aufnahmen • Medikation mit Haloperidol
Soziodemographische Faktoren	primäre	• Alter		• (Nationalität)
	sekundäre	• (Erwerbslosigkeit)	• (Alter zu Beginn des Rauchens)	• Alter zu Beginn des Rauchens

Tab.4-6: Synopse der förderlichen Bedingungen des Rauchens bei psychiatrischen Störungen. Einbezogen wurden alle Prädiktoren, die in den multiplen Vorhersagemodellen eine Relevanz aufgewiesen hatten ($p<0,10$). Faktoren, die ein Signifikanzniveau zwischen $p=0,075$ und $p<0,10$ erreicht hatten, wurden in Klammern gesetzt.

Die im Vergleich mit der Allgemeinbevölkerung hohe Stärke der Abhängigkeit und die Zunahme der täglich konsumierten Zigaretten könnten als Folge der „Institutionalisierung" angesehen werden. Auf der anderen Seite kann der Zusammenhang dieser beiden Variablen mit der Zahl der Aufnahmen als Hinweis auf den Einfluß eines langjährigen und schweren Krankheitsprozesses auf den Rauchstatus interpretiert werden. Patienten mit langanhaltenden und schwerwiegenden Störungen, die häufig stationär behandelt werden, tragen möglicherweise deswegen ein höheres Risiko für eine starke Abhängigkeit, weil sie eine selektierte Patientengruppe darstellen, bei denen endogene und biologische Bedingungen für die Erkrankung stärker wirksam sind als reaktive Auslöser.

Schlußfolgerung: Die vorliegenden Daten sprechen dafür, bei der Erörterung der ursächlichen Bedingungen für die Entwicklung des Rauchverhaltens spezifische, biologische Krankheitsfaktoren stärker als situative und soziale Bedingungen zu diskutieren.

2. Rauchen als Mittel zur Stimulation des „reward systems" bei der Drogen- und Alkoholabhängigkeit

In Übereinstimmung mit der Literatur zeigen die substanzabhängigen Patienten die höchsten Raucherquoten (Brown et al 1996a, Covey et al 1997, Glassman 1993, Koopmans et al 1997). Zudem weisen beide Gruppen einen sehr hohen Anteil an starken und stark nikotinabhängigen Rauchern auf (Kozlowski et al 1986). Ihr Raucherstatus ist in der vorliegenden Untersuchung unabhängig von der Zahl der Hospitalisationen oder einer Medikation. Die hohen Serumcotininspiegel geben einen Hinweis auf ein tief inhalierendes Rauchen.

Die hohe Comorbidität spricht für ein vergleichbares biologisches Risiko für die Entwicklung einer Drogen- oder Tabakabhängigkeit (Sher et al 1996). Entweder wird in beiden Fällen das gleiche Rezeptorsystem angesprochen oder aber die biologischen und psychotropen Auswirkungen beider Substanzen sind sich, unabhängig von dem initial angesprochenen Rezeptorsystem sehr ähnlich.

Nikotin hat in der Tat eine pharmakologische Wirkung, die denen anderer Rauschmittel, ob Amphetamin, Cocain oder Morphin, gleichkommt. Hierfür sprechen die Untersuchungen, die eine starke Dopaminausschüttung im mesolimbischen dopaminergen System, insbesondere in der Kapsel des Nucleus accumbens, sowohl bei einer Nikotin- als auch bei einer Drogenadministration registrieren (Pontieri et al 1996). Naheliegend ist die Hypothese, das hier lokalisierte Selbstbelohnungssystem, das „reward system", das für die Entwicklung eines süchtigen Drogen- oder Alkoholkonsums verantwortlich gemacht wird, spiele auch eine wesentliche Rolle bei der Entstehung und Entwicklung des süchtigen Rauchens. Die immer wiederkehrenden Versuche einer Stimulation des Selbstbelohnungssystems im Rahmen einer Abhängigkeitserkrankung, könnten - sowohl bei der Drogen-, als auch bei der Alkoholabhängigkeit - als Kompensationsversuch bei einer Mangelsituation (z.B. im Rahmen einer Störung des Transmitterstoffwechsels oder eines dopaminergen Rezeptormangels bzw. -defektes) oder als operant verstärkte Ersatzbefriedigung mit einer biochemischen Entsprechung in den dopaminergen Kerngebieten verstanden werden (Joseph et al 1996). Untersuchungen, die eine Verbindung des starken Rauchens mit dem Auftreten eines Kontrollverlustes beim Trinken nachweisen, können ebenfalls als Hinweis auf gleichsinnige Störungen im Bereich des dopaminergen Systems interpretiert werden, bei Alkoholabhängigen wie auch bei Rauchern (Murray et al 1995). In beiden Fällen ist das Konsumverhalten geeignet, ein „peak seeking" zu befriedigen.

Da die Alkoholkranken eine noch höhere Zahl täglich konsumierter Zigaretten (Hurt et al 1995a) aufweisen als Drogenabhängige, müssen in dieser Gruppe weitere förderliche Bedingungen für das starke Rauchen vorliegen. Berichtet wird beispielsweise eine Kompensation aversiver Alkoholwirkungen durch die Nikotinzufuhr (z.B. durch eine Konzentrationsförderung; Madden et al 1995).

Aus lerntheoretischer Sicht wird der hohe Zigarettenkonsum durch die enge gegenseitige Bindung der Konsumgewohnheiten (in geselligen Situationen werden Alkohol und Zigaretten konsumiert) bei Alkoholkranken operant verstärkt (Wise 1988). Darauf deuten Studien hin, die eine Korrelation des Zigaretten- und Alkoholkonsums beschreiben (Murray et al 1995).

Schlußfolgerung: Die starke Raucherprävalenz, der hohe Tageszigarettenkonsum und der große Anteil stark abhängiger Raucher bei substanzabhängigen Patienten ist vermutlich das Ergebnis einer biologischen, vermutlich im dopaminergen System verankerten Prädisposition, die zusätzlich durch Konsumgewohnheiten der Patienten im Sinne einer klassischen Konditionierung verstärkt wird.

3. Rauchen als Selbstmedikation der schizophrenen Psychose

Schizophrene Patienten zeigen - anders als in der Literatur berichtet (de Leon 1995, Hamera et al 1995, Hughes et al 1986) - nicht eine zwei- bis dreifach, sondern eine nur 1,8-fach erhöhte Prävalenz des Rauchens gegenüber einer alters- und geschlechtsgematchten Allgemeinbevölkerung. Einschränkend muß allerdings hinzugefügt werden, daß das untersuchte Klientel aus einem akutpsychiatrischen Krankenhaus stammt und Hospitalisierungseffekte, die Einfluß auf das Rauchen haben könnten, geringer in das Untersuchungsergebnis eingehen als möglicherweise bei anderen Studien (de Leon et al 1995). Im Sinne der Hypothese ist dies als ein Vorteil der vorliegenden Untersuchung anzusehen, da die Frage einer biologischen Prädisposition klarer beantwortet werden kann.

Trotz der nicht ganz so hohen Prävalenz des Rauchens bestätigt sich auch in der vorliegenden Untersuchung, daß schizophrene Patienten aufgrund von Faktoren, die mit der Grunderkrankung verbunden sind, häufiger rauchen und ein erhöhtes Risiko für eine starke Abhängigkeit tragen (Olincy et al 1997).

Die hohe Raucherquote bei erstmals aufgenommenen schizophrenen Patienten, die bereits von de Leon et al (1995) beschrieben wurde, spricht dagegen, daß das Rauchen vor allem durch die Modellfunktion anderer Patienten im Zuge der stationären Behandlungszeit vermittelt wird. Sie weist außerdem darauf hin, daß nicht die Folgen der Erkrankung - die soziale Vereinsamung, zunehmende Antriebslosigkeit und eine Residualsymptomatik - sondern die Ursachen der Erkrankung mit der Entstehung des Rauchverhaltens verbunden sind. Die hohe Raucherquote zu Beginn der Erkrankung kann aus dem gleichen Grund auch nicht als Folge einer krankheitsbedingten Verringerung der Abstinenzfähigkeit erklärt werden (Jeste et al 1996). Die Einflüsse der neuroleptischen Medikation erweisen sich in der vorliegenden explorativen Untersuchung als nachrangig. Eine Medikation mit Haloperidol erweist sich zwar als begünstigender Faktor für die Zahl der täglich gerauchten Zigaretten, hat aber keinen Einfluß auf den Beginn des Rauchens oder den Grad der Abhängigkeit.

Somit lassen sich die Ergebnisse als Hinweis auf eine gemeinsame biologische Prädisposition für das Rauchen und die Psychose, eine Begünstigung des Rauchens durch die Psychose oder eine Provokation einer Psychose durch das Rauchen erklären. Die deutlich höhere Raucherquote der substanzabhängigen Patienten, die mit einer Stimulation im „reward system" erklärt wird, spricht allerdings gegen die vergleichbare Relevanz einer Stimulation im Nucleus accumbens bei schizophrenen Patienten.
Erklärungen für die erhöhte Raucherquote könnten in anderen spezifischen Nikotinwirkungen zu sehen sein: Rauchen reduziert Angst und Aggressivität, Anhedonie und autistische Tendenzen. Durch die Aktivierung nikotinerger Acetylcholinrezeptoren (Olincy et al 1997) kann die Negativsymptomatik bei schizophrenen Psychosen mittelbar durch eine vermehrte Dopaminfreisetzung im frontalen und präfrontalen Kortex positiv beeinflußt werden. Außerdem wird durch die nikotinvermittelte Stimulation nigrostriataler und mesolimbischer dopaminerger Systeme mittels der daraus folgenden synaptischen Freisetzung von Dopamin die Negativsymptomatik reduziert (Lohr und Flynn 1992, Sandyk und Kay 1991). Schizophrene Patienten mit einer starken Minussymptomatik

wären damit theoretisch besonders gefährdet für einen hohen Tabakkonsum, da sie - im Sinne eines „Selbstheilungsversuches" - die Stimulation durch den Tabakkonsum zur Antriebssteigerung nutzen. Ergänzend berichten einige Autoren (Ziedonis et al 1994) von einer deutlich stärkeren produktiven Symptomatik unter den rauchenden schizophrenen Patienten - allerdings mit der Folge einer Höherdosierung der neuroleptischen Dosierung.

Wenn ätiologische Bedingungen der Schizophrenie mittelbar oder unmittelbar eine Bedeutung bei der Entstehung der Tabakabhängigkeit zukommen sollte, sind die Ergebnisse auf Rezeptorebene, die für eine Beeinflussung des dopaminergen und des cholinergen Systems sprechen, beachtenswert.
Untersuchungen auf Rezeptorebene finden bei Schizophrenen zum einen erhöhte Antikörpertiter gegen Acetylcholinrezeptoren (zitiert nach Lohr und Flynn 1992). Hierbei bleibt offen, inwieweit dies als sekundärer, physiologischer gegenregulatorischer Effekt zu verstehen ist oder ob kompensatorisch mehr geraucht wird, um inaktivierte ACh-Rezeptoren zu stimulieren. Zum anderen berichten Untersuchungen von einer genetisch determinierten Minderausprägung nikotinerger zentraler α_7-Acetylcholinrezeptoren (Freedman et al 1997), deren physiologisches Korrelat einer verminderten Habituation evozierter Potentiale auf wiederholte akustische Reize durch eine Nikotinzufuhr ausgeglichen werden kann.

4. Rauchen als „Antidot" einer psychopharmakologischen Behandlung

Die Literaturberichte über Wechselwirkungen zwischen der neuroleptischen Medikation und dem Tabakkonsum lassen sich durch die erhobenen Daten nur eingeschränkt bestätigen. Tendenziell weisen die Raucher bei den meisten verabreichten Medikamenten höhere Tagesdosen als Nichtraucher auf. Dies gilt sowohl für Butyrophenone als auch für Phenothiazine, nicht jedoch für Carbamazepin und Clozapin. Bekanntermaßen führt eine Umstellung von Haloperidol auf Clozapin zu einer Reduktion des Zigarettenkonsums (McEvoy et al 1995b). Die geringere Dosis von Clozapin kann verschiedene Erklärungen haben: Nikotin könnte den Abbau von Clozapin stören oder aber die Wirkung von Clozapin optimieren.

Der Effekt einer neuroleptischen Medikation ist allerdings geringer als erwartet. In einer ersten, explorativen Untersuchung lassen sich signifikante Zusammenhänge nicht verifizieren. Auch in der Untersuchung der Serumspiegel von Haloperdiol, Clozapin und Cotinin zeigt sich nur eine schwache Auswirkung des Tabakkonsums auf die Haloperidoleinnahme. Der Cotininspiegel - und damit die Intensität des Rauchens - wird von einer psychopharmakologischen Medikation beeinflußt.

Patienten unter Neuroleptikaeinfluß profitieren von einer Erhöhung des Tabakkonsums, da hierdurch die biologische Halbwertszeit und die Serumkonzentrationen der Neuroleptika (Haloperidol, Clozapin) gesenkt und die extrapyramidalmotorischen Nebenwirkungen weniger quälend empfunden werden (Erdmann 1995). Insbesondere die kognitive Leistungsfähigkeit, die durch die Gabe von Neuroleptika eingeschränkt sein mag, erfährt durch die Nikotinzufuhr eine Verbesserung (Levin 1992, Levin et al 1996, Zarrindast et al 1996). Die raschere Metabolisierung von Neuroleptika wird auf eine Stimulation hepatischer microsomaler Enzyme durch Tabakrauchbestandteile zurückgeführt. Hier setzen Wechselwirkungen ein, die letztlich in einer Steigerung des Tageszigarettenkonsums resultieren. Unklarheit besteht in der Literatur noch bezüglich der Beeinflussung eines neuroleptisch induzierten Parkinsonoids oder der tardiven Dyskinesie durch Nikotin. Das Risiko für Spätdyskinesien scheint unter Rauchern erhöht, eine Beobachtung, die keine Erklärung findet, zumal Nikotin die durch Haloperidol induzierte Zunahme von Dopaminrezeptoren, die für die Spätdyskinesien verantwortlich gemacht wird, im Striatum blockiert (Erdmann 1995). Auch Jarvik et al (1996), die den Rauchkonsum nach Gabe von Haloperidol und Bromocriptin untersuchten, hatten festgestellt, daß die Gabe des Dopaminantagonisten die Intensität des Zigarettenkonsums erhöht, der Dopaminagonist hingegen zu einer Reduktion des Rauchens führt. Auch bei gesunden Rauchern bewirkt die Gabe von 5 mg

Haloperidol eine Intensivierung des Rauchens (Dawe et al 1995), die mit den Folgen einer Gabe des Nikotinantagonisten Mecamylamin zu vergleichen ist (Pomerleau et al 1987). Dieser Befund beschreibt einen Antagonismus zwischen Nikotinwirkung und Dopaminrezeptorblockade. Im Tierversuch konnte dieser Antagonismus auch für die Beeinflussung der Selbstadministration von Amphetamin und Cocain (Koob und Goeders 1989) durch eine vorherige Neuroleptikagabe nachgewiesen werden.

Klinisch relevant ist dieser Befund unter der Annahme, die Intensivierung des Rauchens bei schizophrenen Patienten sei ein Versuch, die Reduktion der dopaminergen Aktivität durch die Gabe von klassischen Neuroleptika zu kompensieren. In der Literatur blieb offen, ob dieser Befund auch durch die Gabe von sogenannten atypischen Neuroleptika provoziert werden kann (Dawe et al 1995).

Die signifikanten Unterschiede in der Höhe der Lorazepam-Dosis kann Ausdruck eines erhöhten Bedarfs oder eines erhöhten Umsatzes von Benzodiazepinen bei Rauchern sein. Da neben dem Zigaretten- auch die Menge des täglichen Kaffeekonsums mit der Tagesdosis eingenommener Benzodiazepine korreliert (Lekka et al 1997), bleibt zu diskutieren, ob der generell gesteigerte Gebrauch psychotrop wirksamer Substanzen (Nikotin, Koffein, Benzodiazepine) nicht Ausdruck einer einzigen gemeinsamen zugrundeliegenden Störung ist. Bei einer Exacerbation der Grunderkrankung mit einem höheren Erregungsniveau und vermehrter Unruhe oder Angst geht eine Suche nach Ablenkung, Beruhigung oder Stimulation mit der vermehrten Aufnahme von Kaffee, Zigaretten und der Verordnung von Benzodiazepinen einher (van Ammers et al 1997). Da Lorazepam in erster Linie bei akuten psychotischen und ängstlichen Patienten eingesetzt wird, muß diskutiert werden, ob das Rauchen nicht auch die psychotischen Symptome zu verstärken vermag und ein Antagonismus von Benzodiazepinen und Nikotin (Tabakkonsum reduziert die sedierende Wirkung von Benzodiazepinen

(Erdmann 1995)) oder eine durch das Rauchen vermittelte Enzyminduktion mit einem beschleunigten hepatischen Abbau von Lorazepam wirksam wird.

<u>Schlußfolgerung</u>: Auswirkungen des Rauchens im cholinergen oder dopaminergen Transmitter- und Rezeptorsystem wiegen stärker als eine Antagonisierung der neuroleptischen Nebenwirkungen. Das Rauchverhalten beeinflußt nur gering die Dosis einer neuroleptischen Medikation (Haloperidol). Ein atypisches Neuroleptikum wie Clozapin vermag eventuell den Abbau von Nikotin oder das Rauchverlangen zu beeinflussen.

5. Depression und Rauchen - ein Mythos?

Nach dieser Untersuchung rauchen depressive Patienten entgegen den Berichten aus der Literatur (Glassman et al 1990) nicht häufiger als die alters- und geschlechtsgematchte Allgemeinbevölkerung. Der hohe Anteil von Exrauchern ist diagnoseunabhängig durch die Alters- und Geschlechtsverteilung zu erklären. Vermutlich ermöglichen eine hohe Abstinenzmotivation oder eine nur gering ausgeprägte Abhängigkeit in dieser Diagnosegruppe die Tabakabstinenz. Die in der vorliegenden Studie erhöhte Stärke der Abhängigkeit bei depressiven Patienten wäre somit Ausdruck einer Selektion der nicht zu einer Abstinenz fähigen Patienten.

Zu diskutieren wäre andererseits, ob die hohe Abstinenzquote als ätiologisch bedeutsamer Faktor für eine Depression angesehen werden kann. Durch die Tabakabstinenz fehlen bislang wirksame Copingstrategien, die mit der Wirkung des Nikotins oder anderer Tabakrauchbestandteile verbunden sind.

Hierzu passen Befunde zu den antidepressiven Eigenschaften des Rauchens, die allerdings noch nicht völlig aufgeklärt sind (Covey et al 1990, Romans et al 1993). Eine hereditär bedingte Erniedrigung der Monoaminooxidase (MAO) bei einem Teil der depressiven Patienten könnte als begünstigender Faktor für die Entwicklung eines starken Rauchens bei depressiven Menschen diskutiert werden (Berlin et al 1995b).

Schlußfolgerung: Die Depression hat aufgrund der vorliegenden Daten keine nachweisbare pathogenetische Bedeutung für die Entwicklung einer Tabakabhängigkeit. Eine Tabakabstinenz könnte indes zur Pathogenese der Depression beitragen.

6. Ursachen des Rauchens bei psychiatrischen Patienten - Psychopathologie oder Psychopharmakologie?

Zusammenfassend sprechen die Befunde für einen untergeordneten Einfluß der Psychopharmaka auf die Entstehung des Rauchens, die Stärke der Nikotinabhängigkeit und den Zigarettenkonsum. Positiven Beeinflussungen der Symptomatologie dürften bei der Erklärung des hohen Raucheranteils unter psychiatrischen Patienten eine wesentlich größere Bedeutung haben. Den Rahmen dieser Arbeit würde sprengen, zu untersuchen, welche Eigenschaften des Rauchens - eine Minderung der Anhedonie, der Antriebsschwäche, der Depressivität oder der kognitiven Leistungseinschränkungen einerseits oder die Verstärkerwirkung durch eine Stimulation des dopaminergen Systems andererseits - wesentlich zur Aufklärung der erhoben Befunde beitragen können.

Folgende diagnosespezifische Hypothesen können formuliert werden: Substanzabhängige Patienten rauchen wegen der Stimulation des „reward systems", schizophrene Patienten wegen der antriebssteigernden Eigenschaften, geringer auch wegen der Antagonisierung unerwünschter Effekte der Psychopharmaka, und depressive Patienten möglicherweise wegen der antidepressiven Qualität des Tabakrauches.

Weitere Aufklärung hierzu könnten klinische Untersuchungen über den Einfluß des Rauchens oder des Nikotinentzugs auf den Verlauf der Psychopathologie, die Entwicklung des Rauchverlangens und die Entstehung eines Nikotinentzugssyndroms geben.

5 Diskussion

In der folgenden, abschließenden Diskussion sollen die im Verlauf dieser Arbeit vorgestellten Studien und Ergebnisse nochmals zusammenfassend in ihrer Bedeutung für die Klinik und Forschung diskutiert werden. Da eine ausführliche Würdigung der Ergebnisse im Zusammenhang mit der Literatur bereits in den Diskussionen der Kapitel 2 bis 4 erfolgte, soll im folgenden darauf weitgehend verzichtet werden.

Tabakmißbrauch ist ein gesundheitspolitisch relevantes Problem, das in den westlichen Industrienationen mit einem gut ausgebauten Gesundheitswesen zwar erkannt, aber nur halbherzig bekämpft wird. Steuereinnahmen und krankheitsbedingte Kosten, tabakverarbeitende Industrie und Gesundheitswesen, Werbung und behördliche Warnhinweise, Lebensgefühl und gesundheitliche Bedrohung stehen als Gegensätze nebeneinander. Diese paradoxe Situation spiegelt sich auch in den statistischen Zahlen wider: Umfrageergebnisse kommen zu dem Ergebnis, in Deutschland sänken die Raucherprävalenzen, während gleichzeitig die Verkaufswerte für Tabakprodukte sogar ansteigen.

Eine Interpretation dieser, auch im internationalen Vergleich reziproportionalen Beziehung zwischen Verkaufswerten und Konsumentenzahlen führt zu dem Schluß, daß in den letzten Jahrzehnten vor allem Raucher mit einem geringen Tabakkonsum diesen aufgeben konnten, die abhängigen und damit ein großer Teil der starken Raucher, jedoch weiterrauchen. Als unmittelbare Konsequenz steht zu befürchten, daß angesichts zahlreicher dosiskorrelierter tabakassoziierter Folgeschäden die langfristigen Morbiditäts- und Mortalitätsraten im Zusammenhang mit dem Tabakkonsum entgegen den Prognosen in den Industriestaaten nicht sinken, sondern bestenfalls stagnieren, wenn nicht sogar weiter ansteigen werden.

Die meisten Raucher gehen das Gesundheitsrisiko ganz bewußt ein - die möglichen Folgeschäden werden in ihrem Ausmaß und in ihrer Wahrscheinlichkeit nicht realisiert, und vor allem nicht auf die eigene, individuelle Existenz bezogen. Der hohe Anteil dissonanter Raucher, die vielleicht sogar schon Versuche unternommen haben, das Rauchen aufzugeben, macht zugleich deutlich, welche Gefahr einer Abhängigkeitsentwicklung mit dem Tabakkonsum und insbesondere mit dem wichtigsten bekannten psychotrop wirksamen Inhaltsstoff, dem Nikotin, verbunden ist.

Die Erklärung für die hohe Suchtpotenz des Tabakkonsums wird in psychologischen und biologischen Konsequenzen des Rauchens gesucht. Stärker noch als bei anderen Abhängigkeitserkrankungen wird davon ausgegangen, daß nicht allein körperliche Veränderungen, sondern auch psychische Faktoren für die Abstinenzunfähigkeit verantwortlich zu machen seien. Den komplizierten Wechselwirkungen wurde insofern Rechnung getragen, als das dichotome Modell der Sucht aufgegeben und durch ein dimensionales Konzept der Abhängigkeit ersetzt wurde. Aber auch die hierfür entwickelten Testinstrumente können der Realität der Abhängigkeit aus einem Gemisch an psychologischen und biologischen Faktoren nicht ausreichend gerecht werden, sind aber im Hinblick auf Abschätzungen der körperlichen Abhängigkeit, der im Abstinenzfall zu erwartenden Entzugssymptome und der Abstinenzerwartungen als valide Instrumente bestätigt worden.

Wie schwierig dieses Thema zu konkretisieren ist, zeigt die Metamorphose der Modelle zur Erklärung des Rückfalls. Sucht wurde - abhängig von Zeitströmungen - als moralisches Problem, als biologisches, psychisches oder soziales Problem verstanden und in modernen Theorien zu einem multifaktoriellen Konzept weiterentwickelt.

5.1 Rückfallmodelle

Psychologische und biologische Faktoren begünstigen nicht nur die Entstehung und Entwicklung eines regelmäßigen und abhängigen Rauchverhaltens, sondern verhindern auch die erfolgreiche Einhaltung einer Abstinenz. Die Rückfallgründe sind vielseitig und individuell sehr verschieden. Während die Bedingungen des Rückfalls aus biologischer Sicht vereinfachend als Folgen der Entzugssymptomatik, Kontrollverlust und Craving charakterisiert werden, sind Rückfallmodelle aus psychologischer und psychotherapeutischer Sicht differenzierter dargestellt worden:

Eine Vielzahl psychologischer Rückfalltheorien (Übersicht in Tab.5-1), die in der Suchttherapie in erster Linie am Beispiel des Alkoholismus entwickelt wurden, berücksichtigt und differenziert neben lernpsychologischen und psychoanalytischen Theorien auch biologische, dispositionelle und erworbene, unveränderliche und veränderbare Faktoren des Rückfalls.

Während Konzepte einer „inneren Haltlosigkeit", Charakter- und Willensschwäche zwar populär, wissenschaftlich aber nicht haltbar und therapeutisch wenig brauchbar sind, sind heute mehrdimensionale Modelle auf einer kognitiv-behaviouralen Basis, z.B. das Rückfallprozeß-Modell von Marlatt und Gordon (1980) oder das Protagonisten-Antagonisten-Modell (PA-Modell) des Rückfalls (Körkel 1991, Körkel und Lauer 1995) besser geeignet, auch therapeutische Implikationen abzuleiten. Im folgenden soll ein kurzer Überblick über die bedeutendsten Rückfallmodelle gegeben werden:

Das biologisch orientierte Zweifaktorenmodell von Wise (1988) geht davon aus, daß die stimulierende Wirkung des Drogenkonsums die psychische Abhängigkeit determiniert, daß aber erst die Vermeidung unangenehmer Konsequenzen im Rahmen der Entzugssymptomatik die Gewohnheitsbildung begründet. Zu den kognitiv-behaviouralen Modellen gehört die Lerntheorie von Hunt und Mitarbeitern (Hunt et al 1971, Hunt und Matarazzo 1973). Sie postuliert aus, daß sowohl beim Aufbau des süchtigen Verhaltens als auch bei der Abstinenz Lernerfahrungen und Konditionierungsprozesse relevant sind und Rückfallprozesse ebenso wie Lernprozesse einem Löschungsprozess unterliegen.

Die „Stärke der Kompetenz- bzw. Selbstwirksamkeitserwartungen" (Annis 1986) und die „Verfügbarkeit und Effektivität von Coping (Bewältigungs-)-Strategien in rückfallkritischen Situationen" (Litman et al 1984) stellen andere Schwerpunkte kognitiv-behaviouraler Theorien dar, die den Rückfall mit den mangelnden intrinsischen Ressourcen des Entwöhnungswilligen erklären.

Das interaktive Rückfallmodell von Shiffman et al (1986) verbindet überdauernde Persönlichkeitseigenschaften und Hintergrundvariablen (situative und biologische Faktoren) sowie vorausgehende (akut bedeutsame) Ereignisse zu einem Bedingungsgefüge des Rückfalls.

Konzept	Charakteristika der Rückfallbewältigung
Disposition, Moral	„Haltlosigkeit", Charakter- und Willensschwäche als persönlichkeitsimmanente Faktoren
Genetische / biologische Theorie	Stärke der Abhängigkeit, biologische dispositionelle Faktoren (z.B. eine psychische Erkrankung)
Kontrollverlust / Craving Zwei-Faktoren-Modell (Wise 1988)	Konstrukte mit psychologischen und physiologischen Komponenten vereinigen Cues und eine nicht näher bekannte biologische Disposition
kognitiv-behaviorale Modelle Lerntheorie (Hunt et al 1971) Selbstwirksamkeit (Annis 1986) Litman-Modell (Litman et al 1984) Rückfallprozeß-Modell (Marlatt und Gordon 1980)	Suchtverhalten wird verlernt/gelöscht (Hunt) Verfügbarkeit und Vertrauen in eigene Bewältigungsmöglichkeiten (Annis) Bewältigung von Versuchungssituationen durch • erworbene, verfügbare und effektive Copingstrategien unter Berücksichtigung von Abhängigkeitsgrad, emotionalem Zustand und Selbstwahrnehmung (Litman) • Lebensstil, kognitive Voraussetzungen, Bewältigung rückfallgefährlicher Situationen, Copingstrategien, Selbsteffizienz, Veränderung der Erwartungen an die Substanz (Marlatt und Gordon)
multimodale Modelle des Rückfalls Protagonisten-Antagonisten-Modell (Körkel 91)	Den dispositionellen Verletzlichkeiten • genetische Prädisposition, neurobiologische Störungen, mangelnde soziale Unterstützung, Partnerkonflikte, Lebensstil stehen protektive Faktoren • Coping-Strategien, Rückfallbearbeitungsstrategien entgegen (Körkel)
Zyklisches Rückfallmodell (Prochaska und DiClemente 1983)	Einteilung in Motivationsstadien: • unbewußte Vorphase (Precontemplation) • Phase der Umorientierung (Contemplation) • Handlungsphase (Action) • Aufrechterhaltungsphase (Maintenance)

Tab.5-1: Übersicht über psychologische Rückfallmodelle

In dem integrativen Rückfallprozeß-Modell von Marlatt und Gordon (1980) spielen vorhandene (therapeutisch erworbene und spontan vorhandene) Bewältigungsstrategien neben den Selbstwirksamkeitserwartungen und der Erwartung an die Effektstärke der Substanz die größte Rolle in rückfallgefährlichen Situationen. Intermittierende Abstinenzverletzungen erhöhen die langfristige Rückfallwahrscheinlichkeit. Das Rückfallmodell von Marlatt und Gordon (1980), das die Bewältigungsfähigkeit rückfallgefährlicher Situationen durch kognitive Prozesse (kognitive Umstrukturierung durch Veränderungen der Erwartungen an die Substanz, Copingstrategien und eine Erhöhung der Selbsteffizienzerwartung) berücksichtigt, konnte bei der empirischen Überprüfung allerdings nicht bestätigt werden: Raucherentwöhnungstherapien, die kognitive Rückfallpräventionsstrategien einsetzen, erzielen keine besseren Ergebnisse als Programme, die sich der Rückfallgefahr vornehmlich auf der Verhaltensebene unter Nutzung operanter Verstärker stellen (Unland et al 1991).

Das Protagonisten-Antagonisten-Modell von Körkel (1991) schließlich berücksichtigt sowohl genetische und biologische Dispositionen, situative Faktoren, Umgebungsbedingungen, als auch die innerpsychische Situation und stellt diese den individuellen Coping-Strategien und Techniken zur Rückfallbearbeitung entgegen. Auch in diesem Modell stellt der Rückfall das Ergebnis einer insuffizienten Balance dar.

Besser als die erwähnte dichotome Trennung in „dissonante" und „konsonante" Raucher kann ein Stadienmodell wie das von Prochaska und DiClemente (1983) die Rückfallwahrscheinlichkeit über den gegenwärtigen Motivationsstand des Rauchers abbilden: In einer sogenannten „unbewußten Vorphase" ohne eine Ambivalenz hinsichtlich des Zigarettenkonsums befinden sich Untersuchungen zufolge 60 % aller Raucher. 30 % gelangen in die zweite Phase, die des Nachsinnens oder Nachdenkens, dem Beginn der dissonanten Bewertung des süchtigen Verhaltens. Nur etwa 10 % treten in die Handlungsphase ein, um nach Abschluß der Handlungsphase in der Aufrechterhaltungsphase der Abstinenz zu verbleiben. Der entwöhnungswillige Raucher durchläuft zyklisch diese Stadien, ehe letztlich der Abstinenzvorsatz langfristig erfolgreich verwirklicht werden kann (Prochaska et al 1991). Die Einteilung der Raucher in ein Stadienmodell wie das von Prochaska und DiClemente (1983) ist nützlich, wenn präventive Maßnahmen zur Senkung der Raucherquote eine individuelle Motivationsarbeit erforderlich machen (De Vries und Backbier 1994).

5.2 Prädiktoren des Rückfalls - Bedingungen der Abhängigkeit

Auf diesem Hintergrund soll die Diskussion zu den Ergebnissen der Raucherentwöhnungstrategien aufgegriffen werden. Die langfristigen Katamnesen hatten gezeigt, daß die untersuchten therapeutischen Strategien - die Gruppentherapie und die Bibliotherapie, jeweils in Verbindung mit der Nikotinsubstitution - praktikabel und zugleich effektiv sind. Die Modifikation bestehender Therapiekonzepte zu sogenannten risikogruppenspezifischen Entwöhnungsprogrammen erhöht die Erfolgsaussichten und rechtfertigt den zusätzlichen therapeutischen Aufwand sowie damit verbundene Mehrkosten.

Ungeachtet der therapiespezifischen Erfolgsquoten gestattet die Selektion der Rückfallprädiktoren wichtige Schlußfolgerungen für die Weiterentwicklung der therapeutischen Vorgehensweise.

Da Aussagen über Rückfallprädiktoren nicht differenzierter sein können als das Modell, das ihrer Analyse zugrundegelegt wird, wurden zahlreiche Untersuchungsvariablen isoliert und berücksichtigt. Dazu gehörten neben den soziodemographischen und rauchanamnestischen Variablen insbesondere auch die Kategorien soziale Unterstützung, psychisches Befinden, rauchbezogene Einstellungen, Entzugsbeschwerden und Therapievertrauen.

Das Resultat der Analyse beider Entwöhnungsstudien zeigt ein übereinstimmendes Ergebnis: die Stärke der Nikotinabhängigkeit erweist sich als die wesentliche Bedingung für die Fähigkeit, im Verlauf einer Behandlung abstinent zu werden und langfristig auch abstinent zu bleiben. Die geringeren Einflüsse der Therapieerwartung sowie psychischer und sozialer Bedingungen sind überdies ein starker Hinweis darauf, daß aufrechterhaltende Bedingungen der Sucht durch ein Konstrukt beschrieben werden können, das durch biologische Variablen bestimmt ist, und die anderen genannten Variablen als kooperierende Faktoren einfließen läßt.

Zahlreiche Forschungsergebnisse am Menschen und aus Tierversuchen bestätigen diese Hinweise auf eine biologische Grundlage der Sucht. Rauchen führt zu einer Vermehrung nikotinerger Acetylcholinrezeptoren (Balfour 1994, Wonnacott 1990a) und stimuliert dopaminerge Kerngebiete, denen eine wichtige Funktion bei der Sucht zuerkannt wurde (Carr et al 1989).
Psychiatrische Störungsbilder, die mit einer hohen Wahrscheinlichkeit für ein abhängiges Rauchen verbunden sind, eignen sich als Modell zur weiteren Untersuchung biologischer und psychischer Komponenten des Rauchens. Die Ursachen des Rauchens bei psychiatrischen Patienten sind noch nicht vollständig aufgeklärt. Zahlreiche psychophysiologische, testpsychologische, histochemische und humangenetische Befunde weisen auf eine biologische Störung hin: Schizophrene Patienten zeigen ein gestörtes „auditory sensory gating", das sich auf Nikotinzufuhr hin normalisiert (Adler 1993). Nikotin verbessert die kognitive Leitungsfähigkeit unter Medikation mit Haloperidol (Levin 1996). In histochemischen Untersuchungen läßt sich eine reduzierte Anzahl von nikotinergen Acetylcholinrezeptoren im Hippocampus von Schizophrenen nachweisen (Freedman et al 1995). Die elektrophysiologischen und histochemischen Befunde werden um neue Ergebnisse aus der Genforschung ergänzt, die einen mit den psychophysiologischen Befunden korrelierten Polymorphismus im Gen des nikotinergen α_7-Acetylcholinrezeptors beschreiben (Freedman et al 1997) sowie eine genetische verankerte Minderausprägung dopaminerger D2-Rezeptoren bei Rauchern vermuten lassen (Noble et al 1991). Neben den genetisch determinierten, primären Rezeptorstörungen kann ein Teil dieser Befunde als ein sekundäres, durch Nikotin oder andere exogene Mediatoren verursachtes Phänomen verstanden werden.

Trotz der zahlreichen Befunde, die eine Verbindung des Rauchens mit psychischen Auffälligkeiten bestätigen, sei es im Sinne der Persönlichkeitsdimensionen nach Eysenck (1987) (Extraversion, Neurotizismus und Psychotizismus) oder von psychiatrischen Erkrankungen (schizophrene und depressive Störungen, Angsterkrankungen und Substanzabhängigkeiten), sind die Theorien dazu noch uneinheitlich: Viele Autoren gehen davon aus, daß Persönlichkeit, Psychopathologie und Rauchen eine gemeinsame, eventuell genetisch determinierte Ursache haben könnten. Die Relevanz von genetischen Befunden für die Prävention und Therapie der Tabakabhängigkeit wurde bereits vor mehr als 10 Jahren diskutiert (Hughes 1986). Der genetische Einfluß auf die Entwicklung einer Nikotinabhängigkeit wird inzwischen von einigen Autoren sogar auf mehr als 50 % geschätzt (Pomerleau 1995). Andere nehmen an, Rauchen stelle lediglich eine Form der Selbstmedikation bei Patienten mit Störungen im Bereich der Psychopathologie dar. Letztlich könnte die Erklärung auch darin liegen, daß Patienten mit psychopathologischen Auffälligkeiten schlechtere Erfolgschancen bei der Raucherentwöhnung haben, oder daß Rauchen Veränderungen im Bereich der Persönlichkeit begünstigt.

In epidemiologischen Untersuchungen lassen sich die Wechselwirkungen zwischen sozialen, psychologischen und biologischen Bedingungen des Rauchens und psychischer Störungen nicht sicher trennen. Da die zitierten Untersuchungen oft eine Reihe von methodischen Problemen bergen (selten können genau definierte Population von Rauchern der Untersuchung zugeführt oder die Stärke der Abhängigkeit und andere rauchanamnestische Daten ausreichend kontrolliert werden), ist bislang nicht geklärt, ob soziale Bedingungsfaktoren, wie beispielsweise ein problematisches familiäres Umfeld, das sowohl zur Entwicklung von Verhaltensauffälligkeiten, zu Persönlichkeitsstörungen und psychiatrischen Diagnosen als auch zum Konsum von Zigaretten, Alkohol und Drogen führen kann, oder genetische Veranlagungen für die Comorbidität verantwortlich sind.

Die eigenen Studien zum Rauchverhalten psychiatrischer Patienten können dennoch zeigen, daß Umgebungsvariablen und Psychopharmaka entgegen der Erwartung einen untergeordneten Einfluß auf die Entwicklung des Rauchens oder den Umfang des Tabakkonsums ausüben. Die Hinweise auf eine diagnosekorrelierte Prädisposition zum Rauchen sind insbesondere für die schizophrene Psychose und die Substanzabhängigkeit stark. Die vorgestellten

Theorien interpretieren die Tabakabhängigkeit bei alkohol- und drogenabhängigen Patienten als gezielte Suche nach einer nikotininduzierten Stimulation und Verstärkerwirkung. Das Rauchen bei Patienten mit einer schizophrenen Psychose stellt dagegen den Versuch dar, kognitive Defizite und Krankheitssymptome auszugleichen. Nikotin übernimmt somit bei schizophrenen Psychosen eine therapeutische Funktion, bei substanzabhängigen Patienten ist das Rauchen Teil der Pathologie der psychiatrischen Störung.

Die Ergebnisse unterstützen die Theorie, ein Teil der Vulnerabilität für eine Nikotinabhängigkeit sei stark von der individuellen primären - genetischen - oder sekundären - durch exogene Einflüsse beeinflußten biologischen - Empfindlichkeit gegenüber Nikotin abhängig.

Die Varianzaufklärung genetischer Faktoren für das Rauchen kann angesichts der in unserer Gesellschaft noch hohen Raucherprävalenzen, die vielen verschiedenen sozialen Bedingungen unterworfen sind, nur sehr gering sein. Für eine Untergruppe stark abhängiger Raucher oder Konsumenten hoher Zigarettentagesdosen sind genetisch bedingte Störungen in Rezeptorstrukturen jedoch wahrscheinlich.

Die vorgestellten Studien finden neue Zusammenhänge zwischen der Raucheranamnese und Polymorphismen im Genort des Dopamin D2 Rezeptors und nikotinergen α_7-Acetylcholinrezeptors. Die erhobenen Befunde lassen sich mit Hypothesen zu zwei charakteristischen Typen abhängigen Rauchens in Einklang bringen. Das „peak seeking", die Suche nach der Verstärkerwirkung des Rauchens, ist in einem vereinfachenden Modell durch die nikotinvermittelte dopaminerge Stimulation erklärt. Rezeptoranomalien können dazu führen, daß die gewünschte Stimulation nur durch höhere Nikotindosen erreicht wird. „Through maintenance", die Aufrechterhaltung eines gleichbleibend hohen Nikotinspiegels, wirkt dem Auftreten von Entzugssymptomen, die infolge der Up-regulation der nikotinergen Acetylcholinrezeptoren begünstigt werden, oder den funktionalen Defiziten, die infolge einer genetisch bedingten, verminderten Ausprägung der Rezeptoren entstehen, durch eine kompensatorische Stimulation entgegen.

Die Erforschung der genetischen Grundlagen für psychiatrische Störungen und insbesondere Suchterkrankungen haben bis jetzt zu sehr widersprüchlichen Ergebnissen geführt. Die oftmals nicht replizierbaren Ergebnisse machen - trotz der eindeutigen Hinweise auf einen noch nicht näher spezifizierten genetischen Einfluß, der über zahlreiche epidemiologische Studien sowohl für die Schizophrenie als auch die affektiven Störungen und Suchterkrankungen nachgewiesen wurde - eine monokausale Erklärung mit nur einem einzigen verantwortlichen Genort unwahrscheinlich. Dennoch kann, auch aufgrund der vorgelegten Befunde, davon ausgegangen werden, daß ein Teil der Vulnerabiltät für die Tabakabhängigkeit genetisch determiniert ist.

5.3 Ein biologisch determiniertes Rückfallmodell

Die vorgestellten Untersuchungen unterstützen die Hypothese einer biologischen Grundlage zumindest der starken Abhängigkeit. Die neuesten Befunde zu den genetischen Variabilitäten bei Rauchern, insbesondere die Störungen im Bereich des Dopaminrezeptors, die in mehreren Studien an Rauchern und Alkoholkranken gefunden wurden, sowie die eigenen Untersuchungen, die Anlaß geben, einen Polymorphismus im Bereich des nikotinergen Acetylcholinrezeptors bei der Entstehung der Sucht zu diskutieren, rechtfertigen die Annahme primärer biologischer Prädiktoren des abhängigen Rauchens. Primäre Faktoren könnten sowohl die Auslösung einer psychischen Störung, einer Depression, Abhängigkeitserkrankung oder einer Schizophrenie begünstigen und gleichermaßen für die Entwicklung einer Nikotinabhängigkeit verantwortlich sein. Die biologische Grundlage der Abhängigkeit umfaßt auch sekundäre Faktoren wie die Einnahme von psychotropen Medikamenten, die das Rauchverlangen steigern oder ein kompensatorisches Rauchen begünstigen. Die Befunde aus der Literatur stützen zum anderen die Annahme, daß eine Vermehrung von Acetylcholinrezeptoren nach einem regelmäßigen Tabakkonsum die Abhängigkeit auf der Transmitterebene durch das Auftreten der Entzugssymptome und des Cravings festigt.

Für einen großen Teil der Raucher ist anzunehmen, daß psychische sowie soziale Komponenten der Abhängigkeit die entscheidende Rolle für einen Rückfall spielen.

Die biologisch determinierte Disposition zur Abstinenzunfähigkeit, verbunden mit den psychischen, dispositionellen Abstinenzgefährdungen - werden in Anlehnung an das Protagonisten - Antagonisten Modell von Körkel (1991) zu einem biologisch determinierten Rückfallmodell verbunden (Abb.5-1).

Auf dem Boden der primären und sekundären biologischen und psychischen Disposition sind die Folgen der Abstinenz, die Einwirkungen exogener Variablen und die Rückfallprotektion in Form der sozialen, kognitiven und motivationale Bedingungen für die Vulnerabilität und das Risiko einer Abstinenzverletzung verantwortlich.

Als abstinenzgefährdende Bedingungen gelten primäre biologische (genetisch bedingte Rezeptorstörungen) und psychische (psychiatrische Erkrankungen) Störungen. Sekundäre Bedingungen sind zum einen als biologische Prozesse - eine Upregulation als Folge der Nikotinexposition, die biologische Verstärkerwirkung der dopaminergen Stimulation - und zum anderen als psychische Bedingungen - beispielsweise in Form von Persönlichkeitsstörungen, Befindlichkeitsstörungen, Streßtoleranz, Selbsterleben - beschrieben.

Erst auf der Grundlage dieser ersten Ebene werden die abstinenzgefährdenden Auslöser wirksam: körperliche Beschwerden, kognitive Defizite, Konflikte, Versuchungssituationen oder Streßreaktionen und das Rauchverlangen.

Den abstinenzgefährdenden Bedingungen und Auslösern stehen die Voraussetzungen zur Bewältigung von Rückfallsituationen entgegen - die protektiven Ressourcen in Form der soziale Unterstützung, der Coping-Strategien, Abstinenzmotivation und der kognitiven Werthaltungen.

Mit diesem Modell ist der Versuch verbunden, die hierarchische Beziehung der biologischen und psychologischen Faktoren gegenüber exogenen Einflüssen, die in den bekannten Rückfallmodellen bisher nicht ausdrücklich aufgenommen wurde, zu integrieren.

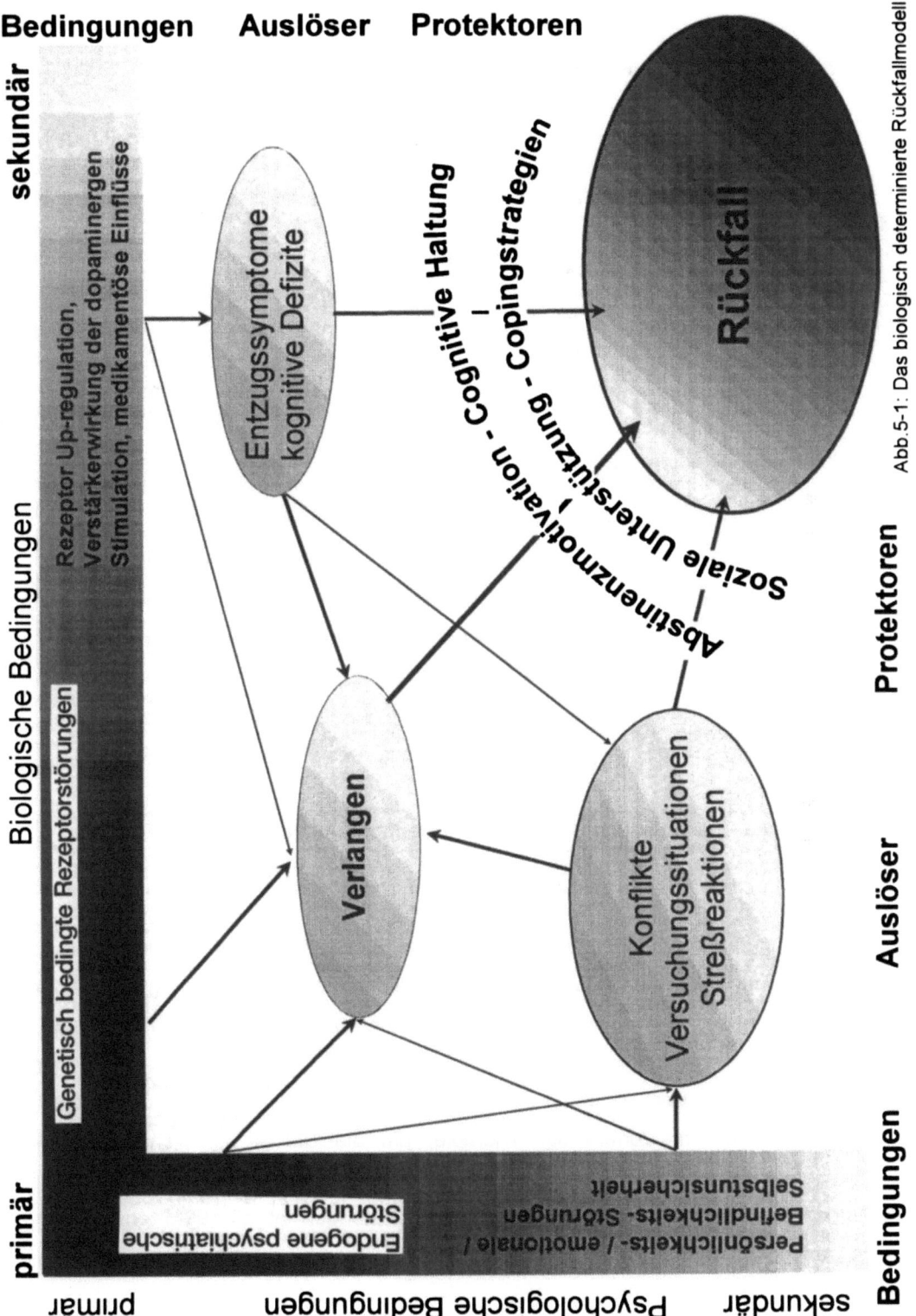

Abb. 5-1: Das biologisch determinierte Rückfallmodell

5.4 Die differentielle prätherapeutische Diagnostik

Dieses Rückfallmodell unterstreicht die Notwendigkeit, biologische Faktoren therapeutisch im Einzelfall noch stärker zu berücksichtigen, als dies bislang geschah. Insbesondere die Kenntnis über mögliche genetische Faktoren in der Ätiologie des Rauchens sollten der Anpassung von risikogruppenspezifischen Interventionsstrategien dienen, um die biologische und soziale Komponenten in ihrer individuellen Wertigkeit berücksichtigen. Eine Voraussetzung ist die Auswahl psychometrischer Instrumente, die eine Differenzierung der verschiedenen Rauchertypologien und eine differentielle Indikationsstellung gestattet.

Die individuelle Untersuchung einer genetischen Prädisposition zum Rauchen ist sicherlich nicht sinnvoll. Die Erfahrungen von Lerman et al (1997) zeigen, daß die Integration von Informationen zur individuellen genetischen Dispositionen für tabakassoziierte Folgeschäden in Raucherentwöhnungsprogrammen keine Einstellungsänderung oder gar Effektivitätssteigerung mit sich bringt. Die Autoren hatten den Genotyp für das Enzym CYP2D6 (Debrisoquinhydroxylase), dessen häufigeres Allel B mit einem erhöhten Risiko für ein Bronchialkarzinom bei Rauchern einhergeht, bestimmt und den Rauchern mitgeteilt.

Eine individuell zugeschnittene, an die Bedürfnisse des einzelnen Rauchers angepaßte Therapie setzt eine differentielle Indikationsstellung voraus. Diese ist keinesfalls, wie von vielen Therapeuten angenommen, angesichts der nur geringen Variabilität der zur Verfügung stehenden Therapiemethoden überflüssig, sondern im Hinblick auf künftige Therapiestrategien ein hilfreiches Instrument zur Planung und Durchführung risikogruppenspezifischer Therapien oder Interventionen zur Reduktion des Rauchens.

Verschiedene Arbeitsgruppen empfehlen die Verwendung von diagnostischen Instrumenten im Vorfeld der Therapie, um die Stärke der Abhängigkeit (Fagerström et al 1996), die Depressivität (Kinnunen et al 1996), das Stadium der Motivation (DiClemente et al 1991, Crittenden et al 1994) oder die genannten Dimensionen im Zusammenhang mit dem Ausmaß der tabakassoziierten Folgeschäden (Schoberberger et al 1998) abschätzen zu können. Im Rahmen der prätherapeutischen Diagnostik weisen Schoberberger et al (1998) insbesondere auch auf die prädiktive Bedeutung einzelner rauchertypischer Probleme hin: die starke Nikotinabhängigkeit, die zu einem nächtlichen Aufwachen führt, eine Kohlenhydratabhängigkeit aber auch psychologische Variablen, wie emotionale Zusatzbelastungen oder Streß, können im Vorfeld durch ein standardisiertes Interview in kurzer Zeit erhoben werden.

Modifikation therapeutischer Strategien
Bei der Modifikation vorhandener Therapien sollten zwei wesentliche neue Gesichtspunkte beachtet werden:
1. Die Therapie der Tabakabhängigkeit muß risikogruppenspezifisch erfolgen. Risikogruppenspezifische Raucherentwöhnungsprogramme sollten die wichtigsten Abstinenzprädiktoren berücksichtigen und in das therapeutische Konzept aufnehmen.
2. Angesichts der hohen Rückfallquoten sollte das bislang übliche Therapieziel - die absolute Abstinenz - in Einzelfällen überdacht und relativiert werden.

Die Erörterung der möglichen Therapiemodifikationen (siehe Kapitel 2) konzentrierte sich auf die Empfehlung von risikogruppenspezifischen Entwöhnungsprogrammen. Vor allem für schwer abhängige und depressive Raucher, Raucher mit tabakassoziierten Gesundheitsschäden, Schwangere oder Frauen mit anderen tabakassoziierten Risikofaktoren sollten spezifisch modifizierte Therapieprogramme entwickelt werden.
Eine hochdosierte Nikotinersatztherapie oder eine Kombination der zur Verfügung stehenden Darreichungsformen könnte das Prinzip verfolgen, mit Nikotinpflastern eine hohe basale Sättigung mit Nikotin zu erzeugen, zugleich aber zusätzliche Hilfen für ein akutes Rauchverlangen - entweder mit Nikotinkaugummi oder Nikotinnasenspray - anzubieten. Bei Rauchern mit depressiven Episoden in der Vergangenheit oder depressiven Symptomen in den ersten Tagen des Entzugs sollte frühzeitig eine medikamentöse Unterstützung durch

Antidepressiva erwogen werden. Zu prüfen wäre die Effektivität der bereits erwähnten Therapieansätze mit dem Antidepressivum Bupropion insbesondere in der Gruppe der depressiven Raucher. Nachdem Gruppenbehandlungen durch eine Aufnahme antidepressiver verhaltenstherapeutischer Strategien keinen wesentlichen zusätzlichen Erfolg verzeichneten, wäre zu untersuchen, ob Einzelbehandlungen mit einer engmaschigen Betreuung in den ersten Wochen der Abstinenz erfolgreicher sind, wie es an dem Beispiel der Frauen mit Risikofaktoren gezeigt werden konnte. Die nachgewiesene Steigerung der Erfolgsraten rechtfertigt auch kosten- und zeitaufwendigere Behandlungsprogramme.

Die vorgestellten Modifikationen der Standardtherapie könnten Ausgangspunkt für die Entwicklung weiterer zielgruppenorientierter Therapieprogramme sein. Durch die Implementierung verschiedener Bausteine, die Anleitungen für den Therapeuten und für den Raucher und sowohl medikamentöse Strategien als auch verhaltenstherapeutische Techniken beinhalten, könnten einfach zu handhabende, vielseitig einsetzbare Therapiepakete geschaffen werden.

Im allgemeinen Bestreben, das gesundheitspolitisch wichtige Problem des Tabakmißbrauchs zu beherrschen und wirkungsvolle Entwöhnungsstrategien zu entwickeln, laufen einige Randgruppen mit einer besonders starken Tabakabhängigkeit Gefahr, überfordert zu werden. Insbesondere den psychiatrischen Patienten werden die Angebote zur Raucherentwöhnung nicht gerecht. Auf die Schwierigkeiten dieser Raucher, abstinent zu werden, soll im folgenden näher eingegangen werden.

5.5 Raucherentwöhnung bei psychiatrischen Patienten

Die berichteten Ergebnisse zum Rauchverhalten psychiatrischer Patienten unterstreichen die Notwendigkeit, bei der Untersuchung von Medikamenten- und Therapieeffekten in der Behandlung psychiatrischer Patienten den Faktor Rauchen stärker zu kontrollieren (Glassman 1993). Daneben sind unmittelbare

Konsequenzen bei der medikamentösen Behandlung der Patienten zu ziehen. Bei der Dosiswahl sollte unbedingt der Rauchstatus des Patienten berücksichtigt werden. Schwankungen in der Intensität des Rauchens und insbesondere eine vorübergehende Tabakabstinenz unter neuroleptischer Behandlung kann durch die daraus resultierende Veränderung von Serumkonzentrationen der Medikamente klinische Bedeutung erlangen.

Erfahrungsgemäß geht die hohe Stärke der Nikotinabhängigkeit schizophrener, substanzabhängiger und depressiver Patienten mit einer geringen Abstinenzerwartung in all diesen Populationen einher. Da die gesundheitlichen Risiken des Rauchens in dieser Population, die ohnehin durch eine Reihe von Faktoren (Immobilität, Suizidgefahr, geringes Körpergefühl und geringe Bemühungen um eine Gesundheitsvorsorge) gefährdet ist, erheblich sind, ist die Senkung der Raucheranteile durch präventive Maßnahmen oder eine Raucherentwöhnung um so dringlicher.

Rauchfreie Stationen in psychiatrischen Kliniken werden seit einigen Jahren in den USA gefordert und durchgesetzt. Angesichts der vielen plausiblen Beobachtungen und Schlußfolgerungen zum Einfluß des Rauchens auf die Psychopathologie und die Medikation der Patienten - insbesondere der schizophrenen Patienten - muß ein Rauchverbot für psychiatrische Patienten allerdings wohlbedacht, die Medikation gut angepaßt und eventuell durch Therapieangebote mittels einer Nikotinsubstitution ausgeglichen werden (Goff et al 1992).

Erfahrungen aus der Mitte der 80er Jahre zeigten, daß entsprechende Konzepte ohne großen Widerstände seitens der Patienten durchgesetzt werden können, wenn zugleich ein Nikotinersatzpräparat (Nikotinkaugummi) angeboten wird (Resnick und Bosworth 1989). Entgegen den Erwartungen mancher Autoren (Hughes 1993a) sind damit keine großen Probleme, wie zum Beispiel die Notwendigkeit zur Umstellung der medikamentösen Verordnungspraxis, der Verschlechterung des Milieus auf den Stationen und vermehrte frühzeitige Entlassungen, verbunden (Thorward & Birnbaum 1989). Erleichternd ist sicherlich der Umstand, daß auf prinzipiell rauchfrei geführten

Stationen Versuchungssituationen und Hinweisreize (Cues) fehlen, die eine Abstinenz erschweren könnten.

Inzwischen sind die meisten US-amerikanischen psychiatrischen Krankenhäuser dazu übergegangen, das Rauchen auf den Stationen zu verbieten (Hughes 1993a). Die American Psychiatric Association (1996) unterstützt mittlerweile die Forderung nach rauchfreien Stationen in psychiatrischen Kliniken.

Interventionsstudien zur Raucherentwöhnung wurden allerdings bislang nur selten bei psychiatrischen Patienten durchgeführt und zielen dann vor allem auf drogen- und alkoholabhängige Patienten.

Als problematisch werden die mit einer Raucherentwöhnung auftretenden, zum Teil erheblichen körperlichen Entzugserscheinungen angesehen, die nicht nur ein hohes Rückfallrisiko beinhalten, sondern außerdem auch mit der beobachteten psychiatrischen Symptomatik interferieren und die psychopathologische Diagnostik erschweren können. Hughes (1993a) nennt beispielsweise die Reduktion der Herzfrequenz um bis zu 12/min nach einem Rauchstopp, die im Alkoholentzug eine Überwachung des Delirs erschweren könnte. Auch Schlafstörungen, Angst, Unruhe, Aggressivität, Nervosität, Depressivität oder Gewichtsveränderungen könnten Symptome im Rahmen der psychiatrischen Grunderkrankung maskieren.

Die Raucherentwöhnung beeinflußt den Abbau zahlreicher Psychopharmaka. Als bekannteste Vertreter seien Haloperidol, Clozapin, Fluphenazin, Doxepin, Imipramin, Desipramin, Clomipramin oder Oxazepam genannt. Amitriptylin oder Lorazepam hingegen scheinen in ihren Spiegeln durch eine Tabakabstinenz nicht wesentlich beeinflußt zu werden. Durch die Tabakabstinenz gelingt in den meisten Fällen eine Reduktion der Medikation auf geringere Tagesdosen - mit dem Vorteil einer effektiveren und nebenwirkungsärmeren Behandlung für den Patienten. Die Wechselwirkungen zwischen Tabakkonsum und Medikamenten-Serumkonzentrationen erfordern im Rahmen einer Raucherentwöhnung unbedingt eine Überwachung der neuroleptischen Medikation, insbesondere von Haloperidol, aber auch von Phenothiazinen und Clozapin (Cooper 1996, Jann et al 1986).

Klinische Erfahrungen zeigen, daß Raucherentwöhnungsbehandlungen auch bei schizophrenen Patienten wirkungsvoll sein können, doch mangelt es derzeit noch an wissenschaftlich fundierten Untersuchungen (Kosten & Ziedonis 1997). In einer ersten Interventionsstudie behandelten Ziedonis und George (1997) 24 schizophrene Patienten mit einer Kombination aus Nikotinsubstitution, Verhaltenstherapie in der Gruppe und Motivationsförderung. Lediglich 12 schlossen die zehnwöchige Behandlung ab. Während etwa 7 Patienten unverändert weiter rauchten, reduzierten 10 den Tabakkonsum und 7 blieben entweder vollständig abstinent (N=3) oder sie waren zumindest phasenweise abstinent (N=4) und unternahmen später nochmals einen Abstinenzversuch.

Wie sich in dieser Studie zeigte und aus zahlreichen klinischen Erfahrungen geläufig ist, sind die schwer kranken Patienten oftmals nicht in der Lage, den detaillierten und differenzierten Anweisungen im Rahmen einer Selbstkontrollbehandlung Folge zu leisten. Außerdem besteht eine nur verringerte Compliance, so daß auch Anwendungsrichtlinien für die Verwendung des Nikotinkaugummis nur schwer vermittelt werden können. Die Erfolgsquoten sind demzufolge zwangsläufig sehr niedrig (Hughes et al 1986). Ziedonis und George (1997) erwarten allerdings von einer hochfrequenten (mindestens zweimal wöchentlichen) Therapie mit einer guten Motivationsförderung größere Erfolge. Ermutigend sind auch Befunde, die nachweisen, daß auch die alleinige Gabe von Nikotinpflastern ohne begleitende verhaltenstherapeutische Unterstützung den Zigarettenkonsum bei psychiatrischen Patienten bereits signifikant zu vermindern vermag, selbst wenn kein erklärter Abstinenzwunsch besteht (Hartmann et al 1991).

Dalack und Meador-Woodruff (1996) beschreiben in drei Fallberichten die Schwierigkeiten, die sich bei schizophrenen Patienten durch einen auch nur kurzfristigen Nikotinentzug ergeben könnten. In allen Fällen kam es zu einer Verschlechterung der psychotischen Symptomatik mit der Folge einer Abstinenzverletzung. Nur die temporäre Nikotinsubstitution vermag die Dauer der Abstinenzperiode zu verlängern. Auch eigenen klinischen Beobachtungen zufolge scheint die Möglichkeit einer suffizienten Raucherentwöhnung bei akut psychotischen Patienten nicht gegeben. Das fehlende Risikobewußtsein und eine mangelhafte Compliance reduzieren die Abstinenzaussichten.

Auch bei schizophrenen Patienten besteht eine hohe Bereitschaft, den Zigarettenkonsum zu beenden oder zu verringern: immerhin 63% der Schizophrenen gaben in einer Untersuchung von Addington et al (1997) an, sie würden das Rauchen gerne aufgeben. In den meisten Fällen war die Sorge um die gesundheitliche Situation motivierend.

Die Behandlung von schizophrenen Patienten mit einer gleichzeitigen Substanzabhängigkeit erfordert eine besondere Aufmerksamkeit bei der Wahl der psychopharmakologischen und psychotherapeutischen Behandlung. Schizophrene Patienten konsumieren Nikotin, aber auch andere Stimulanzien, Cannabinoide, Alkohol, Amphetamine und Koffein, um Symptome der Schizophrenie oder aber Effekte der neuroleptischen Behandlung zu verringern. Deshalb wird empfohlen, schizophrene Patienten mit einem Mißbrauch von psychotrop wirksamen Substanzen zum einen verhaltenstherapeutisch zu stabilisieren und ihnen Selbstkontrollbehandlungen zur Reduktion des Substanzmißbrauchs anzubieten. Zum anderen sollte aber auch versucht werden, mittels einer geeigneten Pharmakotherapie (durch eine Kombination von Gabe von D1-Dopamin-Rezeptoragonisten und partiellen D2-Dopamin-Rezeptorblockern) das Suchtverhalten und Rauchverlangen zu reduzieren (Wilkins 1997).

Für eine erfolgreiche Raucherentwöhnung bei schizophrenen Patienten sind weitere Studien über die spezifischen Wirkungen des Tabakkonsums bei diesen Patienten erforderlich. Es ist zu berücksichtigen, daß bei schizophrenen - wie auch bei depressiven - Patienten nicht das Nikotin alleine, sondern daneben auch weitere Tabakinhaltsstoffe aufgrund ihrer psychotropen oder induktiven Wirkungen auf den enzymatischen Abbau von Medikamenten einen Einfluß auf die Fähigkeit zur Abstinenz haben.

Patienten mit einer Depression oder einer Angststörung haben große Schwierigkeiten, das Rauchen aufzugeben (Carmody 1992). Mehrere Fallberichte und Raucherentwöhnungsstudien unterstreichen die Gefahr eines schwerwiegenden depressiven Rezidivs im Rahmen einer Raucherentwöhnung (Borrelli et al 1996b, Stage et al 1996). Mehr als 10% der Raucher mit einer Depression in der Anamnese werden selbst in einer Raucherentwöhnungsbehandlung mit dem Antidepressivum Fluoxetin erneut depressiv (Borrelli et al 1996b). Das relative Risiko steigt signifikant in Abhängigkeit von der Zahl der vorausgegangenen depressiven Episoden auf das bis zu 15fache des Risikos gesunder Raucher (Covey et al 1997).

Bei Rauchern mit Depressionen in der Vorgeschichte sollte daher unbedingt vor einer Raucherentwöhnung die Notwendigkeit einer antidepressiven Rezidivprophlaxe überprüft werden (Hall et al 1993). Durch den Einsatz antidepressiv wirksamer Medikamente oder durch eine spezielle Berücksichtigung der depressiven Stimmungslage in einer kognitiven Verhaltenstherapie könnte die Erfolgsquote einer Raucherentwöhnung bei diesen Patienten erhöht werden (Rausch et al 1990).

Implikationen für die Therapie depressiver Patienten ergeben sich möglicherweise aus der Hemmung der Monoaminoxidasen (MAO) A und B durch das Rauchen (Berlin et al 1995b). Erwägenswert sind Entwöhnungsversuche unter Einsatz von Antidepressiva, die Einfluß auf die MAO-A nehmen - insbesondere aber auch neuere Studien zu Bupropion (Ferry et al 1994) verdienen besondere Beachtung.

Rückfälle entstehen bei depressiven Patienten meist in Situationen, in denen negative Affekte auftreten (Carmody 1992). Den Patienten stehen oft außer einem Zigarettenkonsum keine anderen Coping-Strategien zur Verfügung, um die Affektstörungen zu regulieren. Aus diesem Grund sollte ein effektiver therapeutischer Ansatz bei depressiven Patienten Strategien zur Affektregulation vermitteln.

Während bis vor wenigen Jahren selbst in den USA nur wenige Suchttherapieeinrichtungen gleichzeitig auch Raucherentwöhnungsbehandlungen anboten, hat sich dies in den letzten Jahren grundlegend gewandelt (Hughes 1993b).

Die Erfolgsaussichten einer Raucherentwöhnungsbehandlung alkohol- oder drogenabhängiger Patienten im Rahmen der stationären Suchttherapie werden unterschiedlich beurteilt, da vor allem das exzessive und abhängige Trinken als ein wesentlicher negativer Prädiktor für die langfristige Abstinenz im Rahmen einer Raucherentwöhnung anzusehen ist (Murray et al 1995). Zahlreiche Vorbehalte werden genannt: die Dringlichkeit einer Raucherentwöhnungstherapie wird als nachrangig angesehen, die Erfolgsaussichten werden als sehr gering eingeschätzt und es wird sogar befürchtet, die Raucherentwöhnung könne die Erfolgsaussichten der Alkohol- oder Drogenentwöhnungsbehandlung wesentlich schmälern und die Attraktivität einer Einrichtung zur Drogen- und Alkoholentwöhnung senken (Bobo 1989, Burling et al 1991, Knapp et al 1993).

Josef et al (1993) beschreiben auf dem Hintergrund dieser Diskussion den Effekt einer Raucherentwöhnungsbehandlung im Hinblick auf das Ergebnis einer Alkohol- oder Drogenentwöhnungstherapie an 314 stationären Patienten. Die Patienten konnten sich für die Aufnahme auf einer Entwöhnungsstation entscheiden, auf der während der gesamten Therapiedauer ein Rauchverbot herrschte. Obwohl nur wenige Patienten abstinent wurden, hatte die Rauchfreiheit auf Station letztlich einen signifikanten Einfluß auf die langfristige Abstinenz von Alkohol oder illegalen Drogen.

Burling et al (1991) behandelten 38 drogenabhängige Patienten, die sie während der stationären Entwöhnungstherapie randomisiert einer Raucherentwöhnungsbehandlung oder einer Wartebedingung zugewiesen hatten. Unter der verhaltenstherapeutischen Behandlung erreichten immerhin 26 % der Probanden eine Abstinenz. Nebenbei konnte festgestellt werden, daß die Patienten, die diese Raucherentwöhnungsbehandlung durchlaufen hatten und insbesondere die tabakabstinenten Drogenabhängigen noch nach drei und sechs Monaten bessere Ergebnisse in der Drogenabstinenz zeigten.

Möglicherweise spielten in beiden Untersuchungen Motivations- und Selektionseffekte eine größere Rolle als die Raucherentwöhnungsbehandlung selbst. Zumindest entkräften diese Studien das Argument, die Qualität und Effektivität einer Entwöhnungstherapie könnte durch ein Rauchverbot leiden. Offensichtlich sind solche Behandlungen durchaus erfolgreich und werden von den Patienten auch toleriert und angenommen.

In der Literatur gibt es derzeit keine einhellige Meinung, zu welchem Zeitpunkt und mit welcher Methode die Raucherentwöhnung bei Substanzabhängigen einsetzen sollte: während der Suchtbehandlung oder im Anschluß daran. Das Dogma, die Raucherentwöhnung keinesfalls während einer Drogenentgiftung durchzuführen, kann nicht aufrechterhalten werden. Nach Sees und Clark (1993) äußern viele Drogenabhängige Interesse an einer Raucherentwöhnung, obwohl nicht wenigen von ihnen der Verzicht auf die Zigarette schwerer fällt als auf die Droge. Immerhin fast 50% der Alkoholkranken würden gerne eine Alkoholentwöhnungstherapie nutzen, um das Rauchen aufzugeben (Kozlowski et al 1989).

Nachstationäre Raucherentwöhnungsbehandlungen erzielen deutlich höhere Erfolge. Sie erreichen fast die Erfolgsaussichten der Therapien bei gesunden Rauchern (Bobo 1989, Covey et al 1993, Hughes 1993b).

Eine Nikotinabstinenz geht langfristig mit einer besseren Prognose für eine Alkoholabstinenz einher. Von größerer prädiktiver Bedeutung sind auch in dieser Population die Einflüsse einer comorbiden depressiven Störung in der Vergangenheit. In diesem Fall wird der Einsatz von Antidepressiva während der Raucherentwöhnung empfohlen. Da alkohol- oder drogenabhängige Raucher in Raucherentwöhnungsbehandlungen aufgrund der starken Abhängigkeit, stärker noch als gesunde Raucher, von einer Nikotinsubstitution profitieren, sollte keinesfalls auf die vorübergehende Gabe von Nikotin verzichtet werden (Bobo 1989). Möglicherweise ist eine Nikotinersatztherapie mit einem Nikotinkaugummi oder Nikotinpflaster allein ineffektiv, da hierdurch keine ausreichend hohen Serumnikotinspiegel erzeugt werden können (Hurt et al 1995a). Durch den kombinierten Einsatz von Nikotinpflaster und Nikotinkaugummi oder die Verwendung von Nikotinnasenspray (Fagerström et al 1993, Schneider et al 1995, Tønnesen et al 1996) könnten höhere Abstinenzquoten erzielt werden.

Das Rauchen und die Nikotinabhängigkeit, sind unter psychiatrischen Patienten - insbesondere bei drogenabhängigen, alkoholkranken und schizophrenen Störungen - überdurchschnittlich häufig vertreten. Dies hat Auswirkungen auf die Morbidität der Patienten und auf medikamentöse Behandlungsstrategien im Rahmen der psychiatrischen Grunderkrankung. Die langfristigen gesundheitlichen Schäden begründen den Handlungsbedarf, die besonderen - biologischen und psychologischen - Bedingungen der Tabakabhängigkeit erschweren die erfolgreiche Verwirklichung einer Abstinenz.

Die Rauchfreiheit oder zumindest die Einschränkung des Rauchens während der stationären Behandlung kann sehr gut dazu genutzt werden, einzelne Patienten zu einer langfristigen Tabakabstinenz zu motivieren. Bei der Entwicklung präventiver und therapeutischer Programme muß zur Kenntnis genommen werden, daß die Tabakabhängigkeit bei psychiatrischen Patienten verschiedene Ursachen hat. Zum Teil ist sie primär und unveränderbar - in Form von genetischen Verbindungen zur Drogen- und Alkoholkrankheit sowie zu schizophrenen Störungen (Koopmans et al 1997, Freedman et al 1997) - und zum Teil sekundär in mangelhaften Copingstrategien und medikamentösen Interaktionen begründet.

Ein Schwerpunkt in der Erforschung neuer Entwöhnungsstrategien für Risikogruppen sollte stärker als bisher die primären und sekundären Bedingungen des Rauchens (Tab.4-5) bei psychiatrischen Patienten berücksichtigen. Im Sinne einer Gesundheitsförderung sollte dem Problem des Rauchens bei psychiatrischen Patienten zumindest durch eine verbesserte Aufklärung und Motivation zur Abstinenz begegnet werden. Durch entsprechende Angebote in therapeutischen Versorgungseinrichtungen, seien es nun Kliniken, Tageskliniken, Wohngruppen oder Behindertenwerkstätten sollten Interventionsmöglichkeiten zur Verfügung gestellt und mit der Einrichtung erster rauchfreier psychiatrischer Stationen in Krankenhäusern die Voraussetzung für ein Umdenken bei Patienten wie Therapeuten geschaffen werden.

Das amerikanische Modell demonstriert hinreichend, daß ein stationäres Rauchverbot auch bei schizophrenen und substanzabhängigen Patienten möglich ist. Auftretende Entzugssymptome können durch die vorübergehende Gabe von Nikotinersatzpräparaten insbesondere auch bei stärker abhängigen Rauchern ausreichend gut beherrscht werden (Hartmann et al 1991). Bei kooperationsfähigen Patienten wäre eine Substitutionstherapie aus pharmakodynamischen Aspekten begrüßenswert. Dadurch könnten positive Nikotineffekte (zum Beispiel auf das auditory gating und die Negativsymptomatik) genutzt werden, ohne daß die Induktion der microsomalen hepatischen Enzyme durch die Tabakrauchbestandteile zu einer Anpassung der neuroleptischen Dosis zwingen würde. Bei einem Mangel an Einwilligungsfähigkeit kann die ärztliche „Verordnung" einer temporären Abstinenz problematisch sein. In Einzelfällen sollten - z.B. bei nicht einsichtsfähigen und unmotivierten Patienten - alternativ Rauchmöglichkeiten außerhalb der Station angeboten werden.

5.6 „Harm reduction" - die Alternative zur Entwöhnung?

Die nur mäßigen Abstinenzerfolge der Raucherentwöhnungsbehandlung in den letzten Jahren und die Erkenntnis, daß auch primäre Präventionsmaßnahmen die Prävalenz des Rauchen zwar senken, das Ziel einer rauchfreien Gesellschaft aber nicht erreichen lassen, führte zur Forderung alternativer Konzepte bei der Bekämpfung des Problems. Mit Fokus auf die tabakassoziierten Gesundheitsschäden wird nach Möglichkeiten der „harm reduction" gesucht. Ziel ist nicht mehr die Tabakabstinenz, sondern eine Reduktion des Risikos für tabakassoziierte Spätschäden.

In der Diskussion um die Vorteile der „harm reduction" nennt Kunze (1997) die sinkende Mortalität des Lungenkarzinoms, die mit einer reduzierten Zahl täglich konsumierter Zigaretten einhergeht und verweist auf die nebenwirkungsarmen Möglichkeiten der Nikotinsubstitution. Jiménez-Ruiz (1998) nennt drei Zielgruppen: Raucher, die nach mehreren Entwöhnungsversuchen rückfällig wurden, das Abstinenzziel nicht erreichen können, oder nicht die Abstinenz, sondern nur einen reduzierten Konsum anstreben. Die erheblichen Gesundheitsschäden, die unmittelbar mit der Zahl der täglich konsumierten Zigaretten korrelieren, rechtfertigen nach Ansicht der Autoren den langfristigen Einsatz von Nikotin-Ersatzpräparaten nicht zur Entwöhnung, sondern zur Reduktion des Tageszigarettenkonsums. Zahlreiche Studien konnten nachweisen, daß auch unter optimalen Therapiebedingungen die Stärke der Abhängigkeit als Prädiktor des Rückfalls kaum zu kontrollieren ist.

Auch die vorliegenden Studien zur Raucherentwöhnung weisen darauf hin, daß trotz einer Kombination aus Verhaltenstherapie und Nikotinsubstitution unter Routinebedingungen in der ärztlichen Praxis nicht mehr als 20 % der Teilnehmer langfristig abstinent bleiben. Selbst mit risikogruppenspezifischen Programme können ungeachtet der hohen Kompetenz des Behandlungsansatzes selbst in der Kombination mit der Nikotinsubstitution langfristig mit großer Wahrscheinlichkeit Abstinenzraten von 35-40 % nicht übertroffen werden. Schließlich geben die Untersuchungen an psychiatrischen Patienten sowie zu einer möglichen genetischen Prädisposition bei stark abhängigen Rauchern Anlaß, die bisherigen Ziele der Raucherentwöhnungsstrategien und den neuen Ansatz einer „harm reduction" zu bedenken. Unter der Voraussetzung, daß die langfristige Abstinenz nicht zu realisieren ist, sollte in diesen definierten Gruppen die Möglichkeit einer langfristigen Nikotingabe zur Substitution zumindest eines Teils der ansonsten täglich konsumierten Zigaretten erwogen werden.

Selbst wenn dieses Vorgehen aus suchttherapeutischer Sicht zunächst mit den bisherigen Behandlungsgrundsätzen, die eine absolute Abstinenz zum Ziel erklären, unvereinbar scheint, ist mit Blick auf die klaren gesundheitsschädlichen Wirkungen des Tabakkonsums in Verbindung mit der Abstinenzunfähigkeit mancher Raucher und vieler psychiatrischer Patienten ein Einstieg in die Diskussion aus psychiatrischer und suchttherapeutischer Sicht geboten.

5.7 Künftige Forschungsperspektiven

Künftige Forschungsbemühungen sollte von den vorgestellten Befunden ausgehend die Natur der biologischen Rückfallprädiktoren aufzuklären versuchen. Insbesondere die Befunde der genetischen Untersuchung geben Anlaß, die phänotypische Bedeutsamkeit der aufgedeckten Polymorphismen zu klären. Hier sollte der Hinweis von Freedmann et al (1997) auf eine Störung im Bereich der akustischen Reizverarbeitung bei Vorliegen des beschriebenen Polymorphismus bei schizophrenen Patienten aufgegriffen und an Rauchern überprüft werden.

Rauchanamnestische Charakteristika, biologische Maße zur Objektivierung des Rauchens beispielsweise durch Cotininbestimmungen und Familienuntersuchungen könnten weitere Hinweise auf die Wertigkeit der genetischen Befunde geben.

Die Entwicklung neuer Raucherentwöhnungsstrategien sollte von den Möglichkeiten der differentiellen Indikation ausgehen. Die Identifikation der Risikogruppen führt zu differentiellen medikamentösen und psychotherapeutischen Therapiestrategien.

Die Aufgabe der Psychiatrie ist hierbei nicht nur in der Weiterentwicklung psychotherapeutischer Techniken sondern vor allem auch in der Behandlung von Rauchern mit psychiatrischen Störungen zu sehen.

6 Zusammenfassung

Der Tabakkonsum hat weitreichende Konsequenzen in Form gesundheitlicher Folgeschäden. Vielen Rauchern ist dennoch eine Tabakabstinenz nicht möglich. Für die Entwicklung der Tabakabhängigkeit sind sowohl psychische als auch körperliche Faktoren verantwortlich zu machen. Die psychologische Komponente der Abhängigkeit kann am besten über lerntheoretische Modelle erklärt werden. Die biologische Abhängigkeit wird in erster Linie durch spezifische Nikotinwirkungen determiniert.

Die biologischen und psychologischen Bedingungsfaktoren des abhängigen Rauchens werden in der vorliegenden Arbeit mit Hilfe der Abstinenzprädiktoren verhaltenstherapeutischer Entwöhnungsstrategien, im Rahmen genetischer Untersuchungen zu Rezeptormodellen der Sucht und am Beispiel psychiatrischer Patienten, einer Population mit einem hohen Raucheranteil, untersucht.
Jährlich können nur 1 - 3% aller entwöhnungswilligen Raucher den Tabakkonsum ohne professionelle Unterstützung aufgeben. Als erfolgreichste Raucherentwöhnungsbehandlung gilt die verhaltenstherapeutische Gruppentherapie in Verbindung mit der transdermalen Nikotinsubstitution.

In den eigenen Untersuchungen blieben 20% aller Teilnehmer an einer verhaltenstherapeutischen Gruppentherapie ein Jahr nach Abschluß der Therapie abstinent. Eine kosteneffizientere Behandlung, die mit einem als Alternative entwickelten Selbsthilfemanual durchgeführt wurde, erzielte nach einem Jahr vergleichbar hohe Abstinenzquoten (18%).
Die Weiterentwicklung der Behandlungsprogramme durch eine zielgruppenspezifische Modifikation, die auf schwangere Frauen und Frauen mit tabakassoziierten gesundheitlichen Problemen zielte, führte zu einer weiteren Effektivitätssteigerung mit langfristigen Abstinenzquoten von 31%.
In beiden Behandlungsbedingungen erwies sich die „Stärke der Abhängigkeit", ein Konstrukt, das von einem dimensionalen, nicht dichotomen Abhängigkeitsbegriff ausgeht, als wichtigster Prädiktor der Abstinenzfähigkeit. Darüber hinaus konnten nur einige, weniger bedeutsame psychische und soziale Variablen als Prädiktoren der Abstinenz isoliert werden.

Sowohl dem dopaminergen als auch cholinergen Transmitter- bzw. Rezeptorsystem kommt eine wichtige Bedeutung bei der Vermittlung der spezifischen Nikotinwirkung zu. Der Dopaminwirkung wird eine hohe Verstärkerfunktion im Nucleus accumbens, dem Belohnungszentrum des Gehirns, zugeschrieben. Eine regelmäßige Nikotingabe führt zu einer Vermehrung nikotinerger Acetylcholinrezeptoren.

In eigenen genetischen Untersuchungen bestätigten sich Hinweise auf Zusammenhänge zwischen der Häufigkeit eines Allels im Bereich des D2-Dopaminrezeptorgens mit der Stärke des Rauchens bei schwer abhängigen Rauchern. Darüber hinaus konnte Assoziationen eines Allels in einem Genmarker des α_7-Acetylcholinrezeptorgens mit rauchanamnestischen Faktoren nachgewiesen werden.

Auf dem Hintergrund der Hypothesen zur Entstehung der Nikotinabhängigkeit wird die Bedeutung dieser Zusammenhänge im Bereich der dopaminergen und nikotinergen Acetylcolinrezeptoren diskutiert.

Ein weitere Bestätigung für die Hypothese, vorwiegend biologische Mechanismen seien für die Entstehung des abhängigen Rauchens verantwortlich, konnte am Modell psychiatrischer Störungsbilder nachgewiesen werden.

Die hohen Raucherprävalenzen und die Stärke der Nikotinabhängigkeit schizophrener und substanzabhängiger Patienten wurden in einer epidemiologischen Untersuchung und im Rahmen von Untersuchungen zur Interaktion von Medikation und Zigarettenkonsum primär durch störungsbezogene Variablen (Diagnose, Krankheitsverlauf) erklärt. Soziale Einflüsse und die psychopharmakologische Behandlung zeigten eine untergeordnete Bedeutung für die Entstehung und die Intensität des Rauchens.

Auf dem Hintergrund dieser Befunde wird ein biologisch determiniertes Modell der Tabakabhängigkeit und Abstinenzunfähigkeit entwickelt. Die abgeleiteten therapeutischen Implikationen konzentrieren sich auf einer Intensivierung der medikamentösen Behandlungsstrategien. Erörtert werden abschließend alternative Behandlungskonzepte bei abstinenzunfähigen Rauchern, die nicht auf eine Abstinenz, sondern eine Minderung des Risikos für die Entstehung tabakassoziierter Folgeschäden zielen.

7 Literatur

1. Aaronson NK, Ershoff DH, Danaher BG. Smoking cessation in pregnancy: a self-help approach. *Addict Behav.* 1985; 10:103-108.
2. Addington J, el-Guebaly N, Addington D, Hodgins D. Readiness to stop smoking in schizophrenia. *Can J Psychiatry.* 1997; 42:49-52.
3. Adler LE, Hoffer LD, Griffith J, Waldo MC, Freedman R. Normalization by nicotine of deficient auditory sensory gating in the relatives of schizophrenics. *Biol Psychiatr.* 1992; 32:607-616.
4. Adler LE, Hoffer LD, Wiser A, Freedman R. Normalization of auditory physiology by cigarette smoking in schizophrenic patients. *Am J Psychiatry.* 1993;150:1856-1861.
5. AHCPR (The Agency for Health Care Policy and Research). Smoking Cessation: Clinical Practice Guideline. *JAMA.* 1996; 275:1270-1280.
6. Ahlsten G, Cnattingius S, Lindmark G. Cessation of smoking during pregnancy improves fetal growth and reduces infant morbidity in the neonatal period. A population-based prospective study. *Acta Paediatr.* 1993; 82:177-181.
7. Aiping J, Meng C. Analysis of therapeutic effects of acupuncture on abstinence from smoking. *J Tradit Chin Med.* 1994; 14:56-63.
8. Allan LM, Williams JH, Wellman NA, Tonin J, Taylor E, Rawlins JNP. Effects of tobacco smoking, schizotypy and number of pre-exposures on latent inhibition in healthy subjects. *Pers Individ Dif.* 1995; 19:893-902.
9. Alstrom CH. Mortality in mental hospitals with especial regard to tuberculosis. *Acta Psychiatr Neurol Scand.* 1942; Suppl 24.
10. American Psychiatric Association. Practice guidelines for the treatment of patients with nicotine dependence. *Am J Psychiatry.* 1996; 153:Suppl 10.
11. Anda RF, Williamson DF, Escobedo LG, Mast EE, Giovino GA, Remington PL. Depression and the dynamics of smoking. *JAMA.* 1990; 264:1541-1545.
12. Anderson JM, Balfour DJK, Benwell MEM. Evidence that smoking exerts regionally-selective effects on 5-HT systems in human brain. *Br J Pharmacol.* 1987; 91:336.
13. Annis HM. A relapse prevention model for treatment of alcoholics. In: Miller WR, Heather N (eds). *Treating addictive behaviors: Process of change.* New York, Plenum Press, 1986, pp407-433.
14. Arbeitskreis Raucherentwöhnung (ed). *Nichtraucher in 6 Wochen - Ein Selbsthilfeprogramm für alle, die das Rauchen aufgeben wollen.* Ratingen, Preuss,1997.
15. Bailey SL. Adolescents' multisubstance use patterns: The role of heavy alcohol and cigarette use. *Am J Public Health.* 1992; 82:1220-1224.
16. Bailey SL, Ennett ST, Ringwaldt CL. Potential mediators, moderators, or independent effects in the relationship between parent's former and current cigarette use and their children's cigarette use. *Addict Behav.* 1993; 18:601-621.
17. Baillie AJ, Mattick RP, Hall W. Quitting smoking: Estimation by meta-analysis of the rate of unaided smoking cessation. *Aust J Public Health.* 1995; 19:129-131.
18. Balfour DJK. Influence of nicotine on the release of monoamines in the brain. *Prog Brain Res.* 1989; 79:165-172.

19. Balfour DJK. Neural mechanisms underlying nicotine dependence. *Addiction.* 1994; 89:1419-1423.
20. Balfour DJK, Fagerström KO. Pharmacology of nicotine and its therapeutic use in smoking cessation and neurodegenerative disorders. *Pharmacol Ther.* 1996; 72: 51-81
21. Bandura A. *Sozial-kognitive Lerntheorie.* Stuttgart, Klett-Cotta, 1979.
22. Basler HD, Brinkmeier U, Buser K, Gluth G. Nicotine gum assisted group therapy in smokers with an increased risk of coronary disease - Evaluation in a primary care setting format. *Health Educ Res.* 1992; 7:87-95.
23. Basu J, Mikhail MS, Palan PR, Thysen B, Bloch E, Romney SL. Endogenous estradiol and progesterone concentrations in smokers on oral contraceptives. *Gynecol Obstet Invest.* 1992; 33:224-227.
24. Batra A, Buchkremer G. Die Raucherentwöhnung mit Nikotin-Pflaster. *Z Ärztl Fortbild.* 1995; 89:505-509.
25. Batra A, Fagerström KO. Neue Aspekte der Nikotinabhängigkeit und Raucherentwöhnung. *Sucht.* 1997; 43:277-282.
26. Batra A, Heuer-Jung V, Schupp PE, Eckert B, Buchkremer G. Smoking in pregnant women - Epidemiology and cessation outcome. In: Rushan L, Shiru N, Mackay J, Peto R (eds). *10th WCTOH proceedings.* Wien, New York, Springer, 1998 in press.
27. Beck AT, Ward CH, Mendelson M, Mock J, Erbaugh J. An inventory for measuring depression. *Arch Gen Psychiatry.* 1961; 4:561-571.
28. Behavioral Risk Factor Surveillance System 1989. Cigarette smoking among reproductive-aged women. *MMWR.* 1991; 40:719-723.
29. Behm FM, Rose JE. Reducing craving for cigarettes while decreasing smoke intake using capsaicin-enhanced low tar cigarettes. *Experimental and Clinical Psychopharmacology.* 1994; 2:143-153.
30. Bennett P, Carroll D. Cognitive-behavioural interventions in cardiac rehabilitation. *J Psychosom Res.* 1994; 38:169-182.
31. Benowitz NL, Jacob P. Nicotine renal excretion rate influences nicotine intake during cigarette smoking. *J Pharmacol Exp Ther.* 1985; 234:153-155.
32. Benowitz NL. Nicotine replacement therapy during pregnancy. *JAMA.* 1991; 266:3174-3177.
33. Ben-Shlomo Y, Smith GD, Shipley MJ, Marmot MG. What determines mortally risk in male former smokers? *Am J Public Health.* 1994; 84:1235-1242.
34. Benwell MEM, Balfour DJK. Nicotine binding to brain tissue from drug-naive and nicotine-treated rats. *J Pharm Pharmacol.* 1985; 37:40-409.
35. Benwell MEM, Balfour DJK, Anderson JM. Evidence that smoking increases the density of nicotine binding sites in human brain. *J Neurochem.* 1988; 50:1243-1247.
36. Benwell MEM, Balfour DJ, Anderson JM. Smoking-associated changes in the serotonergic systems of discrete regions of human brain. *Psychopharmacology.* 1990; 102:68-72.
37. Beratis S, Lekka NP, Gabriel J. Smoking among suicide attempters. *Compr Psychiatry.* 1997; 38:74-79.

38. Berlin I, Said S, Spreux-Varoquaux O, Launay J, Olivares R, Millet V, Lecrubier Y, Puech AJ. A reversible monoamine oxidase A inhibitor (moclobemide) facilitates smoking cessation and abstinence in heavy, dependent smokers. *Clin Pharmacol Ther.* 1995a; 58:444-452.

39. Berlin I, Said S, Spreux-Varoquaux O, Olivares R, Launay J, Puech AJ. Monoamine oxidase A and B activities in heavy smokers. *Biol Psychiatry.* 1995b; 38:756-761.

40. Berlin I, Spreux-Varoquaux O, Said S, Launay JM. Effects of past history of major depression on smoking characteristics, monoamine oxidase-A and -B activities and withdrawal symptoms in dependent smokers. *Drug Alcohol Depend.* 1997; 45:31-37.

41. Berman BA, Gritz ER. Women and Smoking: Current Trends and Issues for the 1990s. *J Subst Abuse.* 1991; 3:221-238.

42. Best JA, Owen LE, Trentadue L. Comparison of satiation and rapid smoking in self-managed smoking cessation. *Addict Behav.* 1978; 3:71-78.

43. Blum K, Noble EP, Sheridan PJ, Montgomery A, Ritchie T, Jagadeeswaran P, Nagomi H, Briggs AH, Cohn JB. Allelic association of human dopamine D2 receptor gene in alcoholism. *JAMA.* 1990; 263:2055-2060.

44. Blum K, Noble EP, Sheridan PJ, Finley O, Montgomery A, Ritchie T, Ozkaragoz T, Fitch RJ, Sadlack F, Sheffield D, Dahlmann T, Halbardier S, Nagomi H. Association of the A1 allele of the D2 dopamine receptor gene with severe alcoholism. *Alcohol.* 1991; 8:409-416.

45. Blum K, Noble EP, Sheridan PJ, Montgomery A, Ritchie T, Ozkaragoz T, Fitch RJ, Wood R, Finley O, Sadlack F. Genetic predisposition in alcoholism: Association of the D2 dopamine receptor TaqI B1 RFLP with severe alcoholics. *Alcohol.* 1993; 10:59-67.

46. Bobo JK. Nicotine dependence and alcoholism epidemiology and treatment. *J Psychoactive Drugs.* 1989; 21:323-329.

47. Bock BC, Goldstein MG, Marcus BH. Depression following smoking cessation in women. *J Subst Abuse.* 1996; 8:137-144.

48. Bolos AM, Dean M, Lucase-Derse S, Ramsburg M, Brown GL, Goldman D. Population and pedigree studies reveal a lack of association between the dopamine D2 receptor gene and alcoholism. *JAMA.* 1990; 264:3156-3160.

49. Boomsma DI, Koopmans JR, van Doornen LJP, Orlebeke JF. Genetic and social influences on starting to smoke: A study of Dutch adolescent twins and their parents. *Addiction.* 1994; 89:219-226.

50. Borrelli B, Bock B, King T, Pinto B. The impact of depression on smoking cessation in women. *Am J Prev Med.* 1996a; 12:378-387.

51. Borrelli B, Niaura R, Keuthen NJ, Goldstein MG, DePue JD, Murphy C, Abrams DB. Development of major depressive disorder during smoking-cessation treatment. *J Clin Psychiatry.* 1996b; 57:534-538.

52. Brandon TH, Zelman DC, Baker TB. Effects of maintenance sessions on smoking relapse: Delaying the inevitable? *J Consult Clin Psychol.* 1987; 55:780-782.

53. Brandon TH, Tiffany ST, Obremski KM, Baker TB. Postcessation cigarette use: The process of relapse. *Addict Behav.* 1990; 15:105-114.

54. Brengelmann JC. *Informationen und Anleitungen zur Behandlung des Rauchens.* Schriftenreihe des Bundesministeriums für Jugend, Familie und Gesundheit. Stuttgart, Kohlhammer, 1976; 27.

55. Brenner H, Mielck A. The role of childbirth in smoking cessation. *Prev Med.* 1993; 22:225-236.

56. Breslau N, Kilbey MM, Andreski P. Nicotine dependence, major depression and anxiety in young adults. *Arch Gen Psychiatry.* 1991; 148:1069-1074.

57. Breslau N, Fenn N, Peterson EL. Early smoking initiation and nicotine dependence in a cohort of young adults. *Drug Alcohol Depend.* 1993a; 33:129-137.

58. Breslau N, Kilbey MM, Andreski P. Nicotine dependence and major depression. New evidence from a prospective investigation. *Arch Gen Psychiatry.* 1993b; 50:31-35.

59. Breslau N, Kilbey MM, Andreski P. Vulnerability to psychopathology in nicotine-dependent smokers: An epidemiologic study of young adults. *Am J Psychiatry.* 1993c; 150:941-946.

60. Breslau N, Kilbey MM, Andreski P. DSM-III-R nicotine dependence in young adults: Prevalence, correlates and associated psychiatric disorders. *Addiction.* 1994; 89:743-754.

61. Breslau N. Psychiatric comorbidity of smoking and nicotine dependence. *Behav Genet.* 1995; 25:95-101.

62. Brioni JD, Kim DJB, O'Neill AB. Clozapine attenuates the discriminative stimulus properties of nicotine. *Brain Res.* 1994; 643:1-9.

63. Brown RA, Lewinsohn PM, Seeley JR, Wagner EF. Cigarette smoking, major depression, and other psychiatric disorders among adolescents. *J Am Acad Child Adolesc Psychiatry.*1996a; 35:1602-1610.

64. Brown RA, Lewinsohn PM, Seeley JR, Wagner EF. *Comorbidity of cigarette smoking and psychiatric disorders in adolescents.* Poster presented at the Second Annual Meeting of the Society for Research on Nicotine and Tobacco. Washington DC, 1996b.

65. Brown SL, Owen N. Self-help smoking cessation materials. *Aust J Public Health.* 1992; 16:188-191.

66. Brownell KD, Glynn TH, Glasgow R, Lando H, Rand C, Gottlieb A, Pinney JM. Task Force 5: Interventions to prevent relapse. *Health Psychol.* 1986; 5 Suppl:53-68.

67. Buchkremer G, Bents H, Horstmann M, Opitz K, Tölle R. Combination of behavioral smoking cessation with transdermal nicotine substitution. *Addict Behav.* 1989; 14:229-238.

68. Buchkremer G, Minneker E, Block M. Smoking-cessation treatment combining transdermal nicotine substitution with behavioral therapy. *Pharmacopsychiatry.* 1991; 24:96-102.

69. Bühringer G. Schädlicher Gebrauch und Abhängigkeit von illegalen Drogen. In: Reinecker H (ed). *Lehrbuch der Klinischen Psychologie.* Göttingen, Hogrefe, 1998; 3. Auflage:389-416.

70. Burling TA, Ziff DC. Tobacco smoking: A comparison between alcohol and drug abuse inpatients. *Addict Behav.* 1988; 13:185-190.

71. Burling TA, Marshall GD, Seidner AL. Smoking cessation for substance abuse inpatients. *J Subst Abuse.* 1991; 3:269-276.

72. Butschky MF, Bailey D, Henningfield JE, Pickworth WB. Smoking without nicotine delivery decreases withdrawal in 12-hour abstinent smokers. *Pharmacol Biochem Behav.* 1995; 50:91-96.

73. Caan B, Coates A, Schaefer C, Finkler L, Sternfeld B, Corbett K. Women gain weight 1 year after smoking cessation while dietary intake temporarily increases. *J Am Diet Assoc.* 1996; 96:1150-1155.

74. Campbell IA. Nicotine patches in general practice [editorial]. *BMJ.* 1993; 306:1284-1285.

75. Carmody TP. Prevention of relapse in the treatment of nicotine addiction. Current issues and future directions. *J Psychoactive Drugs.* 1990; 22:211-238.

76. Carmody TP. Affect regulation, nicotine addiction, and smoking cessation. *J Psychoactive Drugs.* 1992; 24:111-122.

77. Carr LA, Rowell PP, Pierce WM. Effects of subchronic nicotine administration on central dopaminergic mechanisms in the rat. *Neurochem Res.* 1989; 14:511-515.

78. Chiba M, Masironi R. Toxic and trace elements in tobacco and tobacco smoke. *Bull World Health Organ.* 1992; 70:269-275.

79. Chini B, Raimond E, Elgoyhen AB, Moralli D, Balzaretti M, Heinemann S. Molecular cloning and chromosomal localization of the human alpha 7-nicotinic receptor subunit gene (CHRNA7). *Genomics.* 1994 19:379-81.

80. Chong SA, Choo HL. Smoking among Chinese patients with schizophrenia. *Aust N Z J Psychiatry.* 1996; 30:350-353.

81. Chong SA, Tan CH, Khoo YM, Lee HS, Wong KE, Ngui F, Winslow M. Clinical evaluation and plasma clozapine concentrations in Chinese patients with schizophrenia. *Ther Drug Monit.* 1997; 19:219-223.

82. Cinciripini PM, Lapitsky L, Seay S, Wallfisch A, Meyer WJ 3rd, van Vunakis H. A placebo-controlled evaluation of the effects of buspirone on smoking cessation: Differences between high- and low-anxiety smokers. *J Clin Psychopharmacol.* 1995; 15:182-191.

83. Clark JM, Maclaine K. Rthe effects of smoking in pregnancy:a review of approaches to behavioural change. *Midwifery.* 1992; 8:19-30.

84. Clark SJ, Warner JO, Dean TP. Passive smoking amongst asthmatic children. Questionnaire or objective assessmet? *Clin Exp Allergy.* 1994; 24:276-280.

85. Clarke PBS, Pert A. Autoradiographic evidence of nicotine receptors on nigro-striatal and mesolimbic dopaminergic neurons. *Brain Res.* 1985; 348:355-358.

86. Clarke PBS. Nicotine and smoking: A perspective from animal studies. *Psychopharmacology.* 1987; 92:135-143.

87. Cloninger CR. D2 dopamine receptor gene is associated but not linked with alcoholism. *JAMA.* 1991; 266:1833-1834.

88. Cnattingius S, Haglund B, Meirik O. Cigarette smoking as a risk factor for the late fetal and early neonatal death. *BMJ.* 1988; 297:258-261.

89. Cnattingius S, Lindmark B, Meirik O. Who continues to smoke while pregnant? *J Epidemiol Community Health.* 1992; 46:218-221.

90. Cohen S, Lichtenstein E. Partner behaviors that support quitting smoking. *J Consult Clin Psychol.* 1990; 58:304-309.

91. Collins RL, Emont SL, Zywiak WH. Social influence processes in smoking cessation: Postquitting predictors of long term outcome. *J Subst Abuse*. 1990; 2:389-403.

92. Comings DE, Comings BG, Muhlemann D. The dopamine D2 receptor locus as a modifying gene in neuropsychiatric disorders. *JAMA*. 1991; 266:1793-1800.

93. Comings DE, MacMurray J, Dietz G. Dopamine D2 receptor (DRD2) as a major gene in obesity. *Am J Hum Genet*. 1992; 51 Suppl :117.

94. Comings DE, Ferry I, Bradshaw-Robinson S, Burchette R, Chiu C, Muhleman D. The dopamine D2 receptor (DRD2) gene - a genetic risk factor in smoking. *Pharmacogenetics*. 1996; 6:73-79.

95. Conter V, Cortinovis I, Rogari P, Riva L. Weigth growth in infants born to mothers who smoked during pregnancy. *BMJ*. 1995; 310:768-771.

96. Cooper TB. Clozapine plasma level monitoring: Current status. *Psychiatr Q*. 1996; 87:297-311.

97. Corrigal WA, Franklin KBJ, Coen KM, Clarke PBS. The mesolimbic dopamine system is implicated in the reinforcing effects of nicotine. *Psychopharmacology*. 1992; 33:197-203.

98. Coultas DB. The physician's role in smoking cessation. *Clin Chest Med*. 1991; 12:755-768.

99. Covey LS, Glassman AH, Stetner F. Depression and depressive symptoms in smoking cessation. *Compr Psychiatry*. 1990; 31:350-354.

100. Covey LS, Glassman AH, Stetner F, Becker J. Effect of history of alcoholism or major depression on smoking cessation. *Am J Psychiatry*. 1993; 150:1546-1547.

101. Covey LS, Larino MD, Asencio R, Allen GB. Major depression and nicotine dependence among recovering alcoholics. Poster presented at the Third Annual Meeting of the Society for Research on Nicotine and Tobacco. Nashville, TN, 1997.

102. Craig D, Parrott A, Coomber JA. Smoking cessation in women: Effects of the menstrual cycle. *Int J Addict*. 1992; 27:697-706.

103. Crittenden KS, Manfredi C, Lacey L, Warnecke R, Parsons J. Measuring readiness and motivation to quit smoking among women in public health clinics. *Addict Behav*. 1994;19:497-507.

104. Cummings SR, Coates TJ, Richard RJ, Hansen B, Zahnd EG, VanderMartin R, Duncan C, Gerbert B, Martin A, Stein MJ. Training physicians in counseling about smoking cessation. *Ann Intern Med*. 1989; 110:640-647.

105. Curry S, Thompson B, Sexton M, Omenn GS. Psychosocial predictors of outcome in a worksite smoking cessation program. *Am J Prev Med*. 1989; 5:2-7.

106. Dalack GW, Glassman AH, Rivelli S, Covey L, Stetner F. Mood, major depression, and fluoxetin response in cigarette smokers. *Am J Psychiatry*. 1995; 152:398-403.

107. Dalack GW, Meador-Woodruff JH. Smoking, smoking withdrawal and schizophrenia: Case reports and a review of the literature. *Schizophr Res*. 1996; 22:133-141.

108. Dale LC, Hurt RD, Offord KP, Lawson GM, Croghan IT, Schroeder DR. High-dose nicotine patch therapy. Percentage of replacement and smoking cessation. *JAMA*. 1995; 274:1390-1391.

109. Damsma G, Day J, Fibiger HC. Lack of tolerance to nicotine-induced dopamine release in the nucleus accumbens. *Eur J Pharmacol.* 1989; 168:363-368.

110. Dani JA, Heinemann S. Molecular and cellular aspects of nicotine abuse. *Neuron.* 1996; 16:905-908.

111. Davis JR, Glaros AG. Relapse prevention and smoking cessation. *Addict Behav.* 1986; 11:105-114.

112. Dawe S, Gerada C, Russell MAH, Gray JA. Nicotine intake in smokers increases following a single dose of haloperidol. *Psychopharmacology.* 1995; 117:110-115.

113. De Leon J, Dadvand M, Canuso C, White AO, Stanilla JK, Simpson GM. Schizophrenia and smoking: An epidemiological survey in a state hospital. *Am J Psychiatry.* 1995; 152:453-455.

114. De Leon J. Schizophrenia, smoking, and boredom. [Letter] *Am J Psychiatry.* 1996a; 153:4.

115. De Leon J. Smoking and vulnerability for schizophrenia. *Schizophr Bull.* 1996b; 22:405-409.

116. De Vries H, Backbier E. Self efficacy as an important determinant of quitting among pregnant women who smoke: The ø-pattern. *Prev Med.* 1994; 23:167-174.

117. DiChiara G, Imperato A. Ethanol preferentially stimulates dopamine release in the nucleus accumbens of freely moving rats. *Eur J Pharmacol.* 1985; 115:131.

118. DiChiara G, Imperato A. Drugs abused by humans preferentially increase synaptic dopamine concentrations in the mesolimbic system of freely moving rats. *Proc Nat Acad Sci.* 1988; 85:5274-5278.

119. DiClemente CC, Prochaska JO, Fairhurst SK, Velicer WF, Vealsquez MM, Rossi JS. The process of smoking cessation: An analysis of precontemplation, contemplation, and preparation stages of change. *J Consult Clin Psychol.* 1991; 59:295-304.

120. DiFranza JK, Guerrera MP. Alcoholism and smoking. *J Stud Alcohol.* 1990; 51:130-135.

121. DiFranza JR, Lew RA. Effect of maternal cigarette smoking on pregancy complications and sudden infant death syndrome. *J Fam Pract.* 1995; 40:385-394.

122. DiGusto E, Small D, Seres V, Batey R. A new measure of nicotine-dependence - The Westmead Tolerance Scale. In: Aoki M (ed). *Smoking and Health 1987.* Amsterdam, Elsevier Science Publishers, 1988, pp853-855.

123. Dilling H, Mombour W, Schmidt MH (eds). *Internationale Klassifikation psychischer Störungen: ICD-10, Kapitel V (F).* Göttingen, Huber, 1991.

124. Doherty K, Kinnunen T, Militello FS, Garvey AJ. Urges to smoke during the first month of abstinence: Relationship to relapse and predictors. *Psychopharmacology.* 1995; 119:171-178.

125. Drife J. Benefits and risks of oral contraceptives. *Adv Contracept.* 1990; 6 Suppl:15-25.

126. Dursun SM, Reveley MA. The efficacy of a dose-escalated application of transdermal nicotine plus sulpiride in Tourette's syndrome. *Eur Psychiatry.* 1996; 11:204-206.

127. Edwards KL, Austin MA, Jarvik GP. Evidence for genetic influences on smoking in adult women twins. *Clin Genet.* 1995; 47:236-244.

128. Edwards NB, Murphy JK, Downs AD, Ackerman BJ, Rosenthal TL. Doxepin as an adjunct to smoking cessation: A double-blind pilot study [see comments]. *Am J Psychiatry.* 1989; 146:373-376.

129. Eichelberg D, Stolze P, Block M, Buchkremer G. Contact allergies induced by TTS-treatment. *Methods Find Exp Clin Pharmacol.* 1989; 11:223-225.

130. Erdmann R. Neuroleptika und Nikotin. *Psychiatr Prax.* 1995; 22:223-227.

131. Ereshefsky L, Saklad SR, Watanabe MD. Thioxitene pharmacokinetic interactions: A study of hepatic enzyme inducers, clearence inhibitors, and demographic variables. *J Clin Psychopharmcol.* 1991; 11:296-300.

132. Ershoff D, Aaronson N, Danaher B, Wasserman F. Behavioral, health and cost outcomes of an HMO based prenatal health ecucation program. *Public Health Rep.* 1983; 98:536-547.

133. Estienne H, Liébault J. *Siben Bücher von dem Faldbau, und vollkomener Bestellung eynes ordentlichen Mayerhofs oder Landguts.* Straßburg, Bernhard Jobin, 1579.

134. Eysenck HJ. Rauchen, Persönlichkeit und Motivation. In: Brengelmann JC (ed) *Determinanten des Rauchverhaltens.* Frankfurt, Lang, 1987, pp178-214.

135. Fabricius WV, Nagoshi CT, MacKinnon DP. Beliefs about the harmfulness of drug use in adults who use different drugs. *Psych Addict Behav.* 1993; 7:52-65.

136. Fagerström KO. Measuring degree of physical dependency to tobacco smoking with reference to individualization of treatment. *Addict Behav.* 1978; 3:235-241.

137. Fagerström KO. Towards better diagnoses and more individual treatment of tabacco dependence. *Br J Addict.* 1991; 86:543-547.

138. Fagerström KO. Combined use of nicotine replacement products. *Health Values.* 1994; 18:15-20.

139. Fagerström KO, Schneider NG. Measuring nicotine dependence: A review of the Fagerström Tolerance Questionnaire. *J Behav Med.* 1989; 12:159-181.

140. Fagerström KO, Säwe U. The pathophysiology of nicotine dependence: Treatment options and the cardiovascular safety of nicotine. *Cardiovascular Risk Factors.* 1996; 6:135-143.

141. Fagerström KO, Heatherton TF, Kozlowski LT. Nicotine addiction and its assessment. *Ear Nose Throat J.* 1990; 69:763-768.

142. Fagerström KO, Schneider NG, Lunell E. Effectiveness of nicotine patch and nicotine gum as individual versus combined treatment for tobacco withdrawal symptoms. *Psychopharmacology.* 1993; 111:271-277.

143. Fagerström KO, Kunze M, Schoberberger R, Breslau N, Hughes JR, Hurt RD, Puska P, Ramström L, Zatonski W. Nicotine dependence versus smoking prevalence: Comparisons among countries and categories and smokers. *Tobacco Control.* 1996; 5:52-56.

144. Ferry LH, Robbins AS, Scariati PD. Enhancement of smoking cessation using the antidepressant bupropion hydrochloride. *Circulation.* 1992; 86:1-167.

145. Ferry LH, Burchette RJ. *Evaluation of bupropion versus placebo for treatment of nicotine dependence.* Oral presentation at the Annual Meeting of the American Psychiatric Association NR 554, 26.5.1994.

146. Feyerabend C, Ings RM, Russell MAH. Nicotine pharmacokinetics and its application to intake from smoking. *Br J Clin Pharmacol.* 1985; 19:239-247.

147. Fingerhut LA, Kleinman JC, Kendrick JS. Smoking before, during, and after pregnancy. *Am J Public Health*. 1990; 80:541-544.

148. Fiore MC, Jorenby DE. Optimizing nicotine-dependence treatment: A role for inpatient programs. *Mayo Clin Proc*. 1992; 67:901-902.

149. Fiore MC, Jorenby DE, Baker TB, Kenford SL. Tobacco dependence and the nicotine patch. Clinical guidelines for effective use. *JAMA*. 1992; 268:2687-2694.

150. Fiore MC, Smith SS, Jorenby DE, Baker TB. The effectiveness of the nicotine patch for smoking cessation. *JAMA*. 1994a; 271:1940-1947.

151. Fiore MC, Kenford SL, Jorenby DE, Wetter DW, Smith SS, Baker TB. Two studies of the clinical effectiveness of the nicotine patch with different counseling treatments. *Chest*. 1994b; 105:524-533.

152. Fiscella K, Franks P. Cost-effectiveness of the transdermal nicotine patch as an adjunct to physicians' smoking cessation counseling. *JAMA*. 1996; 275:1247-1251.

153. Foshee V, Bauman KE. Parental and peer characteristics as modifiers of the bond-behavior relationship: an elaboration of control theory. *J Health Soc Behav*. 1992; 33:66-76.

154. Foulds J, Toone B. A case of nicotine psychosis? *Addiction*. 1995; 90:435-437.

155. Fowler JS, Volkow ND, Wang G, Pappas N, Logan J, MacGregor R, Alexoff D, Shea C, Schlyer D, Wolf AP, Warner D, Zezulkova I, Cilento R. Inhibition of monoamine oxidase B in the brains of smokers. *Nature*. 1996; 379:733-736.

156. Fredrickson PA, Hurt RD, Lee GM, Wingender L, Croghan IT, Lauger G, Gomez-Dahl L, Offord KP. High dose transdermal nicotine therapy for heavy smokers: Safety, tolerability and measurement of nicotine and cotinine levels. *Psychopharmacology*. 1995; 122:215-222.

157. Freedman R, Adler LE, Blackford P, Byerl W, Coon H, Cullum CM, Griffith JM, Harris JC, Leonard S, Miller C, Myles-Worsley M, Nagamoto HT, Rose G, Waldo M. Schizophrenia and nicotine receptors. *Harv Rev Psychiatry*. 1994; 2:179-192.

158. Freedman R, Hall M, Adler LE, Leonard S. Evidence in postmortem brain tissue for decreased numbers of hippocampal nicotinic receptors in schizophrenia. *Biol Psychiatry*. 1995; 38:22-33.

159. Freedman R, Coon H, Myles-Worsley M, Orr-Urtreger A, Olincy A, Davis A, Polymeropoulos M, Holik J, Hopkins J, Hoff M, Rosenthal J, Waldo MC, Reimherr F, Wender P, Yaw J, Young DA, Breese CR, Adams C, Patterson D, Adler LE, Kruglyak L, Leonard S, Byerley W. Linkage of a neurophysiological deficit in schizophrenia to a chromosome 15 locus. *Proc Natl Acad Sci U S A*. 1997; 94:587-592.

160. Gelernter J, O'Malley S, Risch N, Kranzler HR, Krystal J, Merikangas K, Kennedy JL, Kidd KK. No association between an allele at the D2 dopamine receptor gene (DRD2) and alcoholism. *JAMA*. 1991; 266:1801-1807.

161. George SR, Cheng R, Nguyen T, Israel Y, O'Dowd BF. Polymorphisms of the D4 dopamine receptor allels in chronic alcoholism. *Biochem Biophys Res Commun*. 1993; 196:107-114.

162. George TP, Sernyak MJ, Ziedonis DM, Woods SW. Effects of clozapine on smoking in chronic schizophrenic outpatients. *J Clin Psychiatry*. 1995; 56:344-346.

163. Giacobini E. Cholinergic receptors in human brain: Effects of aging and Alzheimer's disease. *J Neurosci Res*. 1990; 27:548-560.

164. Glantz SA, Parmley WW. Passive smoking and heart disease - mechanisms and risk. *JAMA*. 1995; 273:1047-1053.

165. Glasgow RE. Effects of a self-control manual: Rapid smoking and amount of therapist contact and smoking reduction. *J Consult Clin Psychol*. 1978; 46:1439-1447.

166. Glassman AH, Helzer JE, Covey LS, Cottler LB, Stetner F, Tipp JE, Johnson J. Smoking, smoking cessation, and major depression. *JAMA*. 1990; 246:1546-1549.

167. Glassman AH. Cigarette smoking: Implication for psychiatric illness. *Am J Psychiatry*. 1993; 150:546-553.

168. Glassman AH, Covey LS, Dalack GW, Stetner F, Rivelli SK, Fleiss J, Cooper TB. Smoking cessation, clonidine, and vulnerability to nicotine among dependent smokers. *Clin Pharmacol Ther*. 1993; 54:670-679.

169. Glassman AH, Covey LS. Smoking and affective disorder. *Am J Health Behav*. 1996; 20:279-285.

170. Glassman AH, Koob GF. Psychoactive smoke. *Nature*. 1996; 379:677-678.

171. Glover ED. What can we expect from the nicotine transdermal patch? A theoretical/practical approach. *Health Values*. 1993; 17:69-79.

172. Glover ED. The nicotine vaporizer, nicotine nasal spray, combination therapy, and future of NRT: A discussion. *Health Values*. 1994; 18:22-28.

173. Glover ED, Dachs DPL, Stitzer ML, Rennard SI, Wadland WC, Pomerleau OF, Nowak RT, Daughton DM, Glover PN, Hughes JR, Gross J. Smoking cessation in highly dependent smokers with 4 mg nicotine polacrilex. *Am J Health Behav*. 1996; 20:319-332.

174. Glover ED, Glover PN, Abrons HL, Franzon M. Smoking cessation among COPD and chronic bronchitis patients using the nicotine nasal spray. *Am J Health Behav*. 1997; 21:310-317.

175. Glynn TJ, Boyd GM, Gruman JC. Essential elements of self-help minimal intervention strategies for smoking cessation. *Health Educ Q*. 1990a; 17:329-345.

176. Glynn TJ, Manley MW, Pechacek TF. Physician-initiated smoking cessation program: The National Cancer Institute trials. *Prog Clin Biol Res*. 1990b; 339:11-25.

177. Goff DC, Henderson DC, Amico D. Cigarette smoking in schizophrenia: Relationship to psychopathology and medication side effects. *Am J Psychiatry*. 1992; 149:1189-1194.

178. Gorelick DA, Rose J, Jarvik ME. Effect of naloxone on cigarette smoking. *J Subst Abuse*. 1988; 1:153-159.

179. Gourlay SG, Forbes A, Marriner T, Kutin J, McNeil J. A placebo-controlled study of three clonidine doses for smoking cessation. *Clin Pharmacol Ther*. 1994a; 55:64-69.

180. Gourlay SG, Forbes A, Marriner T, Pethica D, McNeil JJ. Prospective study of factors predicting outcome of transdermal nicotine treatment in smoking cessation. *BMJ*. 1994b; 309:842-846.

181. Gourlay SG, Benowitz NL. Is Clonidine an effective smoking cessation therapy? *Drugs*. 1995; 50:197-207.

182. Grandy DK, Litt N, Allen L, Bunzow JR, Marchionni M, Makam H, Reed L, Magenis E, Civelli O. The human dopamine D2 receptor gene is located on chromosome 11 at q22-q23 and identifies at TayI RFLP. *Am J Hum Genet.* 1989; 45:778-785.

183. Graves AB, Mortimer JA. Does smoking reduce the risks of Parkinson's and Alzheimer's diseases? *J Smoking-Related Dis.* 1994; 5 Suppl 1:79-90.

184. Gray NS, Pickering AD, Hemsley DR, Dawling S, Gray JA. Abolition of latent inhibition by a single 5 mg dose of d-amphetamine in man. *Psychopharmacology.* 1992; 107:425-430.

185. Gretzmacher I. Rauchende Frauen. *Sexualmedizin.* 1984; 8:473-545.

186. Gritz ER, Nielsen IR, Brooks LA. Smoking cessation and gender: The influence of physiological, psychological and behavioral factors. *J Am Med Wom Assoc.* 1996; 51:35-42.

187. Gross J, Stitzer ML, Maldonado J. Nicotine replacement: Effects on postcessation weight gain. *J Consult Clin Psychol.* 1989; 57:87-92.

188. Guinn DA, Wigton TR, Owen J, Socol ML, Frederiksen MC. Prediction of preterm birth in nulliparous patients. *Am J Obstet Gynecol.* 1994; 171:1111-1115.

189. Gulbinat W, Dupont A, Jablensky A, Jensen OM, Marsella A, Nakane Y, Sartorius N. Cancer incidence of schizophrenic patients: Results of record linkage studies in three countries. *Br J Psychiatry.* 1992; 161:75-83.

190. Gulick EE, Hayes JD, Kennelly LF. Smoking among women: A lifecycle perspective on which to base prevention/cessation interventions. *Oncol Nurs Forum.* 1991; 18:91-102.

191. Gulliver SB, Hughes JR, Solomon LJ, Dey AN. An investigation of self-efficacy, partner support and daily stresses as predictors of relapse to smoking in self-quitters. *Addiction.* 1995a; 90:767-772.

192. Gulliver SB, Rohsenow DJ, Colby SM, Dey AN, Abrams DB, Niaura RS, Monti PM. Interrelationship of smoking and alcohol dependence, use, and urges to use. *J Stud Alcohol.* 1995b; 56:202-206.

193. Gupta SK, Hwang SS, Causey D, Rolf CN. Comparison of the nicotine pharmacokinetics of Nicoderm (nicotine transdermal system) and half-hourly cigarette smoking. *J Clin Pharmacol.* 1995; 35:985-989.

194. Gupton A, Thompson L, Arnason RC, Dalke S, Ashcroft T. Pregnant women and smoking. *Can Nurse.* 1995; 91:26-30.

195. Gurling HMD, Grant S, Dangl J. The genetic and cultural transmission of alcohol use, alcoholism, cigarette smoking and coffee drinking: A review and an example using a log linear cultural transmission model. *Br J Addict.* 1985; 80:269-279.

196. Hajek P. Withdrawal-oriented therapy for smokers. *Br J Addict.* 1989; 84:591-598.

197. Hajek P. Treatment for smokers. *Addiction.* 1994; 89:1543-1549.

198. Hall SM, Bachman J, Henderson JD, Barsdoe R, Jones RT. Smoking cessation in patients with cardiopulmonary disease: An initial study. *Addict Behav.* 1983; 8:33-42.

199. Hall SM, Munoz RF, Reus VI, Sees KL. Nicotine, negative affect, and depression. Special Section: Clinical research in smoking cessation. *J Consult Clin Psychol.* 1993; 61:761-767.

200. Hall SM, Munoz RF, Reus VI. Cognitive behavioral intervention increases abstinence rates for depressive history smokers. *J Consult Clin Psychol.* 1994; 62:141-146.

201. Hall SM, Munoz RF, Reus VI, Sees KL. Mood management and nicotine gum in smoking treatment: A therapeutic contact and placebo controlled study. *J Consult Clin Psychol.* 1996; 64:1003-1009.

202. Hamera E, Kraenzle Schneider J, Deviney S. Alcohol, cannabis, nicotine, and caffeine use and symptom distress in schizophrenia. *J Nerv Ment Dis.* 1995; 183:559-565.

203. Hannah MC, Hopper JL, Mathews JD. Twin concordance for a binary trait. II. Nested analysis of ever-smoking and ex-smoking traits and unnested analysis of a „commited-smoking" trait. *Am J Hum Genet.* 1985; 37:153-165.

204. Haring C, Fleischhacker W, Schett P, Humpel C, Barnas C, Sarria A. Influence of plasma related variables on clozapine levels. *Am J Psychiatry.* 1990; 147:1471-1475.

205. Harlharan M, VanNoord T, Greden JF. A High-Performance-Chromatographic Method for routine simultaneous determination of nicotine anc cotinine in plasma. *Clin Chem.* 1988; 34:724-729.

206. Hartman N, Leong GB, Glynn SM, Wilkins JN, Jarvik ME. Transdermal nicotine and smoking behavior in psychiatric patients. *Am J Psychiatry.* 1991; 148:374-375.

207. Hasegawa M, Guiterrrez R, Way L, Meltzer HY. Relationship between clinical efficacy and clozapine concentrations in plasma in schizophrenia: Effect on smoking. *J Clin Psychopharmacol.* 1993; 13:383-390.

208. Hatsukami DK, Hughes JR, Pickens RW. Tobacco withdrawal symptoms: An experimental analysis. *Psychopharmacology.* 1984; 84:231-236.

209. Hautzinger M. Die CES-D-Skala: Ein Depressionsmeßinstrument für Untersuchungen in der Allgemeinbevölkerung. *Diagnostica.* 1988; 34:167-173.

210. Heath AC, Cates R, Martin NG, Meyer J, Hewitt JK, Neale MC, Eaves LJ. Genetic contribution to risk of smoking initiation: Comparisons across birth cohorts and across cultures. *J Subst Abuse.* 1993; 5:221-276.

211. Heath AC, Martin NG. Genetic models for the natural history of smoking: Evidence for a genetic influence on smoking persistence. *Addict Behav.* 1993; 18:19-34.

212. Heath AC, Madden PAF, Slutske WS, Martin NG. Personality and the inheritance of smoking behavior: A genetic perspective. *Behav genet.* 1995; 25:103-117.

213. Heath AC, Madden PAF. Genetic influences on smoking behaviour. In: Turner JR, Cardon LR, Hewitt JK (eds). *Behavior genetic approaches in behavioral medicine.* New York, Plenum Press, 1995, pp45-66.

214. Heatherton TF, Kozlowski LT, Frecker RC, Fagerström KO. The Fagerström Test for Nicotine Dependence: A revision of the Fagerström Tolerance Questionnaire. *Br J Addict.* 1991; 86:1119-1127.

215. Henningfield JE, Clayton R, Pollin W. Involvement of tobacco in alcoholism and illicit drug use. *Br J Addict.* 1990; 85:279-292.

216. Herrman HE, Baldwin JA, Christie D. A record-linkage study of mortality and general hospital discharge in patients diagnosed as schizophrenic. *Psychol Med.* 1983; 13:581-593.

217. Hietala J, Pohjalainen T, Heikkila-Kallio U, West C, Salaspuro M, Syvälahti E. Allelic association between D2 but not D1 dopamine receptor gene and alcoholism in Finland. *Psychiatr Genet.* 1997; 7:19-25.

218. Hilleman DE, Mohiuddin SM, Del Core MG, Sketch MH. Effect of Buspirone on withdrawal symptoms associated with smoking cessation. *Arch Intern Med.* 1992; 152:350-352.

219. Hjalmarson A, Franzon M, Weszin A, Wiklund O. Effect of nicotine nasal spray on smoking cessation. *Arch Intern Med.* 1994; 154:2567-2572.

220. Hjalmarson A, Nilsson F, Sjöström L, Wiklund O. The nicotine inhaler in smoking cessation. *Arch Intern Med.* 1997; 157:1721-1728.

221. Ho R. Why do people smoke? Motives for the maintenance of smoking behaviour and its possible cessation. *Aust Psychol.* 1989; 24:385-400.

222. Hughes JR. Genetics of smoking: A brief review. *Behav Ther.* 1986; 17:335-345.

223. Hughes JR, Hatsukami DK. Signs and symptoms of tobacco withdrawal. *Arch Gen Psychiatry.* 1986; 43:289-294.

224. Hughes JR, Hatsukami DK, Mitchell JE, Dahlgren LA. Prevalence of smoking among psychiatric outpatients. *Am J Psychiatry.* 1986; 143:993-997.

225. Hughes JR, Gust SW, Skoog K, Keenan RM, Fenwick JW. Symptoms of tobacco withdrawal: A replication and extension. *Arch Gen Psychiatry.* 1991; 48:52-59.

226. Hughes JR. Possible effects of smoke-free inpatient units on psychiatric diagnosis and treatment. *J Clin Psychiatry.* 1993a; 54:109-114.

227. Hughes JR. Treatment of smoking cessation in smokers with past alcohol/drug problems. *J Subst Abuse Treat.* 1993b; 10:181-187.

228. Hughes JR. Non-nicotine pharmacotherapies for smoking cessation. *J Drug Dev.* 1994; 6:197-203.

229. Hughes JR, Higgins ST, Bickel WK. Nicotine withdrawal versus other drug withdrawal syndromes: Similarities and dissimilarities. *Addiction.* 1994; 89:1461-1470.

230. Hunt SP, Schmidt J. The electron microscopic autoradiographic localization of alpha-bungarotoxin binding sites within the central nervous system of the rat. *Brain Res.* 1978; 142:152-159.

231. Hunt WA, Barnett LW, Branch LG. Relapse rates in addiction programs. *J Clin Psychol.* 1971; 27:455-456.

232. Hunt WA, Matarazzo JD. Three years later: recent developments in the experimental modification of smoking behavior. *J Abnorm Psychol.* 1973; 81:107-114.

233. Hurt RD, Dale LC, Offord KP, Bruce BK, McClain FL, Eberman KM. Inpatient treatment of severe nicotine dependence. *Mayo Clin Proc.* 1992; 67:823-828.

234. Hurt RD, Dale LC, Offord KP, Croghan IT, Hays JT, Gomez-Dahl L. Nicotine patch therapy for smoking cessation in recovering alcoholics. *Addiction.* 1995a; 90:1541-1546.

235. Hurt RD, Offord KP, Lauger GG, Marusic Z, Fagerström KO, Enright PL, Scanlon PD. Cessation of long-term nicotine gum use - a prospective, randomized trial. *Addiction.* 1995b; 90:407-413.

236. Hussar AE. Leading causes of death in institutionalized chronic schizophrenic patients. A study of 1275 autopsy protocols. *J Nerv Ment Dis.* 1996; 142:45.

237. Hymowitz N, Feuerman M, Hollander M, Frances RJ. Smoking deterrence using silver acetate. *Hosp Community Psychiatry.* 1993; 44:113-118.

238. Ihlen BM, Amundsen A, Sande HA, Daae L. Changes in the use of intoxicants after onset of pregnancy. *Br J Addict.* 1990; 85:1627-1631.

239. Immensack R. *Bibliograpie als Geschichte der deutschsprachigen Tabakliteratur von 1579-1995.* Braunschweig, Brandes, 1996.

240. Imperato A, Mulas A, DiChiara G. Nicotine preferentially stimulates dopamine release in the limbic system in freely moving rats. *Eur J Pharmacol.* 1986; 45:789-796.

241. Jann M, Saklad SR, Ereshefsky L, Richards AL, Haringston CA, Davis CM. Effects of smoking on haloperidol and reduced haloperidol plasma concentrations and haloperidol clearence. *Psychopharmacology.* 1986; 90:468-470.

242. Jarvik ME, Schneider NG. Nicotine. In: Lowinson JH, Ruiz P, Millman RB (eds). *Substance Abuse: A Comprehensive Textbook. Ed II.* Baltimore, Md, Williams and Wilkins, 1992.

243. Jarvik ME, Caskey NH, Wirshing WC. Dopaminergic drugs modulate cigarette smoking. Poster presented at the First Annual Meeting of the Society for Research on Nicotine and Tobacco. *Addiction.* 1996; 91:141.

244. Jensen EJ, Schmidt E, Pedersen B, Dahl R. Effect on smoking cessation of silver acetate, nicotine and ordinary chewing gum: Influence of smoking history. *Psychopharmacology.* 1991; 104:470-474.

245. Jeste DV, Gladsjo JA, Lindamer LA, Lacro JP. Medical Comorbidity in Schizophrenia. *Schizophr Bull.* 1996; 22:413-430.

246. Jiménez-Ruiz C, Kunze M, Fagerström KO. Nicotine replacement: a new approach to reducing tobacco-related harm. *Eur Respir J.* 1998; 11:473-479.

247. Joossens L, Raw M. Smuggling and cross border shopping of tobacco in Europe. *BMJ.* 1995; 310:1393-1397.

248. Jorenby DE, Hatsukami DK, Smith SS, Fiore MC, Allen S, Jensen J, Baker TB. Characterization of tobacco withdrawal symptoms: Transdermal nicotine reduces hunger and weight gain. *Psychopharmacology.* 1996; 128:130-138.

249. Joseph AM, Nichol KL, Anderson H. Effect of treatment for nicotine dependence on alcohol and drug treatment outcomes. *Addict Behav.* 1993; 18:635-644.

250. Joseph MH, Young AM, Gray JA. Are neurochemistry and reinforcement enough - Can the abuse potential of drugs be explained by common actions on a dopamine reward system in the brain? *Human Psychopharmacology.* 1996; 11:55-63.

251. Junge B. Tabak. In: Deutsche Hauptstelle gegen die Suchtgefahren (ed). *Jahrbuch Sucht 96.* Geesthacht, Neuland, 1995, pp 69-83.

252. Junge B. Passivrauchen: Wie gefährlich ist es wirklich? *Pharm Ztg.* 1997; 142:1791-1800.

253. Kamarck TW, Lichtenstein E. Current trends in clinic-based smoking control. *Ann Behav Med.* 1985; 7:19-23.

254. Keeley EC, Pirwitz MJ, Landau C, Lange RA, Hillis LD, Foerster EH, Conrad K, Willard JE. Intranasal nicotine spray does not augment the adverse effects of cigarette smoking on myocardial oxygen demand or coronary arterial dimensions. *Am J Med.* 1996; 171:357-363.

255. Kendler KS, Neale MC, MacLean CJ, Heath AC, Eaves LJ, Kessler RC. Smoking and major depression: A causal analysis. *Arch Gen Psychiatry.* 1993; 50:36-43.

256. Kendler KS, Gardner CO, Prescott CA. Religion, psychopathology, and substance use and abuse: A multimeasure, genetic-epidemiology study. *Am J Psychiatry.* 1997; 154:322-329.

257. Kenford SL, Fiore MC, Jorenby DE, Smith SS, Wetter D, Baker TB. Predicting smoking cessation. JAMA. 1994; 271:589-594.

258. Killen JD, Fortmann SP, Newman B, Varady AN. Evaluation of a treatment approach, combining nicotine gum with self-guided behavioral treatment. *J Consult Clin Psychol.* 1990; 58:85-92.

259. Killen JD, Fortmann SP, Kraemer HC, Varady A, Newman B. Who will relapse? Symptoms of nicotine dependence predict long-term relapse after smoking cessation. *J Consult Clin Psychol.* 1992; 60:797-801.

260. Killen JD, Fortmann SP. Role of nicotine dependence in smoking relapse: Results from a prospective study using population-based recruitment methodology. *International Journal of Behavioral Medicine.* 1994; 1:320-334.

261. Killen JD, Fortmann SP, Kraemer HC, Varady AN. Interactive effects of depression symptoms, nicotine dependence, and weight change on late smoking relapse. *J Consult Clin Psychol.* 1996; 64:1060-1067.

262. Killen JD, Fortmann SP. Craving is associated with smoking relapse: findings from three prospective studies. *Exp Clin Psychopharmacol.* 1997; 5:137-142.

263. Kinnunen T, Doherty K, Militello FS, Garvey AJ. Depression and smoking cessation: Characteristics of depressed smokers and effects of nicotine replacement. *J Consult Clin Psychol.* 1996; 64:791-798.

264. Kjell H. Aarø LE, Fugelli P. Smoking habits in early pregnancy and attitudes towards smoking cessation among pregnant women and their partners. *Fam Pract.* 1992; 9:494-499.

265. Kleinman JC, Pierre MB, Madans JH, Land GH, Schramm WF. The effects of maternal smoking on fetal and infant mortality. *Am J Epidemiol.* 1988; 127:274-282.

266. Klesges RC, DePue K, Andrain J. Metabolic effects of nicotine gum and cigarette smoking: Potential implications for post cessation weight gain? *J Consult Clin Psychol.* 1991; 59:749-752.

267. Knapp JM, Rosheim C, Meister E, Kottke T. Managing tobacco dependency in chemical dependency treatment facilities: A survey of current attitudes and policies. *J Addict Dis.* 1993; 12:89-104.

268. Kommission der Europäischen Gemeinschaften (ed). *Die Europäer und die Krebsverhütung: Eine Studie über Einstellung und Verhalten der Bevölkerung.* Brüssel, 1988.

269. Koob GF, Goeders NE. Neuroanatomical substrates of drug self-administration. In: Liebman JM, Cooper SJ (eds). *The neuropharmacological basis of reward.* Oxford, Clarenden Press, 1989.

270. Koopmans JR, van Doornen LJP, Boomsma DI. Association between alcohol use and smoking in adolescent and young adult twins: A bivariate genetic analysis. *Alcoholism.* 1997; 21:537-546.

271. Körkel J. Der Rückfall von Alkoholabhängigen. Auf dem Weg zu einem neuen Verständnis des Rückfalls. *Verhaltenstherapie und psychosoziale Praxis*. 1991; 23:321-327.

272. Körkel J, Lauer G. Rückfälle Alkoholabhängiger: Ein Überblick über neuere Forschungsergebnisse und -trends. In: Körkel J, Lauer G, Scheller R (eds). *Sucht und Rückfall. Brennpunkte deutscher Rückfallforschung*. Stuttgart, Enke, 1995, pp158-185.

273. Kornitzer M, Boutsen M, Dramaix M, Thijs J, Gustavsson G. Combined use of nicotine patch and gum in smoking cessation: A placebo-controlled clinical trial. *Prev Med*. 1995; 24:41-47.

274. Kosten TR, Ziedonis DM. Substance abuse and schizophrenia: Editor's introduction. *Schizophr Bull*. 1997; 23:181-186.

275. Kottke TE, Battista RN, Gordon H, Brekke ML. Attributes of successful smoking cessation interventions in medical practice. *JAMA*. 1988; 259:2883-2889.

276. Kozlowski LT, Jelinek LC, Pope M. Cigarette smoking among alcohol abusers: A continuing and neglected problem. *Can J Public Health*. 1986; 77:205-207.

277. Kozlowski LT, Wilkinson A, Skinner W, Kent C, Franklin T, Pope M. Comparing tobacco cigarette dependence with other drug dependencies. *JAMA*. 1989; 261:898-901.

278. Kubista E. Rauchen in der Schwangerschaft. *Wien Med Wochenschr*. 1994; 22/23:529-531.

279. Kumari V, Checkley SA, Gray JA. Effect of cigarette smoking on prepulse inhibition of the acoustic startle reflex in healthy male smokers. *Psychopharmacology*. 1996; 128:54-60.

280. Kumari V, Toone B, Gray JA. Habituation and prepulse inhibition of the acoustic startle reflex: Effects of smoking status and psychosis-proneness. *Pers Individ Dif*. 1997; 23:183-191.

281. Kunze M, Schoberberger R, Abelin T, Gutzwiller F, Keil U, Kruse W, Matthys H. Rauchertherapie: Konsensus in den deutschsprachigen Ländern. *Soz Präventivmed*. 1992; 37:223-230.

282. Kunze M. Harm reduction: The possible role of nicotine replacement. In: Bollinger CT, Fagerström KO (eds). *The tobacco epidemic*. Pro Respir Res. Basel, Karger. 1997; 28: 190-198

283. Lapin EP, Maker HS, Sershen H, Lajtha A. Action of nicotine on accumbens dopamine and attenuation with repeated administration. *Eur J Pharmacol*. 1989; 160:53-59.

284. Laurent SL, Thompson SJ, Addy C, Garrison CZ, Moore EE. An epidemiological study of smoking and primary infertility in women. *Fertil Steril*. 1992; 57:565-572.

285. Law M, Tang JL. An analysis of the effectiveness of interventions intended to help people stop smoking. *Arch Intern Med*. 1995; 155:1933-1941.

286. Lebargy F, Benhammou K, Morin O, Zini R, Urien S, Bree F, Bignon J, Branelléc A, Lagrue G. Tobacco smoking induces expression of very high affinity nicotine binding sites on blood polymorphonuclear cells. *Am J Resp Crit Care Med*. 1996; 153:1056-1063.

287. Leischow SJ, Stitzer ML. Smoking cessation and weight gain. *Br J Addict*. 1991; 86:577-581.

288. Leischow SJ, Sachs DPL, Bostrom AG, Hansen MD. Effects of differing nicotine-replacement doses on weight gain after smoking cessation. *Arch Fam Med.* 1992; 1:233-237.

289. Leischow SJ, Sachs DPL, Hansen MD, Bostrom AG. Nicotine polacrilex dose effects: Serum nicotine levels and sensory characteristics. *Psychopharmacology.* 1995; 117:125-129.

290. Lekka NP, Paschalis C, Beratis S. Nicotine, caffeine and alcohol abuse in high- and low-dose benzodiazepine users. *Drug Alcohol Depend.* 1997; 45:207-212.

291. Leonard S, Adams C, Breese CR, Adler LE, Bickford P, Byerley W, Coon H, Griffith JM, Miller C, Myles-Worsley M, Nagamoto HT, Rollins Y, Stevens KE, Waldo M, Freedman R. Nicotine receptor function in schizophrenia. *Schizophr Bull.* 1996; 22:431-445.

292. Lerman C, Audrain J, Orleans CT, Boyd R, Gold K, Main D, Caporaso N. Investigation of mechanisms linking depressed mood to nicotine dependence. *Addict Behav.* 1996; 21:9-19.

293. Lerman C, Gold K, Audrain J, Lin Ting H. Incorporating biomarkers of exposure and genetic susceptibility into smoking cessation treatment: Effects on smoking related cognitions, emotions, and behavior change. *Health Psychol.* 1997; 16:87-99.

294. Levin ED. Nicotinic systems and cognitive function. *Psychopharmacology.* 1992; 108:417-431.

295. Levin ED, Wilson W, Rose JE, McEvoy J. Nicotine-haloperidol interactions and cognitive performance in schizophrenics. *Neuropsychopharmacology.* 1996; 15:429-436.

296. Lief HI. Bupropion treatment of depression to assist smoking cessation [letter]. *Am J Psychiatry.* 1996; 153:442.

297. Linnoila M, George L, Guthrie S, Leventhal B. Effects of alcohol consumption and cigarette smoking on antidepressant levels of depressed patients. *Am J Psychiatry.* 1981; 138:841-842.

298. Linville DG, Williams S, Raszkiewicz JL, Arneric SP. Nicotine agonists modulate basal forebrain control of cortical blood flow in anesthetized rats. *J Pharmacol Exp Ther.* 1993; 267:440-448.

299. Litman GK, Stapleton J, Oppenheim AN, Peleg M, Jackson P. The relationship between coping behaviours, their effectiveness and alcoholism relapse and survival. *Br J Addict.* 1984; 79:283-291.

300. Lohr JB, Flynn K. Smoking and schizophrenia. *Schizophr Res.* 1992; 8:93-102.

301. Lu CY, Gérard N, Méreaux AG, Chaventre A, Joly JP, Elion J, Krishnamoorthy. A rare *Fok*I RFLP in the human dopamine D2 receptor gene (DRD2). *Hum Genet.* 1992; 89:360.

302. Luetje CW, Seguela, P. Nicotine receptors in the mammalian brain. *FASEB J.* 1990; 4:2753-2760.

303. Lumley MA, Downey K, Stettner L, Wehmer F, Pomerleau OF. Alexithymia and negative affect: Relationship to cigarette smoking, nicotine dependence, and smoking cessation. *Psychother Psychosom.* 1994; 61:156-162.

304. Madden PAF, Heath AC, Starmer GA, Whitfield JB, Martin NG. Alcohol sensitivity and smoking history in men and women. *Alcoholism.* 1995; 19:1111-1120.

305. Malarcher AM, Ford ES, Nelson DE, Chrismon JH, Mowery P, Merritt RK, Herman WH. Trends in cigarette smoking and physicians' advice to quit smoking among people with diabetes. *Diabetes Care.* 1995; 18:694-697.

306. Marlatt GA, Gordon JR. Determinants of relapse: Implications for the maintenance of behavior change. In: Davidson PO, Davidson SM (eds). *Behavioral medicine: Changing health lifestyles.* New York, Brunner / Mazel, 1980, pp410-452.

307. McCarthy RH. Seizures following smoking cessation in a clozapine responder. *Pharmacopsychiatry.* 1994; 27:210-211.

308. McConville BJ, Sanberg PR, Fogelson H, King J, Parker KW, Norman AB. The effects of nicotine plus haloperidol compared to nicotine only and placebo nicotine only in reducing tic severity and frequency in Tourette's disorder. *Biol Psychiatry.* 1992; 31:832-840.

309. McEvoy JP, Freudenreich O, Levin ED, Rose JE. Haloperidol increases smoking in patients with schizophrenia. *Psychopharmacology.* 1995a; 119:124-126.

310. McEvoy JP, Freudenreich O, McGee M, VanderZwaag C, Levin E, Rose J. Clozapine decreases smoking in patients with chronic schizophrenia. *Biol Psychiatry.* 1995b; 37:550-552.

311. McGehee DS, Heath MJS, Gelber S, Devay P, Role LW. Nicotine enhancement of fast excitatory synaptic transmission in the CNS by presynaptic receptors. *Science.* 1995; 269:1692-1696.

312. Miller DD, Kelly MW, Perry PJ, Coryell WH. The influence of cigarette smoking on haloperidol pharmacokinetics. *Biol Psychiatry.* 1990; 28:529-531.

313. Miller NS, Cocores JA. Nicotine dependence: Diagnosis, chemistry, and pharmacologic treatments. *Pediatr Rev.* 1993; 14:275-279.

314. Minneker E, Buchkremer G, Bents H. Prädiktoren erfolgreicher Raucherentwöhnungsbehandlungen. *Suchtgefahren.* 1989; 35:91-102.

315. Minneker-Hügel E, de-Jong-Meyer R, Buchkremer G. Kognitive und situative Bedingungen des Rückfalls bei Rauchern. *Verhaltenstherapie.* 1992; 2:125-131.

316. Morens DM, Grandinetti A, Reed D, White LR, Ross GW. Cigarette smoking and protection from Parkinson`s disease: False association or etiologic clue? *Neurology.* 1995; 45:1041-1051.

317. Morrow R, Nepps P, McIntosh M. Silver acetate mouth spray as an aid in smoking cessation: Results of a double-blind trial. *J Am Board Fam Pract.* 1993; 6:353-357.

318. Murphy DL. Neuropsychiatric disorders and the multiple human brain serotonin receptor subtypes and subsystems. *Neuropsychopharmacology.* 1990a; 3:457-471.

319. Murphy DL. Peripheral indices of central serotonin function in humans. *Ann N Y Acad Sci.* 1990b; 600:282-295.

320. Murphy JK, Edwards NB, Downs AD, Ackerman BJ, Rosenthal TL. Effects of doxepin on withdrawal symptoms in smoking cessation. *Am J Psychiatry.* 1990; 147:1353-1357.

321. Murray RP, Istvan JA, Voelker HT, Rigdon MA, Wallace MD. Level of involvement with alcohol and success at smoking cessation in the lung health study. *J Stud Alcohol.* 1995; 56:74-82.

322. Nemeroff CG, DeVane CL, Pollock BG. Newer antidepressants and the cytochrome P450 system. *Am J Psychiatry.* 1996; 153:311-320.

323. Nett LM: The physicians role in smoking cessation. A present and future agenda. *Chest.* 1990; 97 Suppl:28-32.

324. Neuwirth J, Andresen B, Seifert R, Strak FM, Spehr W, Thomasius R, Rosenkranz T. Quantitatives EEG, Basisstörungen und Rauchen bei ätiopathogentisch differenten Gruppen paranoid-halluzinatorischer Psychosen - eine explorative Studie. *Fortschr Neurol Psychiat.* 1995; 63:78-89.

325. Newcomb PA, Carbone PP. The health consequences of smoking. Cancer. *Med Clin North Am.* 1992; 76:305-331.

326. Newhouse PA, Potter A, Levin ED. Nicotinic system involvement in Alzheimer's and Parkinson's diseases. *Drugs Aging.* 1997; 11:206-228.

327. Nisell M, Monikos G, Svensson TH. Nicotine dependence, midbrain dopamine systems and psychiatric disorders. *Pharmacol Toxicol.* 1995; 76:157-162.

328. Noble EP, Blum K, Ritchie T, Montgomery A, Sheridan PJ. Allelic association of the D2 dopamine receptor gene with receptor-binding characteristics in alcoholism. *Arch Gen Psychiatry.* 1991; 48:648-654.

329. Noble EP, Blum K. The dopamine D2 receptor gene and alcoholism. *JAMA.* 1991; 265:2667.

330. Noble EP. The D2 dopamine receptor gene: A review of association studies in alcoholism. *Behav Genet.* 1993; 23:119-129.

331. Noble EP, Jeor ST, Ritchie T. D2 dopamine receptor gene and cigarette smoking: A reward gene? *Med Hypotheses.* 1994; 42:257-260.

332. Noble EP. The DRD2 gene, smoking, and lung cancer. *J Natl Cancer Inst.* 1998; 90:343-345.

333. Nordberg A, Hartvig P, Lilja A, Vutanen M, Amberla K, Lundqvist H, Andersson Y, Ulin J, Winblad B, Langstrom B. Decreased uptake and binding of 11C-nicotine in brain of Alzheimer patients as visualized by positron emission tomography. *J Neural Transm.* 1990; 2:215-224.

334. Nørregaard J, Tønnesen P, Petersen L. Predictors and reasons for relapse in smoking cessation with nicotine and placebo patches. *Prev Med.* 1993; 22:261-271.

335. Ockene JK, Hosmer DW, Williams JW, Goldberg RJ, Ockene IS, Raia TJ. Factors related to patient smoking status. *Am J Public Health.* 1987; 77:356-357.

336. Olincy A, Young DA, Freedman R. Increased levels of the nicotine metabolite cotinine in schizophrenic smokers compared to other smokers. *Biol Psychiatry.* 1997; 42:1-5.

337. Owen N, Brown SL. Smokers unlikely to quit. *J Behav Med.* 1991; 14:627-636.

338. Oxley S. *Tabakabhängigkeit - Diagnostische Kriterien und prognostische Valenz psychometrischer Methoden zur Erfassung der Stärke der Abhängigkeit für eine langfristige Abstinenz.* Inaugural-Dissertation, Universität Tübingen, 1997.

339. Paoletti P, Fornai E, Maggiorelli F, Puntoni R, Viegi G, Carrozzi L, Corlando A, Gustavsson G, Sawe U, Giuntini C. Importance of baseline cotinine plasma values in smoking cessation: Results from a double-blind study with nicotine patch. *Eur Respir J.* 1996; 9:643-651.

340. Parazzini F, Dindelli M, La Vecchia C, Liati P. Smoking in pregnancy: A survey from northern Italy. *Soz Präventivmed.* 1991; 36:46-48.

341. Pato CN, Macciardi F, Pato MT, Verga M, Kennedy JL. Review of the putative association of dopamine D2 receptor and alcoholism: a meta-analysis. *Am J Med Genet.* 1993; 48:78-82.

342. Patton GC, Hibbert M, Posier MJ, Carlin JB, Caust J, Bowes G. Is smoking associated with depression and anxiety in teenagers? *Am J Public Health.* 1996; 86:225-230.

343. Perkins KA, Grobe JE, Fonte C, Goettler J, Caggiula AR, Peynolds WA, Stiller RL,Scierka A, Jacob RG. Chronic and acute tolerance to subjective, behavioral and cardiovascular effects of nicotine in humans. *J Pharmacol Exp Ther.* 1994; 270:628-638.

344. Perkins KA, Benowitz N, Henningfield J, Newhouse P, Pomerleau O, Swan G. Society for research on nicotine and tobacco. *Addiction.* 1996; 91:129-144.

345. Perkins KA, Grobe JE, Caggiula AR, Wilson AS, Stiller RL. Acute reinforcing effects of low-dose nicotine nasal spray in humans. *Pharmacol Biochem Behav.* 1997; 56:235-241.

346. Perry PJ, Browne MS, Prince RA. The effects of smoking on nortriptyline plasma levels in depressed patients. *Ther Drug Monit.* 1986; 8:279-284.

347. Peto R, Doll R. Smoking accepted on death certificates. *BMJ.* 1992; 305:829-830.

348. Peto R, Lopez AD, Boreham J, Thun M, Heath C. Mortality from tobacco in developed countries: Indirect estimation from national vital statistics. *Lancet.* 1992; 339:1268-1278.

349. Peto R, Lopez AD, Boreham J, Thun M, Heath C. *Mortality from smoking in developed countries 1950-2000.* Oxford, Oxford University Press, 1994.

350. Peto R, Lopez AD, Boreham J, Thun M, Heath C, Doll R. Mortality from smoking worldwide. *Br Med Bull.* 1996; 52:12-21.

351. Plassman BL, Helms MJ, Welsh KA, Saunders AM, Breitner JCS. Smoking, Alzheimer's disease, and confounding with genes. *Lancet.* 1995; 345:387.

352. Plassman BL, Saunders AM, Helms MJ, Breitner JCS, Welsh KA. Smoking, Alzheimer's disease, and confounding with genes. *Lancet.* 1995; 345:1054.

353. Pohjalainen T, Rinne J, Nagren K, Lehikoinen P, Attila K, Syvalahti E. Genetic determinants of human D2 dopamine receptor binding characteristics in vivo. *Am J Hum Genet.* 1996; 59 Suppl 4:A387.

354. Pomerleau OF, Adkins D, Pertschuk M. Predictors of outcome and recidivism in smoking cessation treatment. *Addict Behav.* 1978; 3:65-70.

355. Pomerleau CS, Pomerleau OF, Majchrzak MJ. Mecamylamine pretreatment increases subsequent nicotine self-administration as indicated by changes in plasma nicotine levels. *Psychopharmacology.* 1987; 91:391-393.

356. Pomerleau OF. Nicotine and the central nervous system: Biobehavioral effects of cigarette smoking. *Am J Med.* 1992; 93 Suppl 1A:1A2S-1A7S.

357. Pomerleau CS, Carton SM, Lutzke ML, Flessland KA, Pomerleau OF. Reliability of the Fagerström Questionnaire and the Fagerström Test for Nicotine Dependence. *Addict Behav.* 1994; 19:33-39.

358. Pomerleau OF. Individual differences in sensitivity to nicotine: Implications for genetic research on nicotine dependence. *Behav Genet.* 1995; 25:161-177.

359. Pommery J, Foulon O, Morineau G, Lhermitte M, Levron JC, Erb F. Determination of haloperidoland hydroxy haloperidol in human plasma by high performance liquid chromatography. *Ann Biol Clin.* 1990; 48:455-458.

360. Pontieri FE, Tanda G, Orzi F, DiChiara G. Effects of nicotine on the nucleus accumbens and similarity to those of addictive drugs. *Nature.* 1996; 382:255-257.

361. Prochaska JO, DiClemente CC. Stages and processes of self-change of smoking: Toward an integrative model of change. *J Consult Clin Psychol.* 1983:51:390-395.

362. Prochaska JO, Velicer WF, Fuadagnoli, Rossi JS, DiClemente CC. Patterns of Change: Dynamic typology applied to smoking cessation. *Multivariate Behav Res.* 1991; 26:83-107.

363. Racke K, Schwörer H, Simson G. Effects of cigarette smoking or ingestion of nicotine on platelet 5-hydroxytryptamine (5-HT) levels in smokers and non-smokers. *Clin Investig.* 1992; 70:201-204.

364. Rausch JL, Nichinson B, Lamke C, Matloff J. Influence of negative affect on smoking cessation treatment outcome: A pilot study. *Br J Addict.* 1990; 85:929-933.

365. Resnick MP, Bosworth EE. A smoke-free psychiatric unit. *Hosp Community Psychiatry.* 1989; 40:525-527.

366. Rey MJ, Schulz P, Costa C, Dick P, Tissot R. Guidelines for the dosage of neuroleptics. I: Chlorpromazine equivalents of orally administered neuroleptics. *Int Clin Psychopharmacol.* 1989; 4:95-104.

367. Rhodes J, Thomas GAO, Green JT. Nicotine for the treatment of ulcerative colitis. In: Opitz K (ed). *Nicotine as a therapeutic agent.* Jena, Fischer, 1997, pp12-14.

368. Richmond RL, Kehoe LA, Webster IW. Multivariate models for predicting abstention following intervention to stop smoking by general practitioners. *Addiction.* 1993; 88:1127-1135.

369. Riggs JE. The "protective" influence of cigarette smoking on Alzheimer's and Parkinson's diseases. Quagmire or opportunity for neuroepidemiology? *Neurol Clin.* 1996; 14:353-358.

370. Ringbeck DM. Raucherentwöhnung mit dem Nikotinpflaster - Niedrige Erfolgsquoten unter Alltagsbedingungen. *Fortschr Med.* 1994; 112:336.

371. Romans SE, McNoe BM, Herbison GP, Walton VA, Mullen PE. Cigarette smoking and psychiatric morbidity in women. *Aust N Z J Psychiatry.* 1993; 27:399-404.

372. Rose JE, Behm FM, Westman EC, Levin ED, Stein RM, Ripka GV. Mecamylamine combined with nicotine skin patch facilitates smoking cessation beyond nicotine patch treatment alone. *Clin Pharmacol Ther.* 1994; 56:86-99.

373. Rose JE, Westmann EC, Behm FM. Nicotine/Mecamylamine combination treatment for smoking cessation. *Drug Dev Res.* 1996; 38:243-256.

374. Rosengren A, Wilhelmsen L, Wedel H. Seperate and combined effects of smoking and alcohol abuse in middle-aged men. *Acta Med Scand.* 1988; 223:111-118.

375. Russell MAH. Nicotine intake and its control over smoking. In: Wonnacot S, Russell MAH, Stolerman JP (eds). *Nicotine psychopharmacology: Molecular, cellular, and behavioral aspects.* Oxford, Oxford University Press, 1990, pp374-418

376. Russell MAH, Stapleton JA, Feyerabend C, Wiseman SM, Gustavsson G, Sawe U, Conner P. Targeting heavy smokers in general practice: Randomised controled trial of transdermal nicotine patches. *BMJ.* 1993; 306:1308-1312.

377. Sahakian B, Jones G, Levy R, Gray J, Warburton D. The effects of nicotine on attention, information processing, and short term memory in patients with dementia of the Alzheimer type. *Br J Psychiatry.* 1989; 154:797-800.

378. Salokangas RKR, Saarijärvi S, Taiminen T, Lehto H, Niemi H, Ahola V, Syvälahti E. Effect of smoking on neuroleptics in schizophrenia. *Schizophr Res.* 1997; 23:55-60.

379. Sanberg PR, Fogelson HM, Manderscheid PZ, Parler KW, Norman AB, McConville BJ. Nicotine gum and haloperidol in Tourette's syndrome. *Lancet.* 1988; 1:592.

380. Sandyk R, Kay SR. Tobacco addiction as a marker of age at onset of schizophrenia. *Int J Neurosci.* 1991; 57: 259-262.

381. Sandyk R. Cigarette smoking: Effects on cognitive functions and drug-induced parkinsonism in chronic schizophrenia. *Int J Neurosci.* 1993; 70:193-197.

382. Saß H, Wittchen HU, Zaudig M. *Diagnostisches und Statistisches Manual Psychischer Störungen DSM IV.* Göttingen, Bern, Toronto, Seattle, Hogrefe, 1996.

383. Sawicki PT, Didjurgeit U, Muhlhauser I, Berger M. Behaviour therapy versus doctor's anti-smoking advice in diabetic patients. *J Intern Med.* 1993; 234:407-409.

384. Sawicki PT, Didjurgeit U, Muhlhauser I, Bender R, Heinemann L, Berger M. Smoking is associated with progression of diabetic nephropathy. *Diabetes Care.* 1994; 17:126-131.

385. Schivelbusch W. *Das Paradies, der Geschmack und die Vernunft.* Stuttgart, Fischer, 1990.

386. Schmeiser-Rieder A, Schorenberg R, Gredler B, Kunze M. Interventionsprogramm Rauchen. *Wien Med Wochenschr.* 1994; 7:134-137.

387. Schmidt LG, Dufeu P, Heinz A, Kuhn S, Rommelspacher H. Serotonergic dysfunction in addiction: Effects of alcohol, cigarette smoking and heroin on platelet 5-HT content. *Psychiatry Res.* 1997; 72:177-185.

388. Schneider NG, Olmstead R, Mody FV, Doan K, Franon M, Jarvik ME, Steinberg C. Efficacy of a nicotine nasal spray in smoking cessation: A placebo controlled, double blind trial. *Addiction.* 1995; 90:1671-1682.

389. Schneider NG, Olmstead R, Nilsson F, Mody FV, Franzon M, Doan K. Efficacy of a nicotine inhaler in smoking cessation: A double blind, placebo-controlled trial. *Addiction.* 1996; 91:1293-1306.

390. Schoberberger R, Kunze U, Schmeiser-Rieder A, Groman E, Kunze M. Wiener Standard zur Diagnostik der Nikotinabhängigkeit: Wiener Standard Raucher-Inventar (WSR). *Wien Med Wschr.* 1998; 148:52-64.

391. Schuh KJ, Schuh LM, Henningfield JE, Stitzer ML. Nicotine nasal spray and vapor inhaler: Abuse liability assessment. *Psychopharmacology.* 1997; 130:352-361.

392. Schulte-Hobein B, Schwartz-Brickenbach D, Abt S, Plum C, Nau H. Cigarette smoke exposure and development of infants during the first year of life: Influence

of passive smoking and nursing on cotinine levels in breast milk and infant's urine. *Acta paediatr.* 1992; 81:550-557.

393. Schwalb H, Schimana W, Brüninghaus H, Eckmann F, Mascher J, Serfling W, Veh-Schindlmayr I. Mortalität hospitalisierter psychiatrischer Patienten - Ergebnisse einer 10-Jahres-Studie. *Fortschr Neurol Psychiat.* 1987; 55:83-90.

394. Schwartz JL. Methods of smoking cessation. *Med Clin North Am.* 1992; 76:451-476.

395. Sees KL, Clark HW. When to begin smoking cessation in substance abusers. *J Subst Abuse Treat.* 1993; 10:189-195.

396. Severson HH, Andrews JA, Lichtenstein E, Wall M, Zoref L. Predictors of smoking during and after pregnancy: A survey of mothers of newborns. *Prev Med.* 1995; 24:23-28.

397. Sexton M, Hebel J. A clinical trial of change in maternal smoking and its effect on birth weight. *JAMA.* 1984; 25:911-935.

398. Sher KJ, Gotham HJ, Erickson DJ, Wood PK. A prospective, high-risk study of the relationship between tobacco dependence and alcohol use disorders. *Alcoholism.* 1996; 20:485-492.

399. Shiffman S. A cluster-analytic classification of smoking relapse episodes. *Addict Behav.* 1986; 11:295-307.

400. Silagy CA, Mant DC, Fowler GH, Lodge M. Meta-analysis on efficacy of nicotine replacement therapies in smoking cessation. *Lancet.* 1994; 343:139-142.

401. Silver AA, Sanberg PR. Transdermal nicotine patch and potentiation of haloperidol in Tourette's syndrome. *Lancet.* 1993; 342:182.

402. Slama K, Redman S, Perkins J, Reid ALA, Sanson-Fisher RW. The effectiveness of two smoking cessation programmes for use in general practice. *BMJ.* 1990; 300:1707-1709.

403. Smith CJ, Giacobini E. Nicotine, Parkinson`s and Alzheimer`s disease. *Rev Neurosci.* 1992; 3:25-42.

404. Smith CJ, Lippiello PM, Ashford JW. Smoking, Alzheimer's disease, and confounding with genes. *Lancet.* 1995; 345:1054.

405. Smith GL. Schizophrenia, smoking, and boredom.[Letter] *Am J Psychiatry.* 1996; 153:4.

406. Spiegel D, Frischholz EJ, Fleiss JL, Spiegel H. Predictors of smoking abstinence following a single session restructuring intervention with self hypnosis. *Am J Psychiatry.* 1993; 150:1090-1097.

407. Spitz MR, Shi H, Yang F, Hudmon KS, Jiang H, Chamberlain RM. Case-control study of the D2 dopamine receptor gene and smoking status in lung cancer patients. *J Natl Cancer Inst.* 1998; 90:358-363.

408. Spring B, Wurtman J, Gleason R, Wurtman R, Kessler K. Weight gain and withdrawal symptoms after smoking cessation: A preventive intervention using d-fenfluramine. *Health Psychol* 1991; 10:216-223.

409. Stacy RD, Greer DL, Haas S, Hellbusch J. Beliefs of pregnant women about smoking and maternal and infant health. *Health Values.* 1994; 18:13-18.

410. Stage KB, Glassman AH, Covey LS. Depression after smoking cessation: Case reports. *J Clin Psychiatry.* 1996; 57:467-469.

411. Stanaway RG, Watson DW. Smoking and personality: A factorial study. *Br J Clin Psychol.* 1981; 20:213-214.

412. Stapleton JA, Russell MAH, Feyerabend C, Wiseman SM, Gustavsson G, Säwe U, Wiseman D. Dose effects and predictors of outcome in a randomized trial of transdermal nicotine patches in general practice. *Addiction.* 1995; 90:31-42.

413. Statistisches Bundesamt (ed). *Fragen zur Gesundheit 1995.* Stuttgart, Metzler-Pöschel, 1996, Fachserie 12, Reihe S3.

414. Steinert T, Wolfersdorf M, Thoma H, Marpert M. Beeinflußt Dauerhospitalisierung die kardiovaskuläre Morbidität bei Schizophrenen? *Fortschr Neurol Psychiat.* 1996; 64:212-220.

415. Stevens I, Mahal A, Gaertner HJ. Clozapinplasmaspiegel bei der Akuttherapie von schizophrenen Patienten. *Psychopharmakotherapie.* 1995; 2:77-81.

416. Stevens KE, Meltzer J, Rose GM. Nicotinic cholinergic normalization of amphetamine-induced loss of auditory gating in freely moving rats. *Psychopharmacology.* 1995; 119:163-170.

417. Stumpfe KD. Wie groß ist die Zahl der abhängigen Raucher? *Suchtgefahren.* 1987; 33:330-336.

418. Stumpfe KD. Wie gewöhnen sich die Raucher das Rauchen ab? *Suchtgefahren.* 1988; 34:401-407.

419. Stumpfe KD. Langzeiterfolge bei der Nikotinabhängigkeit - Am Beispiel der 5-Tage-Therapie. *Suchtgefahren.* 1990; 36:370-379.

420. Stumpfe KD. Raucherentwöhnung mit alternativen Methoden. *Z Ärztl Fortbild.* 1995; 89:511-514.

421. Suonio S, Saarikski S, Kauhanen O, Metsapelto A, Terho J, Vohlonen I. Smoking does affect fecundity. *Eur J Obstet Gynecol Reprod Biol.* 1990; 34:89-95.

422. Suter PM, Spitzbarth A, Gautschi K, Erdmenger L, Vonderschmitt DJ, Vetter WC. Cotinin - Ein sinnvoller Biomarker für den Tabakkonsum? *Schweiz Rundsch Med Prax.* 1995; 84:821-825.

423. Sutherland G, Stapleton JA, Russell MAH, Jarvis MJ, Hajek P, Belcher M, Feyerabend C. Randomised controlled trial of nasal nicotine spray in smoking cessation. *Lancet.* 1992; 340:324-329.

424. Sutherland G, Stapleton JA. Nasal nicotine spray for dependent smokers. *J Smoking-Related Dis.* 1994; 5:195-201.

425. Sutherland G, Stapleton JA, Russell MAH, Feyerabend C. Naltrexone, smoking behaviour and cigarette withdrawal. *Psychopharmacology.* 1995; 120:418-425.

426. Svanberg B. Smoking during pregnancy. Possibilities of prevention in antenatal care. *Int J Technol Assess Health Care.* 1992; 8 Suppl 1:96-100.

427. Swan GE, Carmelli D, Cardon LR. The consumption of tobacco, alcohol, and coffee in Caucasian male twins: A multivariate genetic analysis. *J Subst Abuse.* 1996a; 8:19-31.

428. Swan GE, Ward MM, Jack LM. Abstinence effects as predictors of 28-day relapse in smokers. *Addict Behav.* 1996b; 21:481-490.

429. Swan GE, Carmelli D, Cardon LR. Heavy consumption of cigarettes, alcohol and coffee in male twins. *J Stud Alcohol.* 1997; 58:182-190.

430. Tang JL, Law M, Wald N. How effective is nicotine replacement therapy in helping people to stop smoking. *BMJ.* 1994; 308:21-26.

431. Tanskanen A, Viinamäki H, Hintikka J, Koivumaa-Honkanen HT, Lehtonen J. Smoking and suicidality among psychiatric patients. *Am J Psychiatry.* 1998; 155:129-130.

432. Tate JC, Stanton AL, Green SB, Schmitz JM. Assessing the validity of nicotine abstinence effects by self- and observer ratings under „blinded" conditions. *Experimental and Clinical Psychopharmacology.* 1996; 4:330-335.

433. Ter Riet G, Kleijnen J, Knipschild P. A meta-analysis of studies into the effect of acupuncture on addiction. *Br J Gen Pract.* 1990; 40:379-382.

434. Terry AV, Clarke MSF. Nicotine stimulation of nerve growth factor receptor expression. *Life Sci.* 1994; 55:91-98.

435. Thornton JC, Dawe S, Lee C, Capstick C, Corr PJ, Cotter P, Frangou S, Gray NS, Russell MAH, Gray JA. Effects of nicotine and amphetamine on latent inhibition in human subjects. *Psychopharmacology.* 1996; 127:164-173.

436. Thorward SR, Birnbaum S. Effects of a smoking ban on a general hospital psychiatric unit. *Gen Hosp Psychiatry.* 1989; 11:63-67.

437. Tölle R, Buchkremer G. *Zigarettenrauchen - Epidemiologie, Psychologie, Pharmakologie und Therapie.* Heidelberg, Berlin, Springer, 1989, 2. Auflage.

438. Tønnesen P, Fryd V, Hansen M, Helsted J. Two and four mg nicotine chewing gum and group counselling in smoking cessation: An open, randomized, controlled trial with a 22 month follow-up. *Addict Behav.* 1988; 13:17-27.

439. Tønnesen P, Nørregaard J, Mikkelsen K, Jorgensen S, Nilsson F. A double-bind trial of a nicotine inhaler for smoking cessation. *JAMA.* 1993; 269:1268-1271.

440. Tønnesen PM, Mikkelsen K, Nørregaard J, Joergensen S. Recycling of hard-core smokers with nicotine nasal spray. *Eur Respir J.* 1996; 9:1619-1623.

441. Tönnies S, Tausch R. Inventar zur Selbstkommunikation für Erwachsene (ISE). *Z Klin Psychol.* 1981; 10:52-63.

442. Transdermal Nicotine Study Group. Transdermal nicotine for smoking cessation. Six-month results from two multicenter controlled clinical trials. *JAMA.* 1991; 266:3133-3138.

443. True WR, Heath AC, Scherrer JF, Waterman B, Goldberg J, Lin N, Eisen SA, Lyons MJ, Tsuang MT. Genetic and environmental contributions to smoking. *Addiction.* 1997; 92:1277-1287.

444. Tsuang MT, Perkins K, Simpson JC. Physical diseases in schizophrenia and affective disorder. *J Clin Psychiatry.* 1983; 44:42-46.

445. Tsuda A, Steptoe A, West R, Fieldman G, Kirschbaum C. Cigarette smoking and psychophysiological stress responsiveness: Effects of recent smoking and temporary abstinence. *Psychopharmacology.* 1996; 126:226-233.

446. Unland H, Buchkremer G. Selbsthilfemanual zu einer von Nicotinpflaster unterstützten Raucherentwöhnung. Mit Leitfaden für den behandelnden Arzt. Münster, 1989, unveröffentlichtes Manuskript.

447. Unland H, Stögbauer E. Prädiktoren erfolgreicher Raucherentwöhnung. In: Buchkremer G, Rath N (eds) *Raucherentwöhnung. Psychologische und pharmakologische Methoden.* Stuttgart New York, Thieme, 1989, pp113-118.

448. Unland H, Minneker E, Buchkremer G. Rückfallprävention in der Raucherentwöhnung. *Verhaltensmodif u Verhaltensmed.* 1991; 12:19-27.

449. Valbø A, Schioldborg P. Smoking cessation in pregnancy. Mode of intervention and effect. *Acta Obstet Gynecol Scand.* 1991; 70:309-313.

450. Valbø A, Schioldborg P. Smoking in pregnancy: A follow-up study of women unwilling to quit. *Addict Behav.* 1993; 18:253-257.

451. Van Ammers EC, Sellman JD, Mulder RT. Temperament and substance abuse in schizophrenia: Is there a relationship? *J Nerv Ment Dis.* 1997; 185:283-288.

452. Vatassery GT, Herzan, LA, Dysken MW. Simultaneous determination of very low concentrations of haloperidol and reduced haloperidol in human serum by a liquid chromatographic method. *J Chromatogr.* 1988; 433-312-317

453. Velicer WF, Fava JL, Prochaska JO, Abrams DB, Emmons KM, Pierce JP. Distribution of smokers by stage in three representative samples. *Prev Med.* 1995; 24:401-411.

454. Vezina P, Blanc G, Glowinski J, Tassin JP. Nicotine and morphine differentially activate brain dopamine in prefrontocortical and subcortical terminal fields: Effects of acute and repeated injections. *J Pharmacol Exp Ther.* 1992; 261:484-490.

455. Vidal C. Nicotine potentiation of glutamatergic synapses in the prefrontal cortex: New insight into the analysis of the role of nicotinic receptors in cognitive functions. *Drug Dev Res.* 1994; 31:120-126.

456. Walsh R, Redman S. Smoking cessation in pregnancy: do effective programmes exist? Health Promotion International. 1993; 8:111-127.

457. Warburton DM. Nicotine as a cognitive enhancer. *Prog Neuropsychopharmacol Biol Psychiatry.* 1992; 16:181-191.

458. Warburton EC, Joseph MH, Feldon J, Weiner I, Gray JA. Antagonism of amphetamine-induced disruption of latent inhibition by haloperidol and odansetron: Implications for a possible antipsychotic action of odansetron. *Psychopharmacology.* 1994; 114:657-664.

459. Warner KE. Cost effectiveness of smoking-cessation therapies. *Pharmacoeconomics.* 1997; 11:538-549.

460. Weiner I, Lubow RE, Feldon J. Disruption of latent inhibition by acute administration of low doses of amphetamine in rats. *Pharmacol Biochem Behav.* 1988; 30:871-878.

461. Wenderlein JM. Rauchen und Schwangerschaft. *Z Ärztl Fortbild.* 1995; 89:467-471.

462. West R, Grunberg NE. Implications of tobacco use as an addiction. *Brit J Addict.* 1991; 86:485-488.

463. Whitehouse PJ, Martino AM, Antuono PG, Lowenstein PR, Coyle JT, Price DL, Kellar KJ. Nicotinic acethylcholine binding sites in Alzheimer`s disease. *Brain Res.* 1986; 371:146-151.

464. Wilkins JN. Pharmacotherapy of schizophrenia patients with comorbid substance abuse. *Schizophr Bull.* 1997; 23:215-228.

465. Williams M, Sullivan JP, Arneric SP. Neuronal nicotinic acetylcholine receptors. *DN&P.* 1994; 7:205-223.

466. Wilson AL, Langley LK, Monley J, Baur T, Rottunda S, McFalls E, Kovesa C, McCarfen JR. Nicotine patches in Alzheimers disease: Pilot study on learning, memory and safety. *Pharmacol Biochem Behav.* 1995; 51:509-514.

467. Wilson D, Wakefield M, Owen N, Roberts L. Characteristics of heavy smokers. *Prev Med.* 1992; 21:311-319.

468. Windsor R, Cutter G, Morris J, Reese Y, Adams B, Bartlett E. Effectiveness of self-help smoking cessation interventions for pregnant women in public health maternity clinics: a randomized trial. *Am J Public Health.* 1985; 76:1389-1392.

469. Windsor RA, Orleans CT. Guidelines and methodological standards for smoking cessation intervention research among pregnant women: Improving the science and the art. *Health Educ Q.* 1986; 13:131-161.

470. Windsor RA, Li CQ, Lowe JB, Perkins LL, Ershoff D, Glynn T. The dissemination of smoking cessation methods for pregnant women: Achieving the year 2000 objectives. *Am J Public Health.* 1993; 83:173-178.

471. Wise RA, Bozarth MA. A psychomotor stimulant theory of addiction. *Psychol Rev.* 1987; 94:469-492.

472. Wise RA. The neurobiology of craving: Implications for the understanding and treatment of addiction. *J Abnorm Psychol.* 1988; 97:118-132.

473. Wonnacott S, Irons I, Rapier C, Thorne B, Lunt GG. Presynaptic modulation of transmitter release by nicotinic receptors. In: Nordberg A, Fuxe K, Holmstedt B, Sundwall A (eds). *Progress in Brain Research.* New York, Elsevier Science Publishers BV, 1989, pp157-163.

474. Wonnacott S. Characterization on nicotine receptor sites in the brain. In: Wonnacott S, Russell MAH, Stollerman IP (eds). *Nicotine psychopharmacology: Molecular, cellular and behavioral aspects.* Oxford, Oxford University Press, 1990a, pp227-277.

475. Wonnacott S. The paradox of nicotinic acetylcholine receptor upregulation by nicotine. *Trends Pharmacol Sci.* 1990b; 11:216-219.

476. World Health Organization. *Tobacco or Health: A global status report.* Genf, WHO, 1997.

477. Yassa R, Lal S, Korpassy A, Ally J. Nicotine exposure and tardive dyskinesia. *Biol Psychiatry.* 1987; 22:67-72.

478. Yudkin PL, Jones L, Lancaster T, Fowler GH. Which smokers are helped to give up smoking using transdermal patches? Results from a randomised, double-blind, plazebo-controlled trial. *Br J Gen Pract.* 1996; 46:145-148.

479. Zarrindast MR, Sadegh M, Shafaaghi B. Effects of nicotine on memory retrieval in mice. *Eur J Pharmacol.* 1996; 295:1-6.

480. Ziedonis DM, Kosten TR, Glazer WM, Frances RJ. Nicotine dependence and schizophrenia. *Hosp Community Psychiatry.* 1994; 45:204-206.

481. Ziedonis DM, George TP. Schizophrenia and nicotine use: Report of a pilot smoking cessation program and review of neurobiological and clinical issues. *Schizophr Bull.* 1997; 23:247-254.

482. Zimmer D, Lindinger P, Mitschele U. Neue Wege in der verhaltenstherapeutischen Behandlung des Rauchens. Teil 1: Längerfristige Effektivität mit dem Freiburger Raucherentwöhnungsprogramm (4 1/2-Jahres-Katamnese). *Verhaltenstherapie.* 1993a; 3:304-311.

483. Zimmer D, Lindinger P, Mitschele U. Neue Wege in der verhaltenstherapeutischen Behandlung des Rauchens. Teil 2: Prädiktoren der Veränderungen. *Verhaltenstherapie.* 1993b; 3:312-316.

Anhang

FAGERSTRÖM TEST FÜR NIKOTINABHÄNGIGKEIT

Wann nach dem Aufwachen rauchen Sie Ihre erste Zigarette?

Innerhalb von 5 Minuten	☐	3 Punkte
Innerhalb von 6-30 Minuten	☐	2 Punkte
Innerhalb von 31-60 Minuten	☐	1 Punkt
Nach 60 Minuten	☐	0 Punkte

Finden Sie es schwierig, an Orten, wo das Rauchen verboten ist, das Rauchen sein zu lassen?

ja	☐	1 Punkt
nein	☐	0 Punkte

Auf welche Zigarette würden Sie nicht verzichten wollen?

Die erste am Morgen	☐	1 Punkt
andere	☐	0 Punkte

Wieviele Zigaretten rauchen Sie im allgemeinen pro Tag?

bis 10	☐	0 Punkte
11-20	☐	1 Punkt
21-30	☐	2 Punkte
mehr als 30	☐	3 Punkte

Rauchen Sie am frühen Morgen im allgemeinen mehr als am Rest des Tages?

ja	☐	1 Punkt
nein	☐	0 Punkte

Kommt es vor, daß Sie rauchen, wenn Sie krank sind und tagsüber im Bett bleiben müssen?

ja	☐	1 Punkt
nein	☐	0 Punkte

Tabelle A-1: Deutsche Übersetzung des Fagerström Test for Nicotine Dependence (Heatherton et al 1991)

Erste Zigarette des Tages nach	5 min	18,9%	21,2%	16,5%	19,6%	17,9%
	30 min	42,5%	43,4%	41,7%	41,1%	43,1%
	60 min	23,7%	21,2%	26,1%	25,3%	23,6%
	später	14,9%	14,2%	15,7%	14,0%	15,4%
		-	Chi²=1,36; p=0,7153		Chi²=0,29; p=0,9621	
Cotinin zu Therapiebeginn	N	107	48	59	48	61
	MW	1221,3	1224,7	1218,6	1283,7	1174,0
	SD	682,8	759,8	619,8	673,1	680,8
	Median	1133,0	1004,5	1220,0	1206,5	1009,0
	Range	264–3353	267–3353	264–2625	0–3353	264–2850
		-	z=-0,36; p=0,7187		z=0,96; p=0,3394	
Depression (BDI >18) zu T0	N	197	94	103	91	108
	MW (SD)	7,7 (7,6)	7,0 (6,2)	8,4 (8,7)	6,9 (7,0)	8,4 (8,0)
	Median	5,0	6,0	5,0	5,0	6,0
	Range	0,0–40,0	0,0–30,0	0,0–40,0	0,0–40,0	0,0–35,0
		-	z=-0,40; p=0,6873		z=-1,24; p=0,2165	
Depression (BDI >18) zu T1	N	166	81	85	75	93
	MW (SD)	5,3 (6,0)	5,0 (4,8)	5,6 (7,0)	4,2 (4,1)	6,1 (7,1)
	Median	3,0	3,0	4,0	3,0	4,0
	Range	0,0–31,0	0,0–20,0	0,0–31,0	0,0–20,0	0,0–31,0
		-	z=0,36; p=0,7205		z=-0,83; p=0,4045	
Depression (BDI >18) zu T3	N	124	66	58	54	70
	MW (SD)	6,3 /7,9)	5,2 (6,6)	7,5 (9,0)	4,1 (3,9)	8,0 (9,6)
	Median	4,0	3,0	4,0	3,0	5,0
	Range	0,0–39,0	0,0–38,0	0,0–39,0	0,0–16,0	0,0–39,0
		-	z=1,42; p=0,1546		z=-1,63; p=0,1041	
Depression (BDI >18) zu T4	N	73	36	37	33	42
	MW (SD)	5,6 (6,1)	5,3 (4,7)	5,9 (7,2)	5,1 (5,3)	6,0 (6,6)
	Median	5,0	5,0	4,0	5,0	5,0
	Range	0,0–33,0	0,0–17,0	0,0–33,0	0,0–21,0	0,0–33,0
		-	z=0,41; p=0,6811		z=-0,62; p=0,5369	
negative Selbstkommunikation	N	213	109	104	98	117
	MW (SD)	2,0 (0,5)	2,0 (0,5)	2,0 (0,5)	1,9 (0,5)	2,1 (0,5)
	Median	2,0	2,0	2,0	1,9	2,1
	Range	1,1–3,7	1,1–3,6	1,0–4,0	1,1–3,6	1,1–3,7
		-	z=0,72; p=0,4745		z=-2,79; p=0,0052	
Unzufriedenheit	N	213	109	104	98	117
	MW (SD)	2,0 (0,5)	2,0 (0,5)	2,0 (0,5)	1,9 (0,5)	2,0 (0,5)
	Median	1,9	1,9	1,9	1,9	1,9
	Range	1,0–3,6	1,0–3,6	1,0–3,6	1,0–3,4	1,0–3,6
		-	z=0,46; p=0,6449		z=-0,88; p=0,3782	
Entmutigung	N	217	110	107	99	120
	MW (SD)	1,9 (0,6)	1,9 (0,5)	1,9 (0,6)	1,8 (0,5)	2,0 (0,6)
	Median	2,0	2,0	2,0	1,8	2,0
	Range	1,0–4,0	1,0–3,8	1,0–4,0	1,0–3,8	1,0–4,0
		-	z=-0,10; p=0,9178		z=-1,95; p=0,0515	
negative Befindlichkeit	N	217	110	107	99	120
	MW (SD)	2,1 (0,6)	2,1 (0,5)	2,2 (0,6)	2,0 (0,5)	2,3 (0,6)
	Median	2,0	2,0	2,2	2,0	2,2
	Range	1,0–4,0	1,0–3,8	1,0–4,0	1,0–3,8	1,0–4,0
		-	z=1,33; p=0,1845		z=-4,28; p<0,0001	

Variable		Gesamt	GT	BT	Männlich	Weiblich
Geschlecht	männlich	46,6%	54,8%	38,5%	100,0%	0,0%
	weiblich	53,4%	45,2%	61,5%	0,0%	100,0%
		-	Chi²=6,21; p=0,0127		-	
Alter	N	232	115	117	108	126
	MW (SD)	40,7 (10,8)	40,3 (11,1)	41,0 (10,5)	43,4 (11,4)	38,2 (9,5)
	Median	39,0	38,0	39,0	42,5	36,5
	Range	22,0–66,0	22,0–66,0	22,0–65,0	23,0–66,0	22,0–65,0
		-	z=-0,53; p=0,5931		z=3,40; p=0,0007	
Bildung	keine	3,5%	2,7%	4,3%	2,9%	4,0%
	HS	36,8%	36,6%	37,1%	40,0%	33,6%
	RS	26,8%	29,5%	24,1%	24,8%	28,0%
	Abitur	32,9%	31,2%	34,5%	32,4%	34,4%
		-	Chi²=1,16; p=0,7621		Chi²=1,15; p=0,7652	
Berufstätig-keit	arbeitslos	21,2%	20,7%	21,7%	19,1%	22,8%
	mit Arbeit	78,8%	79,3%	78,3%	80,9%	77,2%
		-	Chi²=0,04; p=0,8516		Chi²=0,47; p=0,4926	
Rauchbeginn	N	228	112	116	105	125
	MW (SD)	15,9 (3,6)	15,7 (3,9)	16,1 (3,3)	15,8 (3,3)	16,0 (3,8)
	Median	16,0	15,0	16,0	16,0	15,0
	Range	8,0–40,0	8,0–40,0	9,0–26,0	8,0–25,0	8,0–40,0
		-	z=-0,65; p=0,5177		z=0,43; p=0,6663	
Dauer des Rauchens	N	232	115	117	108	126
	MW (SD)	20,5 (10,6)	19,8 (11,1)	21,1 (10,0)	24,4 (11,5)	17,0 (8,4)
	Median	20,0	18,0	20,0	24,0	17,0
	Range	2,0–49,0	2,0–48,0	7,0–49,0	7,0–49,0	2,0–49,0
		-	z=-1,25; p=0,2124		z=5,05; p<0,0001	
Zahl der Abstinenz-versuche	N	220	109	111	101	121
	MW (SD)	2,9 (3,2)	3,1 (3,6)	2,7 (2,6)	3,3 (3,8)	2,5 (2,5)
	Median	2,0	2,0	2,0	2,0	2,0
	Range	0,0–20,0	0,0–20,0	0,0–15,0	0,0–20,0	0,0–16,0
		-	z=0,65; p=0,5137		z=0,92; p=0,3593	
bisherige Ent-wöhnungs-therapien	nein	87,5%	87,0%	88,0%	88,0%	87,3%
	ja	12,5%	13,0%	12,0%	12,0%	12,7%
		-	Chi²=0,06; p=0,8040		Chi²=0,02; p=0,8783	
Eingangs-zigaretten-konsum	N	232	115	117	108	126
	MW (SD)	24,7 (9,8)	25,4 (10,6)	24,1 (9,0)	26,7 (11,8)	23,0 (7,2)
	Median	23,0	23,0	23,0	25,0	20,0
	Range	10,0–80,0	10,0–80,0	10,0–60,0	10,0–80,0	10,0–50,0
		-	z=0,61; p=0,5445		z=2,17; p=0,0304	
Stärke der Abhängigkeit (WTS)	N	216	103	113	102	116
	MW (SD)	55,8 (15,7)	55,0 (16,0)	56,5 (15,5)	53,9 (14,1)	57,2 (16,9)
	Median	55,0	53,0	57,0	53,0	57,0
	Range	23,0–92,0	23–88	24–92	28–85	23–92
		-	z=-0,87; p=0,3802		z=-1,30; p=0,1936	
Stärke der Abhängigkeit (FTND)	N	228	113	115	107	123
	MW (SD)	4,6 (2,0)	4,7 (2,0)	4,5 (2,0)	4,7 (1,9)	4,6 (2,0)
	Median	4,5	5,0	4,0	5,0	4,0
	Range	1,0–9,0	1,0–9,0	1,0–9,0	1,0–9,0	1,0–9,0
		-	z=0,80; p=0,4261		z=0,45; p=0,6544	

positive Selbstkommunikation	N	205	108	97	93	112
	MW (SD)	2,7 (0,4)	2,7 (0,3)	2,6 (0,4)	2,7 (0,3)	2,6 (0,4)
	Median	2,7	2,7	2,7	2,7	2,7
	Range	1,2–3,5	1,6–3,5	1,2–3,5	1,2–3,5	1,6–3,5
	-		z=-0,26; p=0,7917		z=1,58; p=0,1133	
Zufriedenheit	N	211	109	102	97	114
	MW (SD)	2,7 (0,5)	2,7 (0,5)	2,6 (0,6)	2,8 (0,5)	2,5 (0,6)
	Median	2,7	2,7	2,7	2,9	2,7
	Range	1,0–4,0	1,1–4,0	1,0–4,0	1,0–4,0	1,1–4,0
	-		z=-0,57; p=0,5684		z=2,81; p=0,0049	
Ermutigung	N	213	109	104	97	118
	MW (SD)	2,8 (0,5)	2,8 (0,4)	2,8 (0,5)	2,8 (0,4)	2,8 (0,5)
	Median	2,8	2,8	2,8	2,7	2,8
	Range	1,3–4,0	2,0–3,7	1,3–4,0	1,3–3,8	1,5–4,0
	-		z=0,31; p=0,7601		z=-0,43; p=0,6694	
positive Befindlichkeit	N	211	110	101	95	116
	MW (SD)	2,5 (0,5)	2,6 (0,5)	2,5 (0,5)	2,6 (0,5)	2,5 (0,5)
	Median	2,4	2,6	2,4	2,6	2,4
	Range	1,1–4,0	1,4–4,0	1,1–3,9	1,1–4,0	1,3–3,9
	-		z=-1,31; p=0,1910		z=1,83; p=0,0673	
Zufriedenheit nach ½ Jahr	N	165	82	83	75	92
	MW (SD)	2,9 (1,1)	2,8 (1,0)	3,0 (1,2)	2,7 (0,9)	3,1 (1,1)
	Median	3,0	2,7	3,0	2,7	3,0
	Range	1,0–6,0	1,0–6,0	1,0–6,0	1,0–6,0	1,0–6,0
	-		z=-1,11; p=0,_		z=-2,37; p=0,0177	
Zufriedenheit nach 1 Jahr	N	134	68	66	60	76
	MW (SD)	2,8 (1,1)	2,8 (1,0)	2,8 (1,3)	2,6 (1,0)	3,0 (1,2)
	Median	2,7	2,7	2,3	2,3	3,0
	Range	1,0–6,0	1,0–5,0	1,0–6,0	1,0–6,0	1,0–6,0
	-		z=-0,47; p=0,6354		z=-2,32; p=0,0203	
Zahl der Raucher im Haushalt	N	179	93	86	83	96
	MW (SD)	0,9 (0,9)	1,0 (1,0)	0,8 (0,8)	0,8 (0,8)	1,0 (1,0)
	Median	1,0	1,0	1,0	1,0	1,0
	Range	0,0–6,0	0,0–4,0	0,0–6,0	0,0–4,0	0,0–6,0
	-		z=-1,72; p=0,0860		z=-1,74; p=0,0801	
rauchende Freunde	nein	41,8%	43,5%	40,2%	43,5%	41,3%
	ja	58,2%	56,5%	59,8%	56,5%	58,7%
	-		Chi²=0,26; p=0,6096		Chi²=0,12; p=0,73	
rauchende Kollegen	nein	68,1%	73,0%	63,3%	64,8%	71,4%
	ja	31,9%	27,0%	36,7%	35,2%	28,6%
	-		Chi²=2,56; p=0,1095		Chi²=1,18; p=0,2781	
Wunsch des Partners	nein	36,6%	35,7%	37,6%	25,9%	46,8%
	ja	63,4%	64,3%	62,4%	74,1%	53,2%
	-		Chi²=0,095; p=0,7574		Chi²=10,88; p=0,0010	
Ärztlicher Ratschlag	nein	40,1%	37,4%	42,7%	37,0%	43,7%
	ja	59,9%	62,6%	57,3%	63,0%	56,3%
	-		Chi²=0,69; p=0,4063		Chi²=1,06; p=0,3044	
Unterstützung durch Freunde	keine	2,7%	1,8%	3,5%	2,9%	2,4%
	nein	13,3%	11,8%	14,8%	13,6%	12,9%
	ja	52,0%	49,1%	54,8%	54,4%	50,8%
	unbedingt	32,0%	37,3%	26,9%	29,1%	33,9%
	-		Chi²=3,17; p=0,3659		Chi²=0,61; p=0,8947	

positive Kognitionen zum Rauchen zu T0	N	215	105	110	97	120
	MW (SD)	24,7 (3,9)	24,1 (3,7)	25,2 (3,9)	23,5 (4,0)	25,7 (3,4)
	Median	25,0	24,0	25,5	24,0	26,0
	Range	14,0–32,0	15,0–32,0	14,0–32,0	14,0–32,0	17,0–32,0
		-	z=-2,29; p=0,0218		z=-4,05; p<0,0001	
negative Kognitionen zum Rauchen zu T0	N	211	107	104	99	114
	MW (SD)	30,9 (3,7)	30,7 (3,6)	31,2 (3,7)	30,9 (3,9)	31,1 (3,4)
	Median	31,0	31,0	31,0	31,0	31,0
	Range	20,0–40,0	20,0–40,0	21,0–40,0	20,0–40,0	21,0–38,0
		-	z=0,97; p=0,3344		z=-0,44; p=0,6635	
Abstinenz- zuversicht (Therapie- beginn)	nicht	5,6%	2,8%	8,3%	2,9%	7,9%
	kaum	29,6%	29,6%	29,6%	23,5%	35,1%
	mäßig	50,9%	53,7%	48,2%	54,9%	47,4%
	stark	13,9%	13,9%	13,9%	18,6%	9,7%
		-	Chi²=3,33; p=0,3439		Chi²=8,53; p=0,0362	
Abstinenz- zuversicht (Therapie- ende)	nicht	8,4%	8,1%	8,8%	3,3%	12,3%
	kaum	21,4%	19,2%	23,5%	17,6%	24,6%
	mäßig	43,3%	42,4%	44,1%	49,5%	38,2%
	stark	26,9%	30,3%	23,6%	29,7%	24,6%
		-	Chi²=1,37; p=0,7136		Chi²=8,31; p=0,0400	
Selbst- effizienz- erwartung zu T0	nicht	0,0%	0,0%	0,0%	0,0%	0,0%
	kaum	12,5%	11,9%	13,1%	8,7%	15,6%
	mäßig	58,8%	59,6%	57,9%	61,2%	57,4%
	stark	28,7%	28,5%	29,0%	30,1%	27,0%
		-	Chi²=0,089; p=0,9563		Chi²=2,42; p=0,2987	
Selbst- effizienz- erwartung zu T1	nicht	1,5%	2,0%	1,0%	0,0%	2,7%
	kaum	17,0%	17,2%	16,8%	13,3%	19,6%
	mäßig	38,5%	34,3%	42,6%	40,0%	36,6%
	stark	43,0%	46,5%	39,6%	46,7%	41,1%
		-	Chi²=1,78; p=0,6184		Chi²=4,10; p=0,2508	
Therapie- wirksamkeit zu T0	nicht	7,2%	8,5%	5,9%	6,9%	7,4%
	kaum	16,9%	22,6%	10,9%	10,9%	22,2%
	mäßig	40,6%	40,6%	40,6%	43,6%	38,9%
	stark	35,3%	28,3%	42,6%	38,6%	31,5%
		-	Chi²=7,68; p=0,0532		Chi²=5,36; p=0,1504	
Therapie- wirksamkeit zu T1	nicht	7,6%	4,4%	10,6%	2,4%	11,7%
	kaum	11,3%	12,1%	10,6%	9,5%	12,6%
	mäßig	16,8%	20,9%	12,8%	17,9%	15,5%
	stark	64,3%	62,6%	66,0%	70,2%	60,2%
		-	Chi²=4,36; p=0,2249		Chi²=6,58; p=0,0867	
Motivation zu Therapie- beginn	keine	0,0%	0,0%	0,0%	0,0%	0,0%
	gering	1,3%	0,9%	1,7%	0,9%	1,6%
	mäßig	38,6%	37,5%	39,7%	36,2%	41,6%
	hoch	60,1%	61,6%	58,6%	62,9%	56,8%
		-	Chi²=0,45; p=0,7976		Chi²=0,96; p=0,6182	
Motivation zu Therapie- ende	keine	0,5%	0,0%	1,0%	0,0%	0,9%
	gering	5,3%	6,7%	3,8%	2,0%	8,0%
	mäßig	28,8%	29,8%	27,9%	28,9%	28,3%
	hoch	65,4%	63,5%	67,3%	69,1%	62,8%
		-	Chi²=2,00; p=0,5719		Chi²=4,65; p=0,1997	

Beschwerden zu Therapiebeginn	N	216	112	104	105	113
	MW (SD)	31,4 (9,0)	31,0 (8,2)	31,7 (9,9)	30,0 (9,3)	32,6 (8,6)
	Median	30,0	31,0	29,0	28,0	32,0
	Range	17,0–57,0	17,0–55,0	17,0–57,0	17,0–55,0	17,0–57,0
		-	z=0,13; p=0,8985		z=-2,47; p=0,0135	
Beschwerden zu Therapieende	N	211	104	107	99	114
	MW (SD)	30,3 (9,2)	29,2 (7,9)	31,4 (10,3)	29,1 (9,4)	31,4 (8,9)
	Median	28,0	28,0	29,0	27,0	30,0
	Range	17,0–57,0	17,0–51,0	17,0–57,0	17,0–56,0	17,0–57,0
		-	z=-1,09; p=0,2771		z=2,20; p=0,0276	
Gewicht zu T0	N	226	111	115	103	125
	MW (SD)	67,5 (12,3)	68,3 (12,7)	66,6 (11,8)	74,8 (10,8)	61,3 (9,7)
	Median	66,0	67,0	65,0	75,0	60,0
	Range	43,0–103	43,0–103	44,5–102	44,5–102	43,0–103
		-	z=0,99; p=0,3239		z=8,69; p<0,0001	
Gewichtszunahme T1 – T0	N	201	101	100	96	107
	MW (SD)	0,9 (1,5)	1,1 (1,7)	0,8 (1,3)	1,0 (1,7)	0,8 (1,3)
	Median	1,0	1,0	0,9	1,0	0,5
	Range	-3,0–6,0	-2,5–6,0	-3,0–5,0	-3,0–6,0	-1,0–5,0
		-	z=-1,19; p=0,2322		z=1,13; p=0,2601	
Gewichtszunahme T3 – T0	N	91	45	46	39	52
	MW (SD)	2,0 (3,8)	1,3 (2,3)	2,7 (4,8)	2,5 (3,6)	1,8 (3,9)
	Median	1,0	1,0	1,5	1,0	1,0
	Range	-8,0–14,0	-3,0–6,6	-8,0–14,0	-2,0–11,0	-8,0–14,0
		-	z=-1,09; p=0,2743		z=0,88; p=0,3774	
Gewichtszunahme T4 – T0	N	136	67	69	59	77
	MW (SD)	1,9 (4,3)	1,9 (4,1)	1,8 (4,4)	2,5 (4,9)	1,4 (3,7)
	Median	1,0	1,0	1,0	1,0	1,0
	Range	-7,0–19,0	-7,0–18,5	-7,0–19,0	-7,0–18,5	-7,0–19,0
		-	z=0,63; p=0,5313		z=0,99; p=0,3237	
Rauchverlangen vor Therapie	nicht	41,3%	41,2%	41,3%	47,8%	34,3%
	kaum	10,8%	10,8%	10,9%	7,5%	13,7%
	mäßig	26,8%	30,4%	22,8%	24,5%	28,5%
	stark	21,1%	17,6%	25,0%	20,2%	23,5%
		-	Chi²=2,27; p=0,5181		Chi²=4,54; p=0,2089	
Rauchverlangen zu Therapieende	nicht	44,9%	41,9%	47,8%	49,4%	39,6%
	kaum	21,6%	19,4%	23,9%	22,0%	20,8%
	mäßig	22,7%	25,8%	19,6%	18,7%	28,1%
	stark	10,8%	12,9%	8,7%	9,9%	11,5%
		-	Chi²=2,35; p=0,5024		Chi²=2,93; p=0,4023	
Dauer der Pflasteranwendung	N	174	89	85	80	96
	MW (SD)	19,2 (32,4)	20,9 (34,1)	17,3 (30,6)	16,7 (25,3)	21,4 (37,0)
	Median	7,0	7,0	7,0	7,0	6,0
	Range	0–180	0–180	0–180	0,0–120	0,0–180
		-	z=-0,49; p=0,6250		z=0,34; p=0,7302	
Akzeptanz der Therapiebausteine	N	161	96	65	80	83
	MW (SD)	11,5 (3,4)	11,4 (3,3)	11,7 (3,6)	11,3 (3,1)	11,6 (3,7)
	Median	11,0	11,0	12,0	11,0	11,0
	Range	6,0–21,0	6,0–21,0	6,0–21,0	6,0–18,0	6,0–21,0
		-	z=0,59; p=0,5585		z=-0,055; p=0,9561	

Abstinenz zu T1*	ja	55,6%	63,5%	47,9%	63,0%	50,0%
	nein	44,4%	36,5%	52,1%	37,0%	50,0%
		-	Chi²=5,73; p=0,0167		Chi²=3,97; p=0,0464	
Abstinenz zu T2*	ja	34,1%	40,9%	27,4%	36,1%	33,3%
	nein	65,9%	59,1%	72,6%	63,9%	66,7%
		-	Chi²=4,72; p=0,0298		Chi²=0,20; p=0,6561	
Abstinenz zu T3*	ja	25,9%	26,1%	25,6%	26,9%	26,2%
	nein	74,1%	73,9%	74,4%	73,1%	73,8%
		-	Chi²=0,006; p=0,9382		Chi²=0,013; p=0,9090	
Abstinenz zu T4*	ja	20,7%	21,7%	19,7%	24,1%	19,1%
	nein	79,3%	78,3%	80,3%	75,9%	80,9%
		-	Chi²=0,15; p=0,6956		Chi²=0,87; p=0,3497	
Abstinenz zu T5*	ja	17,7%	12,6%	23,8%	20,7%	14,7%
	nein	82,3%	87,4%	76,2%	79,3%	85,3%
		-	Chi²=3,68; p=0,0550		Chi²=1,10; p=0,2954	
Abstinenz-dauer in Tagen	N	231	90	94	107	126
	MW	126,0	49,1	23,6	141,2	120,7
	SD	218,2	6,7	6,5	227,8	217,5
	Median	30,0	29,0	1,0	30,0	14,0
		-	z=3,25; p=0,0011		z=1,67; p=0,0948	

Tab.B-1: Merkmale der untersuchten Population (Gesamt, sowie getrennt nach Geschlecht und Behandlungsbedingung) *Punktprävalenz der Abstinenz zu den Katamnesezeitpunkten

	T1	T2	T3	T4	T5
Geschlecht	Chi²=3,05, p=0,0810	Chi²=0,23, n.s.	Chi²=0,39, n.s.	Chi²=1,29, n.s.	Chi²=1,93, n.s.
Odds Ratio	1,61 (0,94-2,76)	1,15 (0,66-1,97)	1,22 (0,65-2,28)	1,47 (0,76-2,88)	1,93 (0,77-5,19)
Behandlungs-bedingung	Chi²=4,10, p=0,0430	Chi²=4,63, p=0,0310	Chi²=0,19, n.s.	Chi²=0,05, n.s.	Chi²=0,33, n.s.
Odds Ratio	1,61 (1,01-2,76)	1,81 (1,05-3,16)	1,15 (0,62-2,14)	1,08 (0,55-2,11)	0,58 (0,22-1,44)
Interaktion	Chi²=0,40, n.s.	Chi²=0,21, n.s.	Chi²=0,40, n.s.	Chi²=0,05, n.s.	Chi²=0,02, n.s.
Odds Ratio	0,84 (0,49-1,44)	0,88 (0,51-1,53)	1,22 (0,66-2,30)	1,22 (0,48-1,82)	1,07 (0,43-2,89)

Tab.B-2: Geschlecht und Therapieform als Prädiktoren der Abstinenz. Ergebnisse der logistischen Regression unter Berücksichtigung der Faktoren Geschlecht, Behandlungsbedingung und deren Interaktion

Variable		T1		T2		T3		T4		T5	
		abstinent	rückfällig	abstinent	rückfällig	abstinent	rückfällig	abstinent	rückfällig	abstinent	rückfällig
Geschlecht	männlich	49,2%	50,8%	34,7%	65,3%	21,8%	78,2%	16,1%	83,9%	9,8%	90,2%
	weiblich	63,0%	37,0%	39,8%	60,2%	25,9%	74,1%	22,2%	77,8%	15,8%	84,2%
		Chi²=4,43; p=0,0352		Chi²=0,65; p=0,4190		Chi²=0,55; p=0,4583		Chi²=1,39; p=0,2376		Chi²=1,45; p=0,2290	
Alter	N	129	103	85	147	58	174	47	185	24	151
	MW (SD)	39,7 (10,9)	41,8 (10,5)	40,3 (11,2)	40,9 (10,5)	40,4 (11,5)	40,7(10,5)	40,4 (11,5)	40,7 (10,6)	42,5 (11,4)	39,4 (10,9)
		z=1,48; p=0,1383		z=-0,51; p=0,6087		z=-0,50; p=0,6150		z=-0,43; p=0,6882		z=1,37; p=0,1695	
Bildung	ohne	50,0%	50,0%	25,0%	75,0%	25,0%	75,0%	12,5%	87,5%	0,0%	100,0%
	HS	52,4%	47,6%	32,1%	67,9%	22,6%	77,4%	19,05%	81,95%	11,3%	88,7%
	RS	50,8%	49,2%	26,2%	73,8%	18,0%	82,0%	13,1%	86,9%	8,2%	91,8%
	Abitur	64,0%	36,0%	50,7%	49,3%	32,0%	68,0%	28,0%	72,0%	23,2%	76,8%
		Chi²=3,16; p=0,3672		Chi²=10,43; p=0,0153		Chi²=3,82; p=0,2882		Chi²=5,10; p=0,1647		Chi²=1,45; p=0,0807	
Tätigkeit	arbeitslos	54,2%	45,8%	33,3%	66,7%	20,8%	79,2%	16,7%	83,3%	12,1	87,9
	arb.-tätig	56,7%	43,3%	37,6%	62,4%	25,8%	74,2%	21,4%	78,7%	14,5%	85,5%
		Chi²=0,10; p=0,7497		Chi²=0,30; p=0,5828		Chi²=0,51; p=0,4756		Chi²=0,51; p=0,4746		Chi²=0,12; p=0,7246	
Beginn des Rauchens	N	127	101	83	145	56	172	46	182	24	149
	MW (SD)	15,9 (4,0)	15,9 (3,1)	16,1 (4,2)	15,8 (3,2)	16,6 (4,5)	15,7 (3,3)	16,4 (4,7)	15,8 (3,3)	16,9 (5,9)	15,6 (3,2)
		z=1,31; p=0,1916		z=-1,80; p=0,0726		z=-2,00; p=0,0451		z=-2,55; p=0,0107		z=-1,96; p=0,0497	
Rauchdauer in Jahren	N	129	103	85	147	58	174	47	185	24	151
	MW (SD)	19,3(11,0)	21,9 (9,9)	19,5 (11,0)	21,0 (10,3)	21,0 (11,6)	20,3(10,3)	21,1 (11,6)	20,3 (10,3)	23,3 (11,6)	19,5 (10,6)
		z=1,31; p=0,1916		z=-1,80; p=0,0726		z=-2,00; p=0,0451		z=-2,55; p=0,0107		z=-1,96; p=0,0497	
Abstinenz-versuche	N	124	96	81	139	55	165	45	175	23	143
	MW (SD)	3,0 (3,3)	2,8 (3,0)	3,2 (3,3)	2,7 (3,1)	3,2 (3,6)	2,8 (3,0)	2,9 (3,0)	2,9 (3,2)	2,8 (2,5)	3,0 (3,4)
		z=-0,33; p=0,7383		z=1,51; p=0,1307		z=0,48; p=0,6316		z=0,17; p=0,8676		z=0,31; p=0,7560	
Entwöhnungs-therapien	nein	54,0	46,0	25,6	64,4	22,3	77,7	18,3	81,7	11,8	88,2
	ja	65,5	34,5	48,3	51,7	34,5	65,5	24,1	75,9	18,2	81,8
		Chi²=1,37; p=0,2417		Chi²=1,73; p=0,1882		Chi²=2,08; p=0,1490		Chi²=0,56; p=0,4554		Chi²=0,70; p=0,4030	
Eingangs-zigaretten-konsum	N	129	103	85	147	58	174	47	185	24	151
	MW (SD)	23,7 (9,1)	26,0 (10,6)	22,1 (8,4)	26,2 (10,3)	23,4 (9,7)	25,2 (9,8)	22,6 (7,6)	25,3 (10,2)	24,5 (7,9)	24,6 (9,4)
		z=2,00; p=0,0456		z=-3,53; p=0,0004		z=-1,84; p=0,0653		z=-1,67; p=0,0953		z=0,0022; p=0,9982	
Stärke der Abhängigkeit	N	120	96	75	141	51	165	42	174	21	141
	MW (SD)	53,1 (15,3)	59,2 (15,7)	50,8 (15,1)	58,5 (15,4)	52,3 (14,8)	56,9(15,9)	50,1 (12,6)	57,2 (16,1)	50,0 (10,8)	57,0 (15,8)
		z=2,87; p=0,0041		z=-3,42; p=0,0006		z=-1,87; p=0,0618		z=-2,52; p=0,0116		z=-2,00; p=0,0458	

		127	101	84	1444	54	174	44	184	22	150
FTND	N	127	101	84	1444	54	174	44	184	22	150
	MW (SD)	4,3 (2,0)	5,1 (1,9)	3,9 (1,9)	5,1 (1,9)	3,9 (1,8)	4,9 (2,0)	3,7 (1,7)	4,9 (2,0)	3,8 1,7)	4,8 (2,0)
		z=1,31; p=0,1916	p=0,1916	z=-1,80; z=-0,96;	z=-0,96; p=0,0726	z=-2,00; p=0,0451	p=0,0451	z=-2,55; p=0,0107	p=0,0107	z=-1,96; p=0,0497	p=0,0497
Cotinin zu T0	N	61	46	36	71	30	77	25	82	14	65
	MW (SD)	1123(621)	1350 (743)	1129(649)	1267 (698)	1079 (627)	276 (699)	982 (522)	1294 (711)	1058 (603)	1332 (666)
		z=1,61; p=0,1079	p=0,1079	z=-0,96; p=0,3374	p=0,3374	z=-1,27; p=0,2056	p=0,2056	z=-1,84; p=0,0652	p=0,0652	z=-1,44; p=0,1486	p=0,1486
Depression (BDI >18) zu T0	nein	57,4%	42,6%	39,2%	60,8%	24,4%	75,6%	21,0%	79,0%	14,5%	85,5%
	ja	20,0%	80,0%	10,0%	90,0%	10,0%	90,0%	10,0%	90,0%	0,0%	100,0%
		Chi²=1,61; p=0,2050	p=0,2050	Chi²=3,27; p=0,0706	p=0,0706	Chi²=1,08; p=0,2989	p=0,2989	Chi²=1,56; p=0,2113	p=0,2113	Chi²=2,50; p=0,1138	p=0,1138
Depression (BDI >18) zu T1	nein	57,1%	42,9%	39,1%	60,9%	26,3%	73,7%	22,4%	77,6%	15,7%	84,3%
	ja	20,0%	80,0%	10,0%	90,0%	10,0%	90,0%	10,0%	90,0%	0,0%	100,0%
		Chi²=5,21; p=0,0225	p=0,0225	Chi²=3,40; p=0,0651	p=0,0651	Chi²=1,32; p=0,2509	p=0,2509	Chi²=1,86; p=0,3549	p=0,3549	Chi²=1,47; p=0,2248	p=0,2248
Selbstkommunikation (ISE)	N	115	86	75	126	51	150	41	160	22	134
	MW (SD)	2,3 (0,26)	2,3 (0,28)	2,3 (0,25)	2,3 (0,28)	2,3 (0,25)	2,3 (0,28)	2,3 (0,24)	2,3 (0,28)	2,3 (0,26)	2,3 (0,26)
		z=-0,82; p=0,4130	p=0,4130	z=-0,74; p=0,4572	p=0,4572	z=-0,50; p=0,6150	p=0,6150	z=-0,90; p=0,3666	p=0,3666	z=-1,1; p=0,2725	p=0,2725
neg. Selbst-kommunikat.	N	122	91	81	132	57	156	46	167	23	139
	MW (SD)	2,0 (0,52)	2,0 (0,47)	2,0 (0,48)	2,0 (0,48)	1,9 (0,52)	2,0 (0,49)	1,9 (0,49)	2,0 (0,49)	1,8 (0,45)	2,1 (0,52)
		z=1,31; p=0,1916	p=0,1916	z=-1,80; p=0,0726	p=0,0726	z=-2,00; p=0,0451	p=0,0451	z=-2,55; p=0,0107	p=0,0107	z=-1,96; p=0,0497	p=0,0497
Unzufriedenheit	N	122	91	81	132	57	156	46	167	23	139
	MW (SD)	2,0 (0,53)	2,0 (0,52)	1,9 (0,56)	2,0 (0,50)	1,9 (0,57)	2,0 (0,51)	1,8 (0,53)	2,0 (0,52)	1,9 (0,50)	2,0 (0,54)
		z=-0,90; p=0,3658	p=0,3658	z=-1,60; p=0,1092	p=0,1092	z=-1,39; p=0,1638	p=0,1638	z=-2,07; p=0,0386	p=0,0386	z=-0,87; p=0,3848	p=0,3848
Entmutigung	N	123	94	82	135	57	160	46	171	23	142
	MW (SD)	1,9 (0,63)	1,9 (0,54)	1,8 (0,62)	2,0 (0,56)	1,8 (0,62)	2,0 (0,57)	1,7 (0,56)	2,0 (0,58)	1,7 (0,49)	2,0 (0,62)
		z=-1,00; p=0,3192	p=0,3192	z=-2,05; p=0,0409	p=0,0409	z=-2,40; p=0,0164	p=0,0164	z=-3,13; p=0,0017	p=0,0017	z=-2,25; p=0,0246	p=0,0246
negative Befindlichkeit	N	123	94	82	135	57	160	46	171	23	142
	MW (SD)	2,1 (0,61)	2,2 (0,57)	2,1 (0,59)	2,2 (0,60)	2,1 (0,61)	2,2 (0,59)	2,0 (0,60)	2,2 (0,59)	2,0 (0,58)	2,2 (0,60)
		z=-1,20; p=0,2291	p=0,2291	z=-0,84; p=0,3984	p=0,3984	z=-1,34; p=0,1800	p=0,1800	z=-1,41; p=0,1573	p=0,1573	z=-1,97; p=0,0487	p=0,0487
positive Selbstkommunikation	N	116	89	76	129	51	154	41	164	22	137
	MW (SD)	2,7 (0,36)	2,6 (0,43)	2,7 (0,34)	2,6 (0,42)	2,7 (0,37)	2,6 (0,40)	2,7 (0,38)	2,6 (0,40)	2,7 (0,34)	2,6 (0,40)
		z=-0,15; p=0,8801	p=0,8801	z=-0,55; p=0,5800	p=0,5800	z=-0,74; p=0,4563	p=0,4563	z=-0,85; p=0,3966	p=0,3966	z=-0,41; p=0,6788	p=0,6788
Zufriedenheit	N	119	92	79	132	54	157	44	167	23	140
	MW (SD)	2,7 (0,49)	2,6 (0,61)	2,7 (0,49)	2,6 (0,57)	2,7 (0,52)	2,6 (0,55)	2,7 (0,55)	2,6 (0,54)	2,6 (0,42)	2,7 (0,56)
		z=0,16; p=0,8711	p=0,8711	z=0,076; p=0,9393	p=0,9393	z=0,34; p=0,7317	p=0,7317	z=-0,56; p=0,5750	p=0,5750	z=-0,66; p=0,5117	p=0,5117

Ermutigung	N	121	92	81	132	56	157	45	168	23	140
	MW (SD)	2,8 (0,46)	2,8 (0,47)	2,8 (0,49)	2,8 (0,44)	2,8 (0,53)	2,8 (0,43)	2,8 (0,56)	2,8 (0,43)	2,9 (0,59)	2,8 (0,44)
		z=-0,53; p=0,5975		z=0,63; p=0,5256		z=0,34; p=0,7355		z=-0,22; p=0,8280		z=-0,91; p=0,3610	
positive Befindlich-keit	N	118	93	78	133	53	158	42	169	22	139
	MW (SD)	2,5 (0,48)	2,5 (0,54)	2,5 (0,43)	2,5 (0,54)	2,5 (0,48)	2,5 (0,51)	2,6 (0,48)	2,5 (0,51)	2,6 (0,46)	2,5 (0,50)
		z=0,26; p=0,7914		z=0,51; p=0,6084		z=0,36; p=0,7216		z=0,52; p=0,6029		z=0,28; p=0,7820	
Zufrieden-heit zu T0	N	93	72	66	99	49	116	40	125	21	112
	MW (SD)	2,9 (1,0)	2,9 (1,1)	2,8 (1,0)	3,0 (1,1)	2,8 (1,1)	3,0 (1,0)	2,7 (1,0)	3,0 (1,1)	2,4 (0,84)	3,0 (1,0)
		z=-0,75; p=0,4522		z=-0,53; p=0,5972		z=-1,32; p=0,1863		z=-1,45; p=0,1484		z=-2,21; p=0,0268	
Zufrieden-heit zu T4	N	81	53	57	77	41	93	37	97	17	91
	MW (SD)	2,7 (1,1)	2,9 (1,1)	2,7 (1,2)	2,9 (1,0)	2,6 (1,2)	2,9 (1,1)	2,6 (1,2)	2,9 (1,1)	2,5 (1,3)	2,9 (1,1)
		z=0,95; p=0,3426		z=-1,07; p=0,2827		z=-1,26; p=0,2088		z=-1,41; p=0,1584		z=-1,56; p=0,1180	
Zahl der Raucher im Haushalt	N	104	75	67	112	45	134	38	141	18	118
	MW (SD)	0,79 (0,8)	1,1 (1,1)	0,84 (0,75)	0,94 (1,0)	0,76 (0,7)	0,95 (0,98)	0,79 (0,7)	0,93 (1,0)	0,94 (0,7)	0,90 (0,9)
		z=1,37; p=0,1692		z=-0,20; p=0,8407		z=-0,93; p=0,3508		z=-0,56; p=0,5750		z=0,58; p=0,5605	
rauchende Freunde	nein	56,7%	43,3%	39,2%	60,8%	24,7%	75,3%	20,6%	79,4%	14,9%	85,1%
	ja	54,8%	45,2%	34,8%	65,2%	25,2%	74,8%	20,0%	80,0%	12,9%	87,1%
		Chi²=0,081; p=0,7755		Chi²=0,46; p=0,4966		Chi²=0,006; p=0,9387		Chi²=0,013; p=0,9080		Chi²=0,14; p=0,7049	
rauchende Kollegen	nein	53,2%	46,8%	38,6%	61,4%	26,6%	73,4%	21,5%	78,5%	13,6%	86,4%
	ja	60,8%	39,2%	32,4%	67,6%	21,6%	78,4%	17,6%	82,4%	14,0%	86,0%
		Chi²=1,19; p=0,2746		Chi²=0,83; p=0,3629		Chi²=0,66; p=0,4161		Chi²=0,49; p=0,4852		Chi²=0,007; p=0,9317	
Wunsch des Partners	nein	51,8%	48,2%	36,5%	63,5%	30,6%	69,4%	25,9%	74,1%	12,1%	87,9%
	ja	57,8%	42,2%	36,7%	63,3%	21,8%	78,2%	17,0%	83,0%	14,7%	85,3%
		Chi²=0,80; p=0,3709		Chi²=0,002; p=0,9679		Chi²=2,23; p=0,1350		Chi²=2,63; p=0,1051		Chi²=0,23; p=0,6336	
Ärztlicher Ratschlag	nein	55,9%	44,1%	34,4%	65,6%	29,0%	71,0%	24,7%	75,3%	15,3%	84,7%
	ja	55,4%	44,6%	38,1%	61,9%	22,3%	77,7%	17,3%	82,7%	12,6%	87,4%
		Chi²=0,006; p=0,9379		Chi²=0,33; p=0,5643		Chi²=1,35; p=0,2460		Chi²=1,92; p=0,1656		Chi²=0,25; p=0,6152	
Unterstützung durch Freunde	nie	83,3%	16,7%	83,3%	16,7%	83,3%	16,7%	66,7%	33,3%	66,7%	33,3%
	nein	53,3%	46,7%	33,3%	66,7%	23,3%	76,7%	20,0%	80,0%	18,2%	81,8%
	eher ja	50,4%	49,6%	28,2%	71,8%	19,7%	80,3%	18,8%	81,2%	11,7%	88,3%
	ja	62,5%	37,5%	45,8%	54,2%	27,8%	72,2%	18,1%	81,9%	13,5%	86,5%
		Chi²=4,59; p=0,2046		Chi²=12,03; p=0,0073		Chi²=13,17; p=0,0043		Chi²=8,44; p=0,0377		Chi²=7,64; p=0,0541	

		116	87	76	127	47	156	38	165	19	134
Verhältnis pos. / neg Kognitionen zum Rauchen	N	116	87	76	127	47	156	38	165	19	134
	MW	-0,13	-0,11	-0,12	-0,11	-0,12	-0,12	-0,13	-0,11	-0,15	-0,11
	SD	0,092	0,096	0,095	0,093	0,096	0,093	0,097	0,093	0,11	0,094
		z=1,62; p=0,1055	z=-0,76; p=0,4499	z=-0,76; p=0,4499	z=-0,76; p=0,4499	z=-0,83; p=0,4041	z=-0,83; p=0,4041	z=-1,22; p=0,2239	z=-1,22; p=0,2239	z=-1,62; p=0,1056	z=-1,62; p=0,1056
Abstinenzzuversicht zu T0	gering	40,0%	60,0%	25,3%	74,7%	17,3%	82,7%	12,0%	88,0%	9,1%	90,9%
	hoch	63,8%	36,2%	43,3%	56,7%	16,2%	73,8%	22,0%	78,0%	13,1%	86,9%
		Chi²=11,26; p=0,0008	Chi²=6,75; p=0,0094	Chi²=6,75; p=0,0094	Chi²=6,75; p=0,0094	Chi² 2,18; p=0,1395	Chi² 2,18; p=0,1395	Chi²=3,24; p=0,0721	Chi²=3,24; p=0,0721	Chi²=0,56; p=0,4545	Chi²=0,56; p=0,4545
Abstinenzzuversicht zu T1	gering	16,7%	83,3%	8,3%	91,7%	3,3%	96,7%	3,3%	96,7%	2,3%	97,7%
	hoch	75,9%	24,1%	53,2%	46,8%	35,5%	64,5%	28,4%	71,6%	18,5%	81,5%
		Chi²=60,68; p<0,0001	Chi²=35,35; p<0,0001	Chi²=35,35; p<0,0001	Chi²=35,35; p<0,0001	Chi²=22,65; p<0,0001	Chi²=22,65; p<0,0001	Chi²=15,96; p<0,0001	Chi²=15,96; p<0,0001	Chi²=6,93; p=0,0085	Chi²=6,93; p=0,0085
Effizienzerwartung zu T0	gering	37,0%	63,0%	25,9%	74,1%	14,8%	85,2%	11,1%	88,9%	5,3%	94,7%
	hoch	58,7%	41,3%	39,2%	60,8%	24,9%	75,1%	20,1%	79,9%	12,7%	87,3%
		Chi²=4,51; p=0,0336	Chi²=1,76; p=0,1842	Chi²=1,76; p=0,1842	Chi²=1,76; p=0,1842	Chi²=1,32; p=0,2499	Chi²=1,32; p=0,2499	Chi²=1,24; p=0,2649	Chi²=1,24; p=0,2649	Chi²=0,89; p=0,3469	Chi²=0,89; p=0,3469
Effizienzerwartung zu T1	gering	0,0%	100,0%	0,0%	100,0%	0,0%	100,0%	0,0%	100,0%	0,0%	100,0%
	hoch	68,7%	31,3%	48,5%	51,5%	31,9%	68,1%	25,8%	74,2%	17,4%	82,6%
		Chi²=6,34; p=0,0118	Chi²=2,77; p=0,0958	Chi²=2,77; p=0,0958	Chi²=2,77; p=0,0958	Chi²=1,39; p=0,2378	Chi²=1,39; p=0,2378	Chi²=1,04; p=0,3090	Chi²=1,04; p=0,3090	Chi²=0,63; p=0,4285	Chi²=0,63; p=0,4285
Therapiewirksamkeit zu T0	gering	40,0%	60,0%	28,0%	72,0%	20,0%	80,0%	16,0%	84,0%	7,7%	92,3%
	hoch	61,8%	38,2%	42,0%	58,0%	25,5%	74,5%	21,0%	79,0%	13,8%	86,2%
		Chi²=7,32; p=0,0068	Chi²=3,15; p=0,0758	Chi²=3,15; p=0,0758	Chi²=3,15; p=0,0758	Chi²=0,62; p=0,4306	Chi²=0,62; p=0,4306	Chi²=0,60; p=0,4380	Chi²=0,60; p=0,4380	Chi²=1,01; p=0,3149	Chi²=1,01; p=0,3149
Therapiewirksamkeit zu T1	gering	17,1%	82,9%	11,4%	88,6%	8,6%	91,4%	5,7%	94,3%	3,7%	96,3%
	hoch	67,3%	32,7%	46,0%	54,0%	29,3%	70,7%	23,3%	76,7%	14,7%	85,3%
		Chi²=29,32; p<0,0001	Chi²=14,20; p=0,0002	Chi²=14,20; p=0,0002	Chi²=14,20; p=0,0002	Chi²=6,46; p=0,0111	Chi²=6,46; p=0,0111	Chi²=5,51; p=0,0190	Chi²=5,51; p=0,0190	Chi²=2,39; p=0,1223	Chi²=2,39; p=0,1223
Motivation zu Therapiebeginn	stark	53,3%	46,7%	38,0%	62,0%	22,6%	77,4%	16,8%	83,2%	13,1%	86,9%
	mäßig	57,9%	42,1%	34,1%	65,9%	28,4%	71,6%	26,1%	73,9%	15,5%	84,5%
	gering	18,2%	81,8%	9,1%	90,9%	9,1%	90,9%	9,1%	90,9%	0,0%	100,0%
	keine	100,0%	0,0%	33,3%	66,7%	0,0%	100,0%	0,0%	100,0%	0,0%	100,0%
		Chi²=2,89; p=0,2356	Chi²=0,36; p=0,8360	Chi²=0,36; p=0,8360	Chi²=0,36; p=0,8360	Chi²=1,96; p=0,3760	Chi²=1,96; p=0,3760	Chi²=3,68; p=0,1592	Chi²=3,68; p=0,1592	Chi²=0,69; p=0,7101	Chi²=0,69; p=0,7101
Motivation zu Therapieende	stark	62,5%	37,5%	46,3%	53,7%	30,9%	69,1%	25,0%	75,0%	15,1%	84,9%
	mäßig	50,0%	50,0%	26,7%	73,3%	18,3%	81,7%	16,7%	83,3%	16,3%	83,7%
	gering	18,2%	81,8%	9,1%	90,9%	9,1%	90,9%	9,1%	90,9%	0,0%	100,0%
	keine	0,0%	100,0%	0,0%	100,0%	0,0%	100,0%	0,0%	100,0%	-	-
		Chi²=10,87; p=0,0124	Chi²=11,71; p=0,0084	Chi²=11,71; p=0,0084	Chi²=11,71; p=0,0084	Chi²=5,51; p=0,1381	Chi²=5,51; p=0,1381	Chi²=3,08; p=0,3796	Chi²=3,08; p=0,3796	Chi²=1,84; p=0,3986	Chi²=1,84; p=0,3986
Beschwerden zu Therapiebeginn	N	123	93	80	136	53	163	45	171	22	142
	MW (SD)	31,2 (8,7)	31,6 (9,6)	30,6 (8,6)	31,8 (9,3)	30,8 (9,0)	31,6 (9,1)	30,0 (8,5)	31,7 (9,2)	29,0 (6,8)	31,9 (8,7)
		z=0,14; p=0,8924	z=-0,85; p=0,3956	z=-0,85; p=0,3956	z=-0,85; p=0,3956	z=-0,54; p=0,5862	z=-0,54; p=0,5862	z=-1,14; p=0,2548	z=-1,14; p=0,2548	z=-1,42; p=0,1563	z=-1,42; p=0,1563

Beschwerden zu Therapieende	N	120	91	79	132	55	156	44	167	22	137
	MW (SD)	30,2 (9,0)	30,5 (9,5)	29,2 (8,5)	31,0 (9,6)	28,3 (7,6)	31,0 (9,7)	27,9 (7,8)	31,0 (9,5)	27,7 (6,8)	30,9 (9,4)
		z=0,10; p=0,9192		z=-1,27; p=0,2046		z=-1,67; p=0,0940		z=-1,85; p=0,0641		z=-1,29; p=0,1985	
Gewichtszunahme T1-T0	N	115	86	76	125	51	150	41	160	20	133
	MW (SD)	1,1 (1,5)	0,62 (1,4)	1,1 (1,5)	0,80 (1,5)	1,2 (1,6)	0,81 (1,5)	1,1 (1,6)	0,85 (1,5)	1,1 (1,8)	0,88 (1,4)
		z=-3,15; p=0,0016		z=-1,76; p=0,0790		z=-1,55; p=0,1221		z=-1,06; p=0,2874		z=0,53; p=0,5929	
Gewichtszunahme T3-T0	N	47	44	35	56	25	66	22	69	12	65
	MW (SD)	3,2 (3,9)	0,78 (3,3)	3,9 (4,1)	0,82 (3,1)	4,9 (4,2)	0,95 (3,1)	5,1 (3,3)	1,0 (3,5)	5,2 (3,6)	1,6 (3,7)
		z=-3,01; p=0,0026		z=-3,93; p<0,0001		z=-4,46; p<0,0001		z=-4,66; p<0,0001		z=-3,00; p=0,0027	
Gewichtszunahme T4-T0	N	79	57	56	80	38	98	34	102	18	88
	MW (SD)	3,0 (4,8)	0,40 (2,8)	3,6 (4,6)	0,65 (3,5)	4,9 (4,8)	0,70 (3,4)	5,4 (4,8)	0,69 (3,4)	4,7 (4,0)	1,4 (3,9)
		z=-3,16; p=0,0016		z=-3,82; p=0,0001		z=-5,09; p<0,0001		z=-5,40; p<0,0001		z=-3,27; p=0,0011	
Rauchverlangen zu Therapiebeginn	nicht	66,3%	33,8%	42,5%	57,5%	23,7%	76,3%	18,7%	81,3%	11,9%	88,1%
	kaum	80,9%	19,1%	80,9%	19,1%	42,9%	57,1%	28,6%	71,4%	11,8%	88,2%
	mäßig	55,8%	44,2%	34,6%	65,4%	25,0%	75,0%	25,0%	75,0%	20,5%	79,5%
	stark	46,3%	53,7%	26,8%	73,2%	24,4%	75,6%	19,5%	80,5%	8,8%	91,2%
		Chi²=8,73; p=0,0332		Chi²=18,18; p=0,0004		Chi²=3,36; p=0,3391		Chi²=1,44; p=0,6952		Chi²=2,47; p=0,4808	
Rauchverlangen nach Therapie	nicht	62,7%	37,3%	43,4%	56,6%	30,1%	69,9%	24,1%	75,9%	18,2%	81,8%
	kaum	75,0%	25,0%	52,5%	47,5%	37,5%	62,5%	30,0%	70,0%	17,9%	82,1%
	mäßig	54,8%	45,2%	40,5%	59,5%	23,8%	76,2%	19,1%	80,9%	9,4%	90,6%
	stark	35,0%	65,0%	5,0%	95,0%	5,0%	95,0%	5,0%	95,0%	5,6%	94,4%
		Chi²=9,70; p=0,0213		Chi²=13,13; p=0,0044		Chi²=7,65; p=0,0539		Chi²=5,26; p=0,1540		Chi²=2,80; p=0,4232	
Therapieform	VT	63,5%	36,5%	44,3%	55,7%	25,2%	74,8%	20,0%	80,0%	10,5%	89,5%
	BT	47,9%	52,1%	29,9%	70,1%	22,2%	77,8%	17,9%	82,1%	15,2%	84,8%
		Chi²=5,73; p=0,0167		Chi²=5,18; p=0,0229		Chi²=0,29; p=0,5917		Chi²=0,16; p=0,6903		Chi²=0,85; p=0,3567	
Compliance bei Pflasteranwendung	nein	55,8%	44,2%	32,5%	67,5%	16,9%	83,1%	13,0%	87,0%	10,7%	89,3%
	ja	65,9%	34,1%	48,2%	51,8%	34,1%	65,9%	29,4%	70,6%	17,9%	82,1%
		Chi²=1,71; p=0,1906		Chi²=4,16; p=0,0414		Chi²=6,25; p=0,0124		Chi²=6,44; p=0,0112		Chi²=1,26; p=0,2608	
Akzeptanz d. Therapiebausteine	N	96	65	65	96	43	118	36	125	15	109
	MW (SD)	10,9 (3,1)	12,5 (3,6)	10,7 (3,2)	12,0 (3,5)	10,8 (3,2)	11,7 (3,5)	10,9 (3,4)	11,7 (3,4)	11,1 (2,9)	11,7 (3,5)
		z=-2,81; p=0,0050		z=-2,34; p=0,0191		Z=-1,54; p=0,1237		z=-1,24; p=0,2168		z=-0,34; p=0,7347	

Tab.B-3: Vorauswahl der Prädiktoren zu allen Katamnesezeitpunkten.

Variable	DF	L-R Chi²	p	relatives Risiko
FTND	1	15,38	0,0001	0,06 (0,01 - 0,25)
Abstinenzzuversicht vor Therapiebeginn	1	5,23	0,0222	2,15 (1,12 - 4,18)
Therapievertrauen vor Therapiebeginn	1	7,02	0,0080	2,75 (1,30 - 5,99)
Therapiebedingung	1	9,01	0,0027	2,63 (1,39 - 5,11)

Tab.B-4: Prädiktion der Fähigkeit zur Erlangung der Abstinenz im Therapieverlauf.

Variable		Ein-Jahres-Katamnese		
		abstinent	rückfällig	
Geschlecht	männlich	34,8%	65,2%	Chi²=0,093
	weiblich	32,3%	67,7%	p=0,7600
Alter	N	44	87	z=0,40
	MW (SD)	40,7 (11,7)	39,4 (10,7)	p=0,6893
Bildung	ohne	25,0%	75,0%	
	HS	33,3%	66,7%	Chi²=1,75
	RS	25,8%	74,2%	p=0,6262
	Abitur	39,6%	60,4%	
Berufstätigkeit	arbeitslos	26,9%	73,1%	Chi²=0,65
	arbeitstätig	35,3%	64,7%	p=0,4198
Rauchbeginn	N	43	84	z=0,68
	MW (SD)	16,3 (4,9)	15,7 (3,4)	p=0,4993
Dauer des Rauchens	N	44	87	z=1,21
	MW (SD)	21,6 (11,8)	18,5 (10,8)	p=0,2254
Zahl der Abstinenzversuche	N	42	82	z=0,65
	MW (SD)	3,1 (3,0)	2,9 (3,4)	p=0,5162
bish. Raucherent- wöhnungstherapien	ja	35,0%	65,0%	Chi²=0,014
	nein	33,6%	66,4%	p=0,9056
Eingangszigaretten- konsum	N	44	87	z=-0,81
	MW (SD)	22,5 (7,8)	24,1 (9,6)	p=0,4181
Stärke der Abhängigkeit	N	44	85	z=-2,31
	MW (SD)	3,7 (1,7)	4,5 (2,1)	p=0,0209
Stärke der Abhängigkeit (>6 P)	nein	38,3%	61,7%	Chi²=4,49
	ja	14,3%	85,7%	p=0,0340
Cotinin zu T0	N	23	37	z=-1,61
	MW (SD)	937,0 (515,2)	1235 (667,6)	p=0,1070
Depression (BDI >18) zu T0	nein	36,6%	63,4%	Chi²=0,75
	ja	22,2%	77,8%	p=0,3865
Depression (BDI >18) zu T1	nein	39,3%	60,7%	Chi²=0,093
	ja	50,0%	50,0%	p=0,7601
negative Selbstkommunikation	N	43	80	z=-2,28
	MW (SD)	1,8 (0,49)	2,1 (0,52)	p=0,0227
Unzufriedenheit	N	43	81	z=-2,05
	MW (SD)	1,8 (0,54)	2,0 (0,52)	p=0,0408
Entmutigung	N	43	82	z=-3,12
	MW (SD)	1,7 (0,54)	2,0 (0,64)	p=0,0018
negative Befindlichkeit	N	43	82	z=-1,17
	MW (SD)	2,0 (0,62)	2,2 (0,61)	p=0,2427
positive Selbstkommunikation	N	39	79	Z=1,03
	M (SD)	2,7 (0,38)	2,6 (0,35)	p=0,3044

Zufriedenheit	N	42	80	Z=0,79
	M (SD)	2,7 (0,54)	2,6 (0,47)	p=0,4292
Selbstermutigung	N	42	81	Z=-0,24
	M (SD)	2,8 (0,54)	2,8 (0,38)	p=0,8086
positive Befindlichkeit	N	40	81	Z=0,92
	M (SD)	2,6 (0,48)	2,5 (0,46)	p=0,3595
Zufriedenheit mit Lebenssituation (T4)	N	37	57	z=-1,64
	M (SD)	2,7 (1,1)	3,0 (1,1)	p=0,1001
Zufriedenheit mit Lebenssituation (T4)	N	36	46	Z=-1,15
	M (SD)	2,5 (1,1)	2,8 (1,1)	p=0,2499
Zahl der im Haushalt lebenden Raucher	N	35	70	Z=0,075
	M (SD)	0,80 (0,76)	0,79 (0,74)	p=0,9404
Freunde rauchen	nein	34,6%	65,4%	Chi²=0,039
	ja	32,9%	67,1%	p=0,8435
rauchende Kollegen	nein	38,8%	61,2%	Chi²=2,98
	ja	23,9%	76,1%	p=0,0846
Wunsch des Partners	nein	45,5%	54,5%	Chi²=4,18
	ja	27,6%	72,4%	p=0,0408
Hausarzt empfiehlt Abstinenz	nein	38,5%	61,5%	Chi²=0,92
	ja	30,4%	69,6%	p=0,3379
Freunde unterstützen Abstinenzwunsch	nein	40,9%	59,1%	Chi²=0,69
	ja	31,7%	68,3%	p=0,4067
Relation pos./neg. Kogn.zum Rauchen	N	38	79	Z=-0,76
	M (SD)	-0,13 (0,097)	-0,12 (0,090)	p=0,4475
Abstinenzzuversicht zu T0	gering	30,0%	70,0%	Chi²=0,14
	hoch	33,7%	66,3%	p=0,7081
Abstinenzzuversicht zu T1	gering	20,0%	80,0%	Chi²=1,12
	hoch	36,7%	63,3%	p=0,2903
Selbsteffizienz-erwartung (zu T0)	gering	30,0%	70,0%	Chi²=0,054
	hoch	33,6%	66,4%	p=0,8155
Selbsteffizienz-erwartung (zu T1)	gering	0 %	100%	Chi²=1,04
	hoch	33,6%	66,4%	p=0,3090
Therapievertrauen zu T0	gering	40,0%	60,0%	Chi²=0,33
	hoch	33,3%	66,7%	p=0,5672
Therapievertrauen zu T1	gering	33,3%	66,7%	Chi²=0,001
	hoch	34,0%	66,0%	p=0,9740
Abstinenzmotivation zu T0	gering	34,7%	65,3%	Chi²=1,57
	hoch	0,0%	100,0%	p=0,2098
Abstinenzmotivation zu T1	gering	35,0%	65,0%	Chi²=0,19
	hoch	50,0%	50,0%	p=0,6607
körperl. u. psych. Beschwerden zu T0	N	43	81	Z=-1,00
	M (SD)	30,2 (8,6)	31,8 (8,6)	p=0,3154
körperl. u. psych. Beschwerden zu T1	N	42	79	Z=-2,11
	M (SD)	28,0 (8,0)	31,4 (9,3)	p=0,0345
Gewichtsdifferenz T1 – T0	N	41	76	Z=-1,06
	M (SD)	1,1 (1,6)	0,85 (1,5)	p=0,2074
Gewichtsdifferenz T3 – T0	N	22	26	Z=3,08
	M (SD)	5,1 (3,3)	2,0 (4,4)	p=0,0020

Gewichtsdifferenz T4 – T0	N	34	45	Z=4,39
	M (SD)	5,4	1,1	p < 0,0001
Rauchverlangen zu T0	gering	29,6%	70,4%	Chi²=1,29
	hoch	39,6%	60,4%	p=0,2570
Rauchverlangen zu T1	gering	38,6%	61,4%	Chi²=1,36
	hoch	26,7%	73,3%	p=0,2432
Therapieform	VT	31,1%	68,9%	Chi²=0,48
	BT	36,8%	63,2%	p=0,4888
Compliance bei der Pflasteranwendung	nein	22,7%	77,3%	Chi²=5,20
	ja	44,6%	55,4%	p=0,0226
Bewertung der Therapiebausteine	N	34	63	Z=-0,12
	M (SD)	10,9 (3,5)	10,8 (2,9)	p=0,9062
Reduktionserfolg (4 bzw. 7 Wochen)	N	42	81	Z=-0,80
	M (SD)	3,3	4,8	p=0,4221

Tab.B-5: Vorauswahl der Prädiktoren für die Abstinenz nach einem Jahr in der Gruppe der zum Therapieende abstinenten Teilnehmer.

Variable	DF	L-R Chi²	p	relatives Risiko
Wunsch des Partners	1	3,14	0,0761	2,13 (0,92 - 4,95)
FTND	1	5,20	0,0225	8,34 (1,34 - 58,2)
Selbstentmutigung	1	7,32	0,0068	18,8 (2,16 - 219,4)

Tab.B-6: Prädiktion des kontinuierlichen langfristigen Abstinenzerfolges,

Variable	DF	L-R Chi²	p
Nach Zweidrittel der Therapie abstinent?	1	17,19	<0,0001
FTND	1	17,33	<0,0001
Gewichtszunahme nach 1 Jahr*	1	23,52	<0,0001
Therapievertrauen (Therapieende)	1	15,87	0,0001
Abstinenzzuversicht (Therapieende)	1	41,91	0,0001
stark abhängig ja / nein**	1	11,67	0,0006
Gewichtszunahme nach 6 Monaten*	1	9,64	0,0019
WTS**	1	9,13	0,0025
tägl. Zigarettenzahl nach Zweidrittel der Therapie**	1	8,86	0,0029
BDI nach einem Jahr	1	7,18	0,0074
Nikotinpflastercompliance	1	5,77	0,0163
Selbstvertrauen (Therapieende)	1	5,74	0,0170
Zeit bis zur ersten Zigarette am Morgen**	3	10,01	0,0185
Dauer der Pflasteranwendung	1	5,39	0,0203
Akzeptanz der Therapiebausteine	1	5,05	0,0246
Entmutigung	1	4,58	0,0324
Motivation nach Therapieende	1	4,55	0,0330
Eingangszigarettenkonsum	1	4,34	0,0372
Zufriedenheit nach einem Jahr*	1	4,15	0,0417
Rauchverlangen nach Therapieende	1	3,88	0,0490
negative Selbstkommunikation	1	3,41	0,0647
Cotinin zu Therapiebeginn	1	3,33	0,0681
BDI nach 6 Monaten	1	3,14	0,0766
Abstinenzzuversicht (Therapiebeginn)*	1	3,10	0,0780
BDI nach Therapieende	1	3,03	0,0815

Tab.B-7: Auswahl der Parameter mit p<0,10 für die Prädiktion des Abstinenzverlaufes, Gesamtgruppe; * ausgeschlossen, da von weniger als 80% der Teilnehmer Daten vorlagen; ** ausgeschlossen, da redundante Information vorlagen

Variable	DF	L-R Chi²	p	relatives Risiko
FTND	1	8,79	0,0030	0,15 (0,05 - 0,25)
Abstinenz nach 2/3 der Therapie	1	10,71	0,0011	-0,76 (-1,25 - -0,29)
Nikotinpflasteranwendung	1	9,24	0,0024	-0,60 (-0,99 - 0,21)

Tab.B-8: Prädiktion des Abstinenzverlaufes, Gesamtgruppe

Variable	DF	L-R Chi²	p	relatives Risiko
FTND	1	6,86	0,0088	1,17 (1,04-1,32)
Entmutigung	1	3,14	0,0765	1,34 (0,96-1,82)

Tab.B-9: Prädiktion des Abstinenzverlaufes, Gruppe initial abstinenter Teilnehmer (N=129)

		Männer		Frauen	
Variable	DF	L-R Chi²	Prob> Chi²	L-R Chi²	Prob> Chi²
FTND	1	14,69	0,0001	5,41	0,0200
stark abhängig ja/nein	1	14,69	0,0001	1,73	0,1882
Abstinenzzuversicht (T1)	1	12,05	0,0005	27,56	0,0000
Gewichtszunahme T0-T3	1	10,10	0,0015	2,10	0,1473
Selbstvertrauen (T1)	1	8,62	0,0033	6,54	0,0106
Gewichtszunahme T0-T4	1	7,96	0,0048	15,67	0,0001
Bildung	3	12,14	0,0069	2,14	0,5443
Nikotinpflasteranwendung	1	5,63	0,0177	1,21	0,2709
Zufriedenheit nach 1 Jahr	1	4,12	0,0423	0,29	0,5903
Abstinenz während Therapie	1	4,09	0,0432	14,12	0,0002
BDI zum Zeitpunkt T3	1	3,48	0,0622	0,92	0,3387
BDI zum Zeitpunkt T1	1	3,42	0,0644	0,63	0,4284
Eingangszigarettenkonsum	1	2,98	0,0843	2,82	0,0929
Akzeptanz d. Therapiebausteine	1	2,01	0,1564	2,77	0,0962
Zahl der Raucher im Haushalt	1	1,94	0,1640	4,58	0,0324
Rauchende Kollegen	1	<0,01	0,9489	3,27	0,0707

Tab.B-10: Auswahl der geschlechtsspezifischen Prädiktoren des Abstinenzverlaufes mit p<0,10 in einer der beiden Untersuchungsbedingungen.

Variable	DF	L-R Chi²	p	relatives Risiko
FTND	1	12,68	0,0004	1,31 (1,13-1,52)
Nikotinpflasteranwendung	1	6,62	0,0101	1,41 (1,09-1,83)

Tab.B-11a: Prädiktion des Abstinenzverlaufes, Männer

Variable	DF	L-R Chi²	p	relatives Risiko
FTND	1	4,36	0,0368	1,14 (1,01-1,29)
Nikotinpflasteranwendung	1	5,26	0,0220	1,38 (1,05-1,82)
Abstinenz während der Therapie	1	14,90	<0,0001	1,99 (1,38-3,05)

Tab.B-11b: Prädiktion des Abstinenzverlaufes, Frauen

Variable	DF	VT		BT	
		L-R Chi²	Prob> Chi²	L-R Chi²	Prob> Chi²
Abstinenzzuversicht (Therapieende)	1	19,52	0,0000	22,13	0,0000
FTND	1	16,44	0,0001	4,61	0,0317
Therapievertrauen (Therapieende)	1	14,95	0,0001	4,21	0,0401
Abstinenz während Therapie	1	12,70	0,0004	4,86	0,0275
stark abhängig ja/nein	1	7,22	0,0072	5,19	0,0228
Rauchverlangen zu Therapiebeginn	1	6,78	0,0092	0,22	0,6400
Gewichtszunahme T0-T3	1	6,25	0,0125	4,65	0,0311
Selbstvertrauen zu Therapiebeginn	1	5,67	0,0173	1,38	0,2408
Eingangszigarettenkonsum	1	5,28	0,0215	0,65	0,4218
Gewichtszunahme T0-T4	1	4,43	0,0353	21,02	0,0000
Unzufriedenheit	1	4,02	0,0450	0,10	0,7557
Entmutigung	1	3,82	0,0505	1,30	0,2536
Abstinenzzuversicht (Therapiebeginn)	1	3,74	0,0530	0,47	0,4925
Rauchverlangen nach Therapieende	1	3,34	0,0675	1,29	0,2559
Motivation nach Therapieende	1	1,66	0,1978	3,90	0,0483
Nikotinpflasteranwendung	1	0,53	0,4653	7,74	0,0054
Cotinin zu Therapiebeginn	1	0,22	0,6393	3,91	0,0481

Tab.B-12: Auswahl der therapiespezifischen Prädiktoren des Abstinenzverlaufes mit p<0,10 in einer der beiden Untersuchungsbedingungen.

Variable	DF	L-R Chi²	p	relatives Risiko
Starke Abhängigkeit	1	7,50	0,0062	0,66 (0,50-0,88)
Nikotinpflasteranwendung	1	11,16	0,0008	1,57 (1,21-2,05)

Tab.B-13a: Prädiktion des Abstinenzverlaufes, Bibliotherapie

Variable	DF	L-R Chi²	p	relatives Risiko
FTND	1	11,97	0,0005	1,25 (1,10-1,42)
Abstinenz während Therapie	1	9,30	0,0023	1,47 (1,14-1,92)

Tab.B-13b: Prädiktion des Abstinenzverlaufes, Gruppentherapie

Variable	Test	Chi²	DF	p
Zigarettenzahl	Log-Rank	18,66	1	<0,0001
	Wilcoxon	31,78	1	<0,0001
Nikotinpflaster	Log-Rank	7,06	1	0,0079
	Wilcoxon	5,72	1	0,0168
FTND	Log-Rank	16,63	1	<0,0001
	Wilcoxon	14,31	1	0,0002
Abstinenzzuversicht	Log-Rank	64,40	1	<0,0001
	Wilcoxon	72,63	1	<0,0001

Tab.B-14: Signifikante Prädiktoren des Abstinenzverlaufes. Überprüfung der Eingangsvoraussetzung für die Cox-Regression.

Variable	DF	L-R Chi²	p	relatives Risiko
FTND	1	8,70	0,0032	0,10 (0,010-0,958)
Entmutigung	1	3,99	0,0457	0,01 (0,001-0,267)

Tab.B-15: Prädiktion des Abstinenzverlaufes, Gesamtgruppe (N=179)

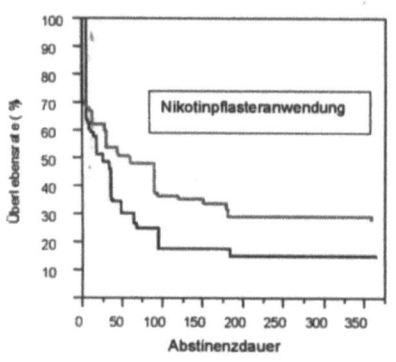
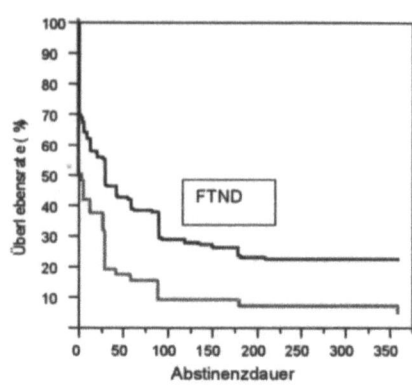
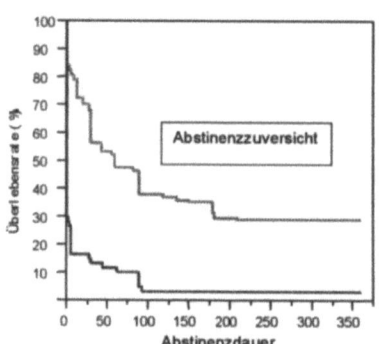
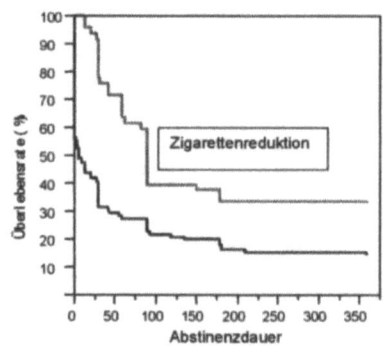

Abb.B-14a-d: Signifikante Prädiktoren des Abstinenzverlaufes. Überprüfung der Eingangsvoraussetzung für die Cox-Regression.

Variable	DF	L-R Chi²	p	relatives Risiko
Entmutigung	1	6,18	0,0129	0,03 (0,001-0,510)

Tab.B-16: Prädiktion des Abstinenzverlaufes, Gruppe der initial abstinenten Teilnehmer (N=100); adjustierte Varianz: 0,041

Gewichtsdifferenz nach	Nikotinpflaster zu Therapieende ja/nein (Kendall Tau b)	Dauer der Nikotinpflasteranwendung (Tage) (Spearman Rho)
1 Monat	-0,004, n.s.; N=91	-0,06, n.s.; N=93
6 Monaten	-0,004, n.s.; N=39	-0,06, n.s.; N=44
12 Monaten	-0,030, n.s.; N=62	-0,01, n.s.; N=77

Tab.B-17: Korrelation der Gewichtsentwicklung und Pflasterapplikation

	Gruppentherapie	Einzeltherapie	Information
ohne Risikofaktoren	59	53	24
Kontrazeptiva	10	24	4
unerfüllter Kinderwunsch	17	17	9
Wechseljahre	11	14	2
Tumorerkrankungen	2	-	1

Tab.B-18: Risikofaktoren der Teilnehmerinnen (N)

Gruppen	Gesamt n=257	GT n=99	ET n=108	ETS n=10	INFO n=40
Alter MW (SD)	38.4 (8.6)	40.2 (8.5)	38.1 (8.7)	29.7 (5.14)	37.3 (7.7)
	\multicolumn{5}{c}{$F(2.245)=3.06; p=0.0485$}				
Familienstand					
ledig	37.8%	29.6%	42.1%	55.6%	42.5%
verheiratet	44.9%	50.0%	43.9%	44.4%	35.0%
geschieden	15.7%	18.4%	13.1%	--	20.0%
verwitwet	1.6%	2.0%	0.9%	--	2.5%
	\multicolumn{5}{c}{$Chi^2=6,92; p=0,329$}				
Schulabschluß					
ohne/Hauptschule	14.6%	12.5%	15.4%	22.2%	15.8%
Realschule	33.2%	37.5%	27.9%	44.4%	34.2%
Gymnasium	52.2%	50.0%	56.7%	33.3%	50.0%
	\multicolumn{5}{c}{$Chi^2=2,87; p=0,224$}				
Aktuelle Tätigkeit					
Arbeiterin	2.9%	3.3%	2.0%	4.8%	5.3%
Angestellte	56.9%	52.2%	58.0%	49.2%	63.2%
Selbständige	11.7%	13.0%	11.0%	16.9%	13.2%
Hausfrau	15.9%	18.5%	17.0%	17.7%	2.6%
Auszubildende	8.8%	5.4%	12.0%	5.6%	10.5%
Arbeitssuchende	3.8%	7.6%	--	5.6%	5.3%
	\multicolumn{5}{c}{$Chi^2=17,2; p=0,070$}				
Durchschnittlicher Tageszigarettenkonsum MW (SD)	20.5 (8.5)	20.9 (7.9)	20.5 (9.1)	16.4 (6.4)	20.7 (8.7)
	\multicolumn{5}{c}{$F=0,22; p=0,8062$}				
Durchschnittliche Rauchdauer (in Jahren) MW (SD)	17.2 (9.2)	18.1 (9.4)	17.0 (9.5)	14.6 (5.5)	16.4 (8.5)
	\multicolumn{5}{c}{$F=0,70; p=0,4987$}				
Stärke der Abhängigkeit (FTND) MW (SD)	4.3 (2.2)	4.3 (2.1)	4.0 (2.0)	5.6 (1.4)	4.5 (2.7)
	\multicolumn{5}{c}{$F=0,45; p=0,6352$}				
Anzahl der Entwöhnungsversuche MW (SD)	2.9 (3.3)	2.9 (2.9)	2.9 (3.7)	1.8 (1.4)	3.3 (3.3)
	\multicolumn{5}{c}{$F=0,33; p=0,7203$}				
Wichtigkeit der Raucherentwöhnung [1-4] MW (SD)	3.6 (0.5)	3.7 (0.5)	3.6 (0.6)	3.8 (0.3)	3.6 (0.5)
	\multicolumn{5}{c}{$F=1,11; p=0,3317$}				
Depressivität bei Therapiebeginn (CES-D) MW (SD)	16.5 (10.5)	16.3 (10.8)	15.0 (9.4)	19.4 (10.8)	20.5 (12.0)
	\multicolumn{5}{c}{$F=3,65; p=0,0273$}				
Depressivität bei Therapieende (CES-D) MW (SD)	15.8 (11.1)	14.8 (12.0)	15.9 (10.7)	18.7 (8.8)	17.6 (10.4)
	\multicolumn{5}{c}{$F=0,78; p=0,4613$}				

Tab.B-19: Stichprobenbeschreibung - soziodemographische Daten, Rauchanamnese, Motivation und Depressivität in einer therapiespezifischen Auswertung.

Gruppen	ohne Risikofaktoren N=136	mit Risikofaktoren N=121	Statistik
Alter MW (SD)	40.3 (7.3)	36.3 (9.3)	F=14.4 p=0.0002
Familienstand ledig verheiratet geschieden verwitwet	31.1% 48.1% 17.8% 3.0%	45.4% 41.2% 13.4% --	Chi^2=8.4 p=0,0390
Schulabschluß ohne / Hauptschule Realschule Gymnasium	16.6% 30.1% 53.4%	12.3% 36.8% 50.9%	Chi^2=2.31 p=0,5100
Aktuelle Tätigkeit Arbeiterin Angestellte Selbständige Hausfrau Auszubildende Arbeitssuchende	4.8% 49.2% 16.9% 17.7% 5.6% 5.6%	0.9% 65.2% 6.1% 13.9% 12.2% 1.7%	Chi^2=17,8 p=0,0030
Durchschnittlicher Tageszigarettenkonsum MW (SD)	20.9 (8.8)	20.1 (8.2)	F=0.58 p=0,4467
Durchschnittliche Rauchdauer (in Jahren) MW (SD)	18.5 (9.1)	15.8 (9.1)	F=5.3 p=0,0227
Stärke der Abhängigkeit [FTND] MW (SD)	4.1 (2.3)	4.4 (2.0)	F=1.29 p=0,2577
Anzahl der Entwöhnungsversuche MW (SD)	3.3 (3.8)	2.6 (2.5)	F=2.58 p=0,2095
Wichtigkeit der Raucherentwöhnung [1-4] MW (SD)	3.7 (0.6)	3.6 (0.4)	F=0.60 p=0,4387
Depressivität bei Therapiebeginn [0-60] MW (SD)	15.9 (10.5)	17.3 (10.6)	F=1.25 p=0,2647
Depressivität bei Therapieende [0-60] MW (SD)	15.9 (11.5)	15.8 (10.7)	F=0.00 p=0,9970

Tab.B-20: Stichprobenbeschreibung - soziodemographische Daten, Rauchanamnese, Motivation und Depressivität getrennt nach der Zugehörigkeit zu einer Riskogruppe.

	Gruppentherapie		Einzeltherapie	
	Vorläuferstudie	Risiko-studie	Vorläuferstudie	Risiko-studie
Alter MW (SD)	37.8 (9.8)	40.2 (8.5)	38.8 (9.3)	38.1 (8.7)
Durchschnittl. Tages-zig.konsum MW (SD)	24.0 (7.1)	20.9* (7.9)	22.3 (7.3)	20.5 (9.1)
Durchschnittl. Rauchdauer (Jahre) MW (SD)	15.5 (8.1)	18.1 (9.4)	18.2 (8.4)	17.0 (9.5)
Stärke der Abhängigkeit (FTND) MW (SD)	4.86 (1.87)	4.3 (2.1)	4.52 (2.1)	4.0 (2.0)
Depressivität (Therapiebeginn) MW (SD)	7.3[b] (6.1)	16.3[a] (10.8)	9.5[b] (8.6)	15.0[a] (9.4)

Tab.B-21: Vergleich der rauchanamnestischen Daten und der Depressivität mit den Teilnehmerinnen der Vorläuferstudie *p=0,0250, [a]CES-D Summenscore, [b]BDI-Summenscore

Variable	alle T0	alle T3	GT T0	GT T3	BT T0	BT T3	ohne Risiko T0	ohne Risiko T3	mit Risiko T0	mit Risiko T3
Risiko[a]	2,67 0,1020	1,45 0,2290	2,45 0,1111	5,03 0,025	0,67 0,4130	0,00 09790	-	-	-	-
Alter	0,06 0,9457	0,36 0,7197	1,26 0,2070	-0,84 0,4003	-0,92 0,3578	1,36 0,1727	-0,62 0,5365	0,23 0,8172	0,86 0,3892	0,44 0,6575
Bildung	-0,75 0,4524	1,47 0,1413	-0,98 0,3262	1,79 0,0736	-0,15 0,8817	0,40 0,6928	-0,73 0,4628	1,44 0,1353	-0,39 0,6929	0,54 0,5864
Arbeitstätigkeit	0,92 0,3582	-0,32 0,7494	0,50 0,6159	0,54 0,5904	0,80 0,4218	-0,85 0,3927	1,49 0,1366	0,66 0,5075	0,04 0,9707	-1,31 0,1886
Beginn des Rauchens	-1,19 0,2353	0,84 0,4034	-0,42 0,6719	-1,30 0,3014	-1,03 0,1948	2,15 0,0312	-1,63 0,1023	1,13 0,2565	-0,18 0,8543	0,05 0,9607
Rauchdauer	1,63 0,1038	0,35 0,7278	1,08 0,2806	-0,03 0,9760	1,28 0,2018	0,59 0,5555	1,31 0,1884	-0,82 0,4121	1,21 0,2337	1,40 0,1604
bisherige Abstinenzversuche	-0,64 0,5248	0,64 0,5247	-0,62 0,5338	1,66 0,0971	-0,35 0,7259	-0,47 0,6399	0,48 0,6316	2,01 0,0434	-1,22 0,2229	-1,34 0,1795
bisherige Raucherentwöhnungstherapien[a]	3,37 0,0660	0,33 0,5650	0,00 1,0000	0,36 0,5510	6,54 0,0110	0,04 0,8400	2,67 0,1020	0,04 0,840	1,36 0,2430	0,63 0,4260
Eingangszigarettenkonsum	2,45 0,0140	-1,23 0,2223	2,34 0,0192	-0,76 0,4493	1,27 0,2037	-0,89 0,3753	1,31 0,1892	-0,86 0,3919	2,27 0,0231	-0,92 0,3512
Stärke der Abhängigkeit (FTND)	4,69 0,0001	-3,29 0,0010	4,12 0,0001	-2,61 0,0090	2,59 0,0096	-2,08 0,0374	2,94 0,0032	-2,30 0,0212	3,61 0,0003	-2,20 0,0272
erste Zigarette des Tages	4,73 0,0001	-2,84 0,0040	4,01 0,0001	-2,62 0,0087	2,80 0,0050	-1,56 0,1176	3,03 0,0024	-2,57 0,0101	3,62 0,0003	-1,09 0,2770
FTND ≥7=1/0[a]	9,50 0,0020	1,74 0,1870	9,15 0,0020	4,02 0,0450	1,66 0,1980	0,03 0,8560	2,64 0,1040	0,51 0,4760	7,33 0,0070	1,38 0,240
Depressivität (CES-D) Therapiebeginn	1,90 0,0572	-1,85 0,0622	1,57 0,1162	-2,19 0,0307	1,09 0,2760	-0,49 0,6236	0,80 0,4217	-0,63 0,5303	1,71 0,0874	-1,99 0,0457
Depressivität (CES-D) Therapieende	2,83 0,0046	-3,00 0,0030	2,47 0,0135	-3,06 0,0021	1,48 0,1385	-1,37 0,1704	2,87 0,0041	-2,95 0,0031	1,29 0,1969	-1,32 0,1895
Depressivität (CES-D) Therapiebeginn (ja/nein)[a]	0,86 0,3540	1,15 0,2840	0,17 0,680	3,91 0,0660	0,73 0,3930	0,08 0,7777	0,21 0,649	0,30 0,6580	0,51 0,4770	1,04 0,3070

Variable	alle		GT		BT		ohne Risiko		mit Risiko	
	T0	T3	T0	T3	T0	T3	T0	T3	T0	T3
Therapieende (ja/nein)[a]	5,31 / 0,0210	3,41 / 0,0650	3,83 / 0,0500	3,83 / 0,0500	1,99 / 0,1580	0,866 / 0,3520	3,536 / 0,0600	2,67 / 0,1020	1,47 / 0,2250	0,66 / 0,4160
negative Selbstkommunikation	2,68 / 0,0074	-1,90 / 0,0579	0,83 / 0,0671	-1,76 / 0,0776	1,89 / 0,0581	-1,05 / 0,2918	1,32 / 0,1864	-0,60 / 0,5434	2,36 / 0,0180	-2,12 / 0,0332
Unzufriedenheit	-0,38 / 0,7049	-1,47 / 0,1413	-1,42 / 0,1554	2,05 / 0,0398	0,79 / 0,4318	0,41 / 0,6799	0,57 / 0,5711	1,23 / 0,2200	-0,98 / 0,3276	0,65 / 0,5139
Selbstentmutigung	1,53 / 0,1251	-0,86 / 0,3886	1,24 / 0,2137	-1,39 / 0,1644	0,91 / 0,3619	-0,38 / 0,9699	0,34 / 0,7352	-0,29 / 0,7741	1,63 / 0,1023	-0,93 / 0,3536
negative Befindlichkeit	-0,83 / 0,4070	1,68 / 0,0923	-1,76 / 0,0780	2,55 / 0,0105	0,71 / 0,4750	-0,02 / 0,9875	-0,50 / 0,5502	1,47 / 0,1402	-0,49 / 0,6193	0,69 / 0,4933
positive Selbstkommunikation	-0,94 / 0,3479	1,03 / 0,1033	-1,86 / 0,0627	2,22 / 0,0259	0,62 / 0,5399	0,21 / 0,8316	0,03 / 0,9770	1,14 / 0,2548	-1,37 / 0,1705	1,00 / 0,3158
Zufriedenheit	-1,18 / 0,2396	0,73 / 0,4676	-1,54 / 0,1226	2,06 / 0,0398	-0,14 / 0,8903	0,11 / 0,9119	0,19 / 0,8457	-0,12 / 0,9066	-1,81 / 0,0699	1,22 / 0,2222
Selbstermutigung	2,41 / 0,0160	-2,68 / 0,0073	1,38 / 0,1668	-1,74 / 0,0815	1,98 / 0,0467	-2,06 / 0,0390	1,56 / 0,1179	-0,98 / 0,3261	1,87 / 0,0620	-2,90 / 0,0037
positive Befindlichkeit	2,74 / 0,0061	-1,24 / 0,2165	1,98 / 0,0468	2,06 / 0,0398	1,88 / 0,0606	-0,35 / 0,7265	1,32 / 0,1883	-0,32 / 0,7509	2,48 / 0,0130	-1,48 / 0,1400
Zufriedenheit mit Lebenssituation	0,61 / 0,5393	-1,70 / 0,0893	0,76 / 0,4466	-1,60 / 0,1094	0,23 / 0,8124	-0,93 / 0,3512	0,56 / 0,5775	-1,80 / 0,0780	0,43 / 0,6704	-0,58 / 0,5647
Zahl der im Haushalt lebenden Raucher	0,21 / 0,8340	-2,29 / 0,0219	0,49 / 0,6235	-0,32 / 0,7436	-0,25 / 0,8049	-2,58 / 0,0096	-0,63 / 0,9495	-0,23 / 0,8205	0,36 / 0,7162	-3,17 / 0,0015
Partner raucht[a]	-0,47 / 0,0403	-1,47 / 0,1429	0,85 / 0,3947	-0,04 / 0,9692	-0,86 / 0,9311	-1,75 / 0,0801	0,23 / 0,8170	0,21 / 0,8328	0,31 / 0,7577	-2,35 / 0,0186
Freunde rauchen[a]	0,00 / 0,9610	0,13 / 0,7220	0,07 / 0,7980	0,02 / 0,8930	0,16 / 0,6910	0,02 / 0,9010	1,00 / 0,318	0,02 / 0,8770	0,670 / 0,415	0,24 / 0,6210
Partner wünscht Abstinenz	-1,05 / 0,2937	-0,70 / 0,4843	-2,15 / 0,0315	0,35 / 0,8055	0,52 / 0,6039	-1,27 / 0,2044	-0,94 / 0,3451	-0,08 / 0,9387	-0,73 / 0,4658	-0,83 / 0,4083
Freunde unterstützen den Abstinenzwunsch	-0,41 / 0,6809	1,06 / 0,2910	-0,65 / 0,5173	-0,01 / 0,9926	0,03 / 0,9734	1,64 / 0,1019	1,00 / 0,3190	0,73 / 0,4667	0,42 / 0,6759	0,78 / 0,4346

Variable	alle T0	alle T3	GT T0	GT T3	BT T0	BT T3	ohne Risiko T0	ohne Risiko T3	mit Risiko T0	mit Risiko T3
pos./neg., Kognitionen zum Rauchen	1,04 0,3008	-0,68 0,4954	0,45 0,6549	-0,98 0,3277	1,12 0,2641	-0,15 0,8793	-0,02 0,9808	0,32 0,7458	1,51 0,1320	-1,34 0,1816
Abstinenzzuversicht	-2,62 0,0087	1,39 0,1641	-1,67 0,0945	-0,49 0,9611	-2,17 0,0294	2,33 0,0196	-1,94 0,0516	-0,08 0,9353	-1,68 0,0938	2,14 0,0317
Selbsteffizienzerwartung	-2,18 0,0295	0,39 0,6998	-1,07 0,2835	0,31 0,7578	-1,96 0,0496	0,18 0,8537	-0,28 0,7767	-0,97 0,3297	-2,41 0,0156	1,37 0,1712
Therapiewirksamkeit	-0,67 0,5003	0,13 0,8942	-1,63 0,1022	0,94 0,3459	0,42 0,6713	-0,36 0,7234	-0,11 0,9128	-1,10 0,2646	-0,81 0,4204	1,29 0,1959
Abstinenzmotivation	-1,16 0,2471	0,37 0,7096	-1,05 0,2931	0,24 0,8139	-0,70 0,4809	0,56 0,5779	-0,79 0,4296	0,03 0,9741	0,03 0,5261	0,40 0,6923
körperliche Beschwerden TB	1,66 0,0977	-1,34 0,1818	2,77 0,0056	-2,63 0,0084	-0,32 0,7462	0,43 0,6653	1,67 0,0942	-1,15 0,2487	0,73 0,4682	-0,75 0,4925
körperliche Beschwerden TE	3,80 0,0001	-4,24 0,0001	3,17 0,0015	-3,91 0,0001	2,28 0,0222	-2,09 0,0363	2,82 0,0074	-2,76 0,0056	2,48 0,012	-3,13 0,0017
Gewicht TB	-1,30 0,1929	-0,15 0,8834	0,42 0,6740	-1,41 0,1597	-2,16 0,0306	1,05 0,2956	0,81 0,4203	0,19 0,8495	-1,11 0,2656	-0,44 0,6613
Gewicht TE	-1,46 0,1439	-0,29 0,7689	0,34 0,7335	-1,00 0,3193	-2,24 0,0245	0,38 0,7006	-0,61 0,5407	-0,27 0,7864	-1,53 0,1257	-0,11 0,2337
Rauchverlangen (Selbsteinschätzung) TB	2,41 0,0160	-2,15 0,0315	2,23 0,025	-2,01 0,0437	1,22 0,2224	-1,02 0,3100	1,39 0,1653	-1,97 0,0487	2,15 0,0308	-1,19 0,2337
Rauchverlangen (Selbsteinschätzung) TE	6,89 0,0001	-4,55 0,0001	4,72 0,0001	-2,53 0,0113	5,00 0,0001	-3,70 0,0002	4,91 0,0001	-3,53 0,0004	4,95 0,0001	-2,99 0,0027
Therapieform[a]	0,03 0,8600	1,67 0,196					0,02 0,8890	0,00 0,9880	0,53 0,4660	0,73 0,4677
Bewertung der Therapiebausteine	0,11 0,9109	0,11 0,9125	0,18 0,8554	0,42 0,6773	-0,32 0,7522	0,21 0,8340	0,51 0,6072	-0,69 0,4886	-0,19 0,8503	0,73 0,4677
Abstinenz nach der 3. Woche	8,17 0,0001	-3,22 0,0012	5,89 0,0001	-2,22 0,0262	5,93 0,0001	-2,70 0,0067	4,66 0,0001	-1,09 0,2764	6,52 0,0001	-3,27 0,0010

Tab. B-22: Auswahl der Parameter für die Prädiktion der Abstinenz für die Gesamtgruppe und den therapie- und risikogruppenspezifischen Vergleich zu Therapieende und zur 1-Jahreskatamnese; Parameterfreie Verfahren, für [a]) Chi²-Test

Variable	Gesamt	GT	BT	mit Risiko	ohne Risiko
FTND	$Chi^2=8,6$ $p=0,0034$	$Chi^2=7,0$ $p=0,0083$	-	$Chi^2=7,6$ $p=0,0059$	
Zeit bis zur 1. Zigarette	$Chi^2=4,1$ $p=0,0439$	-	-	-	$Chi^2=8,5$ $p=0,0036$
Abstinenzzuversicht	$Chi^2=5,0$ $p=0,0258$	-	-	-	-
positive Befindlichkeit	-	$Chi^2=4,9$ $p=0,0267$	-	-	-
negative Selbstkommunikation	-	-	-	$Chi^2=6,2$ $p=0,0131$	-

Tab.B-23: Signifikante Abstinenzprädiktoren für die Abstinenz zum Therapieende

Variable	Gesamt	GT	BT	mit Risiko	ohne Risiko
FTND	$Chi^2=8,6$ $p=0,0033$	-	-	-	-
Zeit bis zur 1. Zigarette	-	$Chi^2=5,0$ $p=0,0252$	-		-
Gruppentherapie	-	-	-	$Chi^2=5,4$ $p=0,0199$	-
Raucher im Haushalt	-	-	-	$Chi^2=6,3$ $p=0,0123$	-
negative Befindlichkeit	-	$Chi^2=6,5$ $p=0,0252$	-	-	-
Abstinenzzuversicht	-	-	-	$Chi^2=4,8$ $p=0,0287$	-

Tab.B-24: Signifikante Abstinenzprädiktoren für die Abstinenz nach einem Jahr

Variablen		Abhängige Raucher	Nicht-/ Wenigraucher	Schizophrene Raucher	Opiat-abhängige Raucher
Gruppengröße	N=253	110	69	42	32
Geschlecht (%)	männl.	53,8 %	28,6 %	69,0 %	78,1
	weibl.	46,2 %	71,4 %	31,0 %	21,9
		Chi²=13,12; p=0,0044			
Alter	MW (SD)	43,2 (9,9)	39,1 (13,2)	34,0 (12,0)	29,8 (6,1)
		Chi²=46,02; p<0,0001			
Familiäre Belastung mit Rauchern	(%)	79,4 %	50,0 %	57,1 %	87,5 %
		Chi²=16,99; p<0,0007			
Zigaretten/die	MW (SD)	30,8 (12,5)	-	24,0 (12,1)	26,7 (10,8)
		Chi²=14,64; p<0,0007			
FTND (Punkte)	MW (SD)	6,7 (2,1)	-	5,1 (2,5)	5,3 (1,6)
		Chi²=21,71; p<0,0001			
FTND ≥9	(%)	18,2 %	-	3,1 %	7,1 %
		Chi²=6,63; p=0,0364			
Rauchbeginn (Alter)	MW (SD)	18,4 (4,9)	-	19,7 (8,9)	15,0 (2,7)
		Chi²=14,83; p=0,0006			
Rauchdauer (Jahre)	MW (SD)	24,1 (10,8)	-	13,9 (10,9)	14,8 (5,9)
		Chi²=37,45; p<0,0001			

Tab.C-1: Charakteristika der Untersuchungsgruppen, Chi²-Tests und Wilcoxon-Rangsummentests.

Variable	DF	L-R Chi²	Odds Ratio	Signifikanzniveau
Beginn des Rauchens	1	8,98	0,01 (0,00-0,26)	p=0,0027
Starke Abhängigkeit (FTND >8)	1	6,81	0,29 (0,16-0,73)	p=0,0091

Tab.C-2: Signifikante Prädiktoren der Häufigkeit des Allel 2 des α_7-Acetylcholinrezeptorgens. N=179, Chi²=15,84, p=0,0004. Adjustierte Varianz: 0,06

	Abhängigkeit			
	gering	mittel	stark	sehr stark
FTND	0-2	3-5	6-8	9-10
Allel 2 vorhanden (%)	27,7	34,1	17,4	52,2
Allel 2 nicht vorhanden (%)	72,3	62,9	82,6	47,8

Tab.C-3: Häufigkeit des Allels 2 in Abhängigkeit von der Stärke des Rauchens. Chi²=13,17; p=0,0043.

Variable	DF	L-R Chi²	Odds Ratio	Signifikanzniveau
Beginn des Rauchens	1	5,48	57,2 (1,77-481,4)	p=0,0279
Starke Abhängigkeit (FTND >8)	1	4,83	3,00 (1,13-7,68)	p=0,0193

Tab.C-4: Signifikante Prädiktoren der Häufigkeit der homozygoten Kombination des Allels 3 des α_7-Acetylcholinrezeptorgens. N=179, Chi²=10,42, p=0,0055. Adjustierte Varianz: 0,04

N=368		Total	Raucher	Nicht-raucher	Statistische Vergleiche
		100	56,3	43,7	
Alter	MW (SD)	43,2 (16,9)	36,9 (10,9)	51,2 (19,7)	z=6,87 p<0,0001
Geschlecht (%)	männl.	49,2	65,2	34,8	Chi²=11,58 p=0,0007
	weibl.	50,8	47,6	52,4	
Nationalität	Deutsch	90,2	53,9	46,1	Chi²=7,3 p=0,0061
	Ausländer	9,8	77,8	22,2	
Schulabschluß (%)	ohne	1,9	57,1	42,9	Chi²=3,79 p=0,2854
	Hauptschule	40,8	52,7	47,3	
	Mittl. Reife	27,5	64,4	35,6	
	Abitur	29,9	53,6	46,4	
Familienstand (%)	ledig	46,7	62,8	37,2	Chi²=40,4 p<0,0001
	verheiratet	32,3	47,1	52,9	
	geschieden	12,0	84,1	15,9	
	verwitwet	9,0	18,2	81,8	
Partnerschaft (%)	Single	53,8	52,9	47,1	Chi²=1,41 p=0,2358
	Partner	46,2	59,1	40,9	
Wohnsituation (%)	alleine	34,5	35,7	32,9	Chi²=5,69 p=0,0580
	mit Partner	31,0	26,1	37,3	
	mit anderen	34,5	38,2	29,8	
Arbeitstätigkeit (%)	arbeitslos	22,5	78,8	22,2	Chi²=50,60 p<0,0001
	berufstätig	41,8	59,7	40,3	
	Hausfrau	14,7	58,1	41,9	
	Renter/in	22,0	24,7	42,1	
Zahl der Aufnahmen	MW (SD)	3,5 (4,7)	3,9 (4,1)	3,2 (4,6)	t=-1,42 p=0,1579
	Median	2	2	2	
	Range	1-40	1-30	1-40	

Tab.D-1: Soziodemographische Daten; N=368;

Diagnosen (ICD 10)	Total (N)	Total (%)	Raucher (%)	Nichtraucher (%)
Schizophrene Psychose*	115	31,3	63,5	36,5
Depression	68	18,5	32,4	67,6
Alkoholismus	85	23,1	75,3	24,7
Drogenabhängigkeit	21	5,7	90,5	9,5
Demenz	19	5,2	0,0	100
andere	60	16,3	48,3	51,7

Tab.D-2: Verteilung der Diagnosen und Raucherprävalenz (Chi²=66,7; p<0,0001); *schizophrene und schizoaffektive Psychosen; N=368

	Raucherstatus	FTND-Wert	FTND >6	Zigaretten/die
N	368	192	192	192
Alter	z=-0,29 p<0,0001	r=0,02 p=0,81	z=0,00 p=0,99	r=0,10 p=0,17
Geschlecht	Chi²=11,6 p<0,0007	z=-0,86 p=0,39	Chi²=0,16 p=0,69	z=-2,12 p=0,0337
Nationalität	Chi²=7,5 p=0,0061	z=-2,89 p=0,0038	Chi²=1,58 p=0,021	z=1,29 p=0,20
Familienstand	Chi²=40,4 p<0,0001	Chi²=9,98 p=0,0187	Chi²=8,62 p=0,0350	Chi²=8,69 p=0,034
Arbeitslosigkeit	Chi²=22,4 p<0,0001	z=0,15 p=0,87	Chi²=0,63 p=0,43	z=-0,32 p=0,74
Zahl der Aufnahmen	z=-2,69 p=0,0072	r=0,33 p<0,0001	z=-3,05 p=0,0023	r=0,29 p=0,0027
Beginn des Rauchens	-	r=-0,24 p=0,0008	z=-2,19 p=0,0300	r=-0,22 p=0,0027
Dauer des Rauchens	-	r=0,16 p=0,0234	z=-2,25 p=0,0240	r=0,25 p=0,006
Diagnose	Chi²=66,7 p<0,0001	Chi²=10,8 p=0,0294	Chi²=11,8 p=0,0190	Chi²11,98 p=0,0175

Tab.D-3: Einflußgrößen von ausgewählten soziodemographischen und raucheranamnestischen Daten auf Raucherstatus, FTND and Zigaretten/die. Berechnungen mit Einzelkorrelationen (nach Spearman), Wilcoxon Rangsummentests und Chi²-Tests.

Variable	DF	L-R Chi²	Odds Ratio	Signifikanzniveau
Geschlecht	1	16,93	0,38 (0,23-0,60)	p<0,0001
Alter	1	37,72	0,05 (0,02-0,13)	p<0,0001

Tab.D-4: Signifikante Prädiktoren des Ex-Rauchstatus. N=368

Variable	DF	L-R Chi²	Odds Ratio	Signifikanzniveau
Erwerbslosigkeit	1	3,66	1,80 (0,99-3,38)	p=0,0556
Schizophrenie	1	6,99	2,14 (1,21-3,76)	p=0,0082
Drogenabhängigkeit	1	12,01	9,31 (2,41-61,70)	p=0,0005
Alkoholismus	1	28,83	5,49 (2,93-10,62)	p<0,0001
Alter	1	41,57	0,02 (0,01-0,07)	p<0,0001

Tab.D-5: Signifikante Prädiktoren des Rauchstatus. N=368

Variable	DF	L-R Chi²	Odds Ratio	Signifikanzniveau
Zahl der Aufnahmen	1	4,07	15,12 (1,08-344,44)	p=0,0438
Nationalität	1	4,20	4,62 (1,06-33,21)	p=0,0404
Alter	1	22,12	0,007 (0,0006-0,065)	p<0,0001

Tab.D-6: Medikation als Prädiktor des Rauchstatus. N=127

Diagnosen (ICD 10)	Rauch-beginn (Alter)	Rauch-dauer (Jahre)	Zig./die	Abstinenz-versuche (N)	FTND	FTND >6 (%)
1. Schizophrene Psychose*	20,2 (6,5)	12,7 (9,0)	21,7 (14,1)	1,9 (4,6)	4,8 (2,6)	27,4
2. Depression	21,6 (6,0)	19,6 (10,2)	22,1 (11,7)	1,8 (2,5)	4,7 (2,2)	19,5
3. Alkoholismus	19,9 (6,8)	22,2 (8,1)	25,1 (12,3)	1,0 (1,8)	4,9 (2,6)	31,8
4. Drogen-abhängigkeit	16,7 (3,8)	17,6 (7,9)	26,3 (10,2)	0,9 (2,8)	5,8 (2,3)	50,0
5. andere Diagnosen	19,1 (4,2)	12,4 (10,4)	17,1 (10,7)	0,7 (1,4)	3,4 (2,4)	7,1
Kruskal-Wallis / Chi²-Tests	Chi^2=11,7 p=0,0200	Chi^2=44,3 p<0,0001	Chi^2=12,0 p=0,0200	Chi^2=11,3 p=0,0230	Chi^2=10,8 p=0,0290	Chi^2=11,8 p=0,0190
multiple t-Tests (Tukey-Kramer) signifikante Paarung (p<0,05)	-	1 vs. 2/3 5 vs. 3	-	5 vs. 3	5 vs. 4	-

Tab.D-7: Rauchanamnestische Daten; *schizophrene und schizoaffektive Psychosen; N=192

Diagnose	Zigaretten/die	T-Test für gepaarte Stichproben
Schizophrene/schizo-affektive Psychose	+5,15	t=4,98; p<0,0001
Depression	+2,76	t=1,17; p=0,257
Drogenabhängigkeit	-1,59	t=-0,78; p=0,448
Alkoholismus	+2,27	t=2,13; p=0,0267
andere	+3,68	t=2,49; p=0,0192

Tab.D-8: Zunahme des täglichen Zigarettenkonums während des stationären Aufenthaltes (Stück). N=192

Variable	DF	L-R Chi²	Odds Ratio	Signifikanzniveau
Beginn des Rauchens	1	4,77	11,78 (1,3-164,9)	p=0,0289
Schizophrenie	1	2,77	0,41 (0,13-1,17)	p=0,0961
Alkoholabhängigkeit	1	6,98	0,26 (0,08-0,72)	p=0,0082
Drogenabhängigkeit	1	3,82	0,25 (0,06-1,00)	p=0,0507
Zahl der Aufnahmen	1	11,47	0,02 (0,002-0,22)	p=0,0007

Tab.D-9: Signifikante Prädiktoren der starken Abhängigkeit. N=192; adjustierte Varianz: 0,07

Variable	DF	F-Ratio	Signifikanzniveau	relatives Risiko	Standardfehler
„andere" Diagnosen	1	4,29	p=0,0395	-0,985	0,476
geschieden	1	8,63	p=0,0037	1,257	0,428
Nationalität	1	10,86	p=0,0012	1,549	0,470
Beginn des Rauchens	1	11,82	p=0,0007	-0,092	0,027
Zahl der Aufnahmen	1	13,01	p=0,0004	0,127	0,035

Tab.D-10: Signifikante Prädiktoren der Stärke der Abhängigkeit. Schrittweise Regression, Varianzaufklärung (adjustiert): 0,22

Variable	DF	F-Ratio	Signifikanz-niveau	relatives Risiko	Standardfehler
Haloperidol (ja/nein)	1	3,77	p=0,0537	5,669	2,920
Nationalität	1	3,98	p=0,0475	4,826	2,419
Alkoholismus	1	11,44	p=0,0009	6,269	1,854
Beginn des Rauchens	1	12,64	p=0,0005	-0,488	0,137
Zahl der Aufnahmen	1	17,86	p<0,0001	0,768	0,182

Tab.D-11: Signifikante Prädiktoren der Stärke der Abhängigkeit. Schrittweise Regression, Varianzaufklärung (adjustiert): 0,17

	N	Zigaretten / die	FTND
Haloperidol	18	r= 0,17; p=0,50	r= 0,21; p=0,40
Perazin	18	r=-0,11; p=0,66	r= 0,02; p=0,93
Perphenazin	18	r=-0,04; p=0,86	r=-0,07; p=0,78
Clozapin	21	r=-0,11; p=0,65	r=-0,16; p=0,50
Amitriptylin	5	r= 0,89; p=0,04	r= 0,92; p=0,03
Doxepin	16	r=-0,06; p=0,82	r=-0,09; p=0,74
Carbamazepin	14	r=-0,31; p=0,27	r=-0,10; p=0,74
Lithium	8	r=-0,05; p=0,91	r=-0,10; p=0,81
Lorazepam	26	r= 0,07; p=0,74	r= 0,13; p=0,53
Trimipramin	6	r= 0,47; p=0,35	r= 0,25; p=0,63

Tab.D-12: Korrelationen (Spearman) der Medikamententagesdosis mit der Zahl der täglich konsumierten Zigaretten und der Stärke der Abhängigkeit.

Variable	DF	F-Ratio	Signifikanz-niveau	relatives Risiko	Standardfehler
Beginn des Rauchens	1	4,012	p=0,0497	-0,463	0,231
Verheiratet	1	4,111	p=0,0471	8,734	4,308
Nationalität	1	4,876	p=0,0311	8,616	3,901
Zahl der Aufnahmen	1	9,803	p=0,0027	0,784	0,251

Tab.D-12a: Teilgruppe der Patienten mit Neuroleptika: Signifikante Prädiktoren der Zigaretten/die. N=127. Schrittweise Regression, Varianzaufklärung (adjustiert): 0,43

Variable	DF	F-Ratio	Signifikanz-niveau	relatives Risiko	Standardfehler
Berufstätig	1	6,0721	p=0,0167	-1,552	0,630
Arbeitslos	1	6,945	p=0,0107	-1,677	0,637
Beginn des Rauchens	1	10,599	p=0,0019	-0,129	0,039
Zahl der Aufnahmen	1	16,058	p=0,0002	0,178	0,044
Nationalität	1	19,456	p<0,0001	2,966	0,672

TabD-12b: Teilgruppe der Patienten mit Neuroleptika: Signifikante Prädiktoren der Stärke der Abhängigkeit. N=127. Schrittweise Regression, Varianzaufklärung (adjustiert): 0,51

Variablen		Alkoholiker	Haloperidol	Clozapin
Gruppengröße	N=75	23	21	31
Geschlecht	männl. (%)	65,2	66,7	74,2
	weibl. (%)	34,8	33,3	25,8
	Statistik	\multicolumn{3}{c}{$Chi^2=0,60$, p=0,7416}	
Alter	MW (SD)	40,5 (9,2)	29,9 (8,4)	35,8 (12,3)
	Median	39,5	29,0	33,9
	Statistik	\multicolumn{3}{c}{$Chi^2=10,5$, p=0,0052}	
Schulbildung	Sonder- und Hauptschule	52,2	44,4	25,6
	Realschule	21,7	11,1	36,7
	Gymnasium	26,1	44,4	36,7
	Statistik	\multicolumn{3}{c}{$Chi^2=11,7$, p=0,0690}	
Zigaretten/die	MW (SD)	25,3 (13,3)	24,4 (15,0)	24,3 (7,7)
	Median	23,0	20,0	20,0
	Statistik	\multicolumn{3}{c}{$Chi^2=0,77$, p=0,6817}	
FTND (Punkte)	MW (SD)	4,7 (2,6)	5,5 (2,9)	5,0 (2,1)
	Median	5,0	5,5	5,0
	Statistik	\multicolumn{3}{c}{$Chi^2=0,68$, p=0,7108}	
FTND ≥7	(%)	21,7	45,0	25,8
		\multicolumn{3}{c}{$Chi^2=3,16$, p=0,2187.}	
Rauchbeginn (Alter)	MW (SD)	19,5 (7,9)	17,6 (5,4)	19,5 (6,8)
	Median	17,1	16,1	18,5
	Statistik	\multicolumn{3}{c}{$Chi^2=1,83$, p=0,4107}	
Rauchdauer (Jahre)	MW (SD)	21,0 (8,1)	12,5 (5,5)	16,6 (9,5)
	Median	20,0	12,0	17,5
	Statistik	\multicolumn{3}{c}{$Chi^2=11,9$, p=0,0026}	
Haloperidol oral (mg)	MW (SD)	-	20,5 (8,9)	-
	Median	-	20,0	-
Haloperidol Serum (ng/ml)	MW	-	9,19	-
	SD	-	6,45	-
Clozapin oral (mg)	MW (SD)	-	-	276,6 (157,2)
	Median	-	-	250,0
Clozapin Serum (ng/ml)	MW	-	-	194,2
	SD	-	-	174,3
Cotinin/ Serum	MW (SD)	430,6 (159,9)	307,8 (228,2)	302,8 (159,1)
	Statistik	\multicolumn{3}{c}{$Chi^2=8,25$, p=0,0160}	

Tab.D-13: Charakteristika der Untersuchungsgruppen, Chi^2-Tests und Wilcoxon-Rangsummentests.

Variablen	Haloperidol		Clozapin	
	oral (mg)	Serum (ng/ml)	oral (mg)	Serum (ng/ml)
N	21	19	31	28
Zigaretten/die	r= 0,04; p=0,860	r= 0,03; p=0,900	r=-0,35; p=0,051	r=-0,35; p=0,069
Rauchdauer	r=-0,12; p=0,997	r= 0,41; p=0,085	r= 0,27; p=0,143	r= 0,37; p=0,057
FTND	r=-0,11; p=0,658	r=-0,22; p=0,390	r<-0,01; p=0,983	r=-0,27; p=0,174
FTND ≥7	r=-0,15; p=0,461	r=-0,10; p=0,618	r=-0,10; p=0,621	r=-0,13; p=0,525
Cotinin	r=-0,04; p=0,880	r=-0,28; p=0,241	r=-0,34; p=0,062	r=-0,31; p=0,113

Tab.D-14a: Korrelationen (Spearman Rho) von Medikation mit Rauchcharakteristika

Variablenkombinationen	Korrelationen
Haloperidol (oral) - Haloperidol (Serum)	N=19; r=0,42, p=0,0764;
Clozapin (oral) - Clozapin (Serum)	N=28; r=0,62, p=0,0004
Zigaretten/die - FTND	N=75; r=0,67, p<0,0001
Zigaretten/die - Rauchdauer	N=75; r=0,16, p=0,1123
Zigaretten/die - Cotinin	N=75; r=0,36, p=0,0014
FTND - Cotinin	N=75; r=0,36, p=0,0017

Tab.D-14b: Korrelationen (Spearman Rho) von Medikation und Rauchcharakteristika

	Alkoholiker	Haloperidol	Clozapin
Cotinin/Serum - FTND	r=0,51; p=0,0120	r=0,60; p=0,0050	r=0,16; p=0,4097
Cotinin / Serum - Zig./die	r=0,65; p=0,0007	r=0,54; p=0,0120	r=0,10; p=0,5858
FTND - Zig./die	r=0,76; p<0,0001	r=0,82; p<0,0001	r=0,38; p=0,0390

Tab.D-14c: Diagnosespezifische Korrelationen (Spearman Rho) von Cotinin im Serum, Zigaretten pro Tag (Zig./die) und der Stärke der Abhängigkeit (FTND).

	Cotininspiegel	Zigarettenkonsum
Clozapinbehandlung	F= 8,6; p=0,0045	-
Haloperidolbehandlung	F= 9,5; p=0,0029	-
Lorazepamkomedikation	-	F=15,2; p=0,0003
Stärke der Abhängigkeit	F=15,3; p=0,0002	--
Zahl der Aufnahmen	-	F=6,00; p=0,0181
Beginn des Rauchens	-	F=4,32; p=0,0432
adjustierte Varianz	0,2333	0,3000

Tab.D-15: Beeinflussung der Zigarettenkonsums und des Cotininspiegels durch die Medikation in der multiplen logistischen Regression

Faktor	Haloperidol		Clozapin	
	oral	Serumspiegel	oral	Serumspiegel
Zigaretten / die	F=4,16; p=0,062	-	-	-
FTND	F=5,10; p=0,042	-	-	-
Rauchdauer	F=6,23; p=0,027	F=8,08; p=0,014	-	-
Alter	F=3,85; p=0,072	-	F=4,57; p=0,041	-
Medikament (orale Dosis)	--	F=0,54; p=0,037	--	F=9,71; p=0,004
Adjustierte Varianz	0,229	0,336	0,106	0,244

Tab.D-16: Beeinflussung der Medikation durch rauchanamnestische Daten. Ergebnisse der schrittweisen Regression

Abbildungverzeichnis

Abb.1-1:	Jährlicher Zigarettenkonsum pro Raucher in Abhängigkeit von der mittleren Raucherprävalenz der Gesamtbevölkerung.
Abb.1-2:	Jährlicher Zigarettenkonsum pro Raucher in Abhängigkeit von der Raucherprävalenz in den Industriestaaten.
Abb.1-3:	Tabakassoziierte Todesfälle in den Industriestaaten und Entwicklungsländern 1955-2025.
Abb.1-4:	Zusammenhang zwischen Raucherprävalenz und Stärke der Abhängigkeit
Abb.2-1:	Effizienz verschiedener Nikotinersatztherapien
Abb.2-2:	Abstinenzraten der Gruppen- versus Bibliotherapie
Abb.2-3:	Überlebenskurven (Kaplan-Meier) bis zur 1-Jahreskatamnese für beide Behandlungsbedingungen.
Abb.2-4:	Abstinenzraten der Männer versus Frauen
Abb.2-5:	Überlebenskurven (Kaplan-Meier) bis zur 1-Jahreskatamnese für beide Geschlechter
Abb.2-6:	Veränderung der monatlichen Rückfallhäufigkeit im Verlauf von 5 Jahren.
Abb.2-7:	Überlebenskurven (Kaplan-Meier) bis zur 1-Jahreskatamnese in Abhängigkeit von der Stärke der Abhängigkeit
Abb.2-8:	Erfolgsaussichten in Abhängigkeit von Therapie- und Risikobedingung.
Abb.3-1:	Marker und Genort CHRNA7 auf Chromosom 15
Abb.3-2:	Marker und DRD2-Genort auf Chromosom 11
Abb.3-3:	Zahl der täglich konsumierten Zigaretten in Abhängigkeit von der Homozygotie des Allels FokI-1
Abb.4-1:	Raucherprävalenzen psychiatrischer Patienten
Abb.4-2:	Beginn des regelmäßigen Zigarettenkonsums in Abhängigkeit von der Diagnose
Abb.4-3:	Zahl der Zigaretten/die während des stationären Aufenthaltes bei rauchenden Patienten
Abb.4-4:	Stärke der Abhängigkeit (FTND) bei rauchenden Patienten
Abb.4-5:	Cotininspiegel in Abhängigkeit vom Tageszigarettenkonsum

Tabellenverzeichnis

Tab.1-1:	Korrelationen der Raucherprävalenz, des durchschnittlichen Zigarettenkonsums und der Aufwendungen für Tabak in den Industrieländern
Tab.1-2:	Anteil des Rauchens an der Mortalität
Tab.1-3:	Synopse der diagnostischen Kriterien für eine Tabakabhängigkeit von ICD 10 und DSM IV
Tab.2-1:	Versuchsdesign: Gruppentherapie versus Bibliotherapie
Tab.2-2:	Therapiebausteine der Gruppen- und Bibliotherapie
Tab.2-3:	Ein- und Ausschlußkriterien für Gruppen- und Bibliotherapie
Tab.2-4:	Meßzeitpunkte während der Gruppentherapie
Tab.2-5:	Meßzeitpunkte während der Bibliotherapie
Tab.2-6:	Untersuchte Prädiktoren der Abstinenz und Outcomevariablen
Tab.2-7:	Ablehnungsgründe der angesprochenen Ärzte
Tab.2-8:	Dynamik des Rückfallverlaufes zur 1-Jahreskatamnese
Tab.2-9:	Geschlechtsspezifische Effektivität der Behandlungsbedingungen
Tab.2-10a/b:	Stärke der Abhängigkeit als Prädiktor des Rückfalls
Tab.2-11:	Pflastercompliance und Abstinenzerfolg
Tab.2-12:	Studiendesign: risikogruppenspezifische Raucherentwöhnung
Tab.2-13:	Risikogruppenspezifische Therapiebausteine
Tab.2-14:	Meßzeitpunkte in der Raucherentwöhnung für Risikogruppen
Tab.2-15:	Stichprobenumfang für die Behandlungsbedingungen
Tab.2-16:	Kurz-, mittel- und langfristige Erfolgsquoten
Tab.2-17:	Kurz-, mittel- und langfristiger Abstinenzerfolg getrennt nach der Zugehörigkeit zu einer Risikogruppe
Tab.2-18:	Historischer Vergleich der Erfolgsraten von Gruppentherapie und Einzeltherapie
Tab.3-1:	Allelfrequenzen (AChR) in der untersuchten Population im Vergleich mit den Informationen der Gendatenbank
Tab.3-2:	Anteil der Allelträger (AChR)
Tab.3-3:	Verteilung der Allelkombinationen (AChr)
Tab.3-4:	Verteilung der Allelträger in Abhängigkeit von den Punktwerten im FTND
Tab.3-5:	Allelfrequenzen (DRD2) in der untersuchten Population im Vergleich mit Ergebnissen einer Untersuchung von *Lu et al (1992) (N=214) und dem Resultat einer Metaanalyse von **Comings et al (1991) (N=314)
Tab.3-6:	Verteilung der Allelfrequenzen (DRD2)
Tab.3-7:	Verteilung der Allelkombinationen (DRD2)
Tab.3-8:	Statistischer Vergleich der Allelkombinationen (DRD2)

Tab.4-1:	Untersuchungen zur Raucherprävalenz von Patienten mit schizophrenen oder schizoaffektiven Psychosen
Tab.4-2:	Relative Risiken für den Raucherstatus bei psychiatrischen Patienten
Tab.4-3:	Anteil der Exraucher in den einzelnen Diagnosegruppen
Tab.4-4:	Medikation und Raucherstatus
Tab.4-5:	Diagnosespezifische Rauchcharakteristika in Bezug zur Normalbevölkerung
Tab.4-6:	Synopse der förderlichen Bedingungen des Rauchens bei psychiatrischen Störungen

Abkürzungsverzeichnis

5-HIAA	5-Hydroxyindolessigsäure	INFO	Kontrollgruppe
5-HT	5-Hydroxytryptamin	ISE	Inventar zur Selbstkommunikation für Erwachsene
Abb.	Abbildung		
ACTH	adrenokortikotropes Hormon		
BDI	Beck-Depressions-Inventar	L-R	Likelihood Ratio
BL	Beschwerdeliste	MAO	Monoaminooxidase
BT	Bibliotherapie	MOT	Motivationsfragebogen
bzw.	beziehungsweise	MW	Mittelwert
ca.	circa	N	(Teil-) Stichprobengröße
Ca^{2+}	Kalzium	n.s.	nicht signifikant
CEPH	Centre d'étude du Polymorphisme Humaine	nACHR	nikotinerger Acetylcholinrezeptor
CES-D	Depressionsinventar Center of Epidemiological Studies	OR	Odds Ratio
		p	Irrtumswahrscheinlichkeit
		p50	positive Welle nach 50 ms
Chi^2	Chi-Quadrat Wert	PCR	Polymerase Chain Reaction
CHRNA7	α_7-nikotinerges Acetylcholinrezeptorgen	PNAS	Positiv- und Negativ- Affekt Schedule
CO	Kohlenmonoxid		
CPZ	Chlorpromazineinheiten	r	Korrelationskoeffizient (Spearman)
CYP1A2	Cytochrom P450 1A2-Isoform		
		R	Wert des Wilcoxon Vorzeichenrangtest
CZ	Zentrale EEG-Elektrode in Mittellinienposition		
		RFB	Raucherfragebogen
DF	Freiheitsgrade	RFBS	Raucherfragebogen für Schwangere
DFG	Deutsche Forschungsgemeinschaft		
		S	Standardfehler
DNA	Desoxyribonucleinsäure	s.o.	siehe oben
DRD2	D2-Dopaminrezeptor	SD	Standardabweichung
DSM IV	Diagnostic and Statistical Manual of Diseases IV	t	Wert des t-Tests
		T0	vor Therapiebeginn
E	relatives Risiko	T1	Therapieende
EDTA	Ethylendiamintetraessigsäure	T2	1-Monatskatamnese
		T3	6-Monatskatamnese
EEG	Elektroencephalographie	T4	12-Monatskatamnese
EFB	Eingangsfragebogen	T5	5-Jahreskatamnese
et al	und Mitarbeiter	Tab.	Tabelle
ET	Einzeltherapie	TAS	Toronto Alexithymia Scale
ETS	Einzeltherapie für Schwangere	u.a.	unter anderem
		WHO	World Health Organization
F	Wert der Varianzanalyse	WTS	Westmead Tolerance Scale
FTND	Fagerström Test for Nicotine Dependence		
		z	Wert des Wilcoxon Tests
FTQ	Fagerström Tolerance Questionnaire	z.B.	zum Beispiel
GDB	Gendatenbank		
GH	Wachstumshormon		
GT	Gruppentherapie		
ICD 10	International Classifikation of Diseases 10		

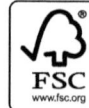

MIX
Papier aus verantwortungsvollen Quellen
Paper from responsible sources
FSC® C105338

If you have any concerns about our products,
you can contact us on
ProductSafety@springernature.com

In case Publisher is established outside the EU,
the EU authorized representative is:
Springer Nature Customer Service Center GmbH
Europaplatz 3, 69115 Heidelberg, Germany

Printed by Libri Plureos GmbH
in Hamburg, Germany